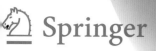

世图医学

简易宫腔镜操作手册

Hysteroscopy
Simplified by Masters

[印] 苏尼特·滕杜尔沃德卡
Sunita Tandulwadkar

[印] 巴斯卡尔·帕尔
Bhaskar Pal

主编

胡元晶　李　圃　主译　　隋　龙　主审

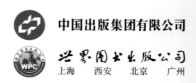

中国出版集团有限公司

世界图书出版公司
上海　西安　北京　广州

图书在版编目（CIP）数据

简易宫腔镜操作手册 /（印）苏尼特·滕杜尔沃德卡，
（印）巴斯卡尔·帕尔主编；胡元晶，李圃译 . -- 上海：
上海世界图书出版公司 , 2023.5

ISBN 978-7-5232-0232-6

Ⅰ . ①简… Ⅱ . ①苏… ②巴… ③胡… ④李… Ⅲ .
①子宫疾病 – 内窥镜检 – 手册 Ⅳ . ① R711.740.4-62

中国国家版本馆 CIP 数据核字（2023）第 036666 号

First published in English under the title

Hysteroscopy Simplified by Masters

edited by Sunita Tandulwadkar and Bhaskar Pal, edition: 1

Copyright © Springer Nature Singapore Pte Ltd., 2021*

This edition has been translated and published under licence from

Springer Nature Singapore Pte Ltd..

Springer Nature Singapore Pte Ltd. takes no responsibility and shall not be made liable

for the accuracy of the translation.

书　　名	简易宫腔镜操作手册
	Jianyi Gongqiangjing Caozuo Shouce
主　　编	（印）苏尼特·滕杜尔沃德卡　　（印）巴斯卡尔·帕尔
主　　译	胡元晶　李　圃
责任编辑	李　晶
装帧设计	江苏凤凰制版有限公司
出版发行	上海世界图书出版公司
地　　址	上海市广中路88号9–10楼
邮　　编	200083
网　　址	http://www.wpcsh.com
经　　销	新华书店
印　　刷	杭州锦鸿数码印刷有限公司
开　　本	889 mm×1194 mm　1/16
印　　张	17.5
字　　数	350千字
印　　数	1–2000
版　　次	2023年5月第1版　2023年5月第1次印刷
版权登记	图字09-2021-0425号
书　　号	ISBN 978-7-5232-0232-6/R·656
定　　价	200.00元

主审介绍

隋　龙

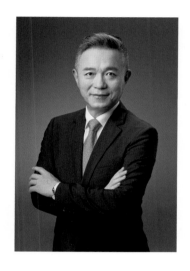

- 复旦大学附属妇产科医院主任医师，博士生导师，宫颈疾病诊治中心主任、宫腔镜诊治中心主任
- IFCPC（国际宫颈病理阴道镜联盟）理事
- ISSVD（国际外阴阴道研究会）委员
- 中国阴道镜宫颈病理学会（CSCCP）副主任委员
- 中国妇产科医师协会阴道镜和宫颈疾病专业委员会（CCNC）副主任委员
- 中国妇幼保健学会病理专业委员会副主任委员
- 上海市妇幼保健协会阴道镜和宫颈病理专业委员会（SHSCCP）主任委员
- 上海市生物医学工程学会理事、医学工程妇产科专委会 前任主任委员
- 上海市激光学会理事、激光医学妇产科专委会主任委员
- 中国医师协会妇科内镜微创专业委员会宫腔镜学组副组长
- 中国妇幼保健协会妇幼微创专业委员会宫腔镜学组副主任委员
- 中国妇幼保健协会宫腔疾病诊治专业委员会主任委员

主译介绍

胡元晶

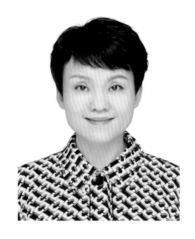

- 天津市中心妇产科医院副书记、院长、主任医师
- 国务院特殊津贴专家
- 天津医科大学、南开大学博士生导师
- 天津市首届名医
- 天津市医学会妇产科分会副主委
- 天津市妇产科质控中心主任
- 中国老年医学会妇科分会副会长
- 中国抗癌协会妇科肿瘤专业委员会委员
- 中国妇幼保健协会青年委员会副主委
- 天津市医疗鉴定专家
- 美国密西根大学医院访问教授
- 香港大学玛丽医院从事临床工作经历

李 圃

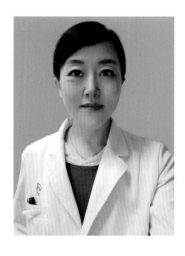

- 医学博士，主任医师，天津市中心妇产科医院妇科行政副主任
- 天津医科大学、南开大学硕士生导师、天津大学硕导
- 世界内镜医师协会妇科协会及内镜临床诊疗质量评价专家委员会委员
- 中国妇幼保健协会妇幼微创专业委员会委员
- 中国妇幼协会微创分会宫腔镜分会及腹腔镜分会委员
- 天津市健康管理协会孕婴专业委员会副主任委员
- 天津市抗癌协会理事
- 天津市医疗健康委员会尿路健康专业委员会常务委员
- 天津市妇产科质控中心委员

译者名单

主　译

胡元晶（天津市中心妇产科医院／南开大学附属妇产医院）

李　圃（天津市中心妇产科医院／南开大学附属妇产医院）

译　者（按姓氏拼音字母排序）

邸丝雨　李　娜　马葆荣　马平川　王　冠

王明宇　杨　瑾　张红媛　张　玮

推荐序

宫腔镜诊疗技术是妇科微创的经典技术，是宫腔内病变诊疗的首选、有时是无可替代的诊疗方法。

在近 30 年间，我国宫腔镜诊疗事业飞速发展。无论是宫腔镜技术的培训、掌握宫腔镜诊疗技术的妇产科医生比例、宫腔疾病诊疗服务的开展、国内外学术交流、各级宫腔镜专业学术机构的成立，都得到了长足的进步。

尤其是近 10 年来，在国家医改驱动力作用下，宫腔疾病诊疗理念不断创新、临床诊疗服务模式呈多样化趋势、宫腔镜诊疗技术（包括器械、能源等）的研发可谓突飞猛进。与此同时，优质医疗服务、同质化医疗服务的需求正与日俱增，宫腔疾病诊疗服务的供需矛盾尤为突出。国家健康战略越来越强调生殖健康、妇幼健康，因此，让更多的妇产科医生掌握先进的宫腔镜技术，才可能使更多的妇女、更多的家庭获得最优质、最微创、最先进的宫腔疾病诊疗服务，以提高生殖健康水平。

《简易宫腔镜操作手册》正是这样一部注重宫腔镜技术培训和实践的"三基"，即：基础理论、知识和技能的妇产科医生的重要参考书。主编苏尼特·滕杜尔沃德卡（Sunita Tandulwadkar）教授是印度著名内窥镜专家，是印度妇科内窥镜医师协会（IAGE）主席，她联合国际知名宫腔镜学者，将多年临床经验与国际前沿技术结合，共同编撰了此书。本书不仅包含临床常见的宫腔疾病的诊疗方法，为每一位妇产科医生提供了一份详细的宫腔镜操作指南，还介绍了宫腔镜领域的最新研究进展，这些内容将为正在从事宫腔疾病诊疗的医生与医学生指明学习的方向。本书特别适合宫腔镜技术的初学者，通过研读此书并结合临床实践，将可能逐步成长为有经验的宫腔镜专家，也适用于有一定经验、想要更进一步提高学科技术水平的从业人员。

由胡元晶院长和李圃教授牵头的妇科内镜专家团队将本书翻译成中文，对于国内宫腔镜技术普及以及宫腔疾病诊疗的发展都具有重要意义。对于宫腔镜诊疗的规范化以及妇产科学科建设都将起到积极推动作用。感谢译者团队对此书译本的倾情奉献与努力，让更多国内妇产科医生可以学习和了解目前国际宫腔疾病诊疗的最基本、也是最重要的资讯。

我相信，这本《简易宫腔镜操作手册》中文版的问世，一定能为广大女性患者带来福音，为我国生殖健康事业做出贡献。

复旦大学附属妇产科医院
主任医师、博士生导师

主译序

宫腔镜技术上世纪 60 年代引入我国，伴随其设备、技术的不断发展，宫腔镜诊疗技术已经在妇科诊疗中发挥了不可忽视、不可替代的作用。

随着器械的微型化、系列化，纤维光学、冷光技术、膨宫设备、能源等的发展与应用，宫腔镜检查和手术更趋安全、有效、便捷。其创伤小、疗效好，但正所谓小宫腔、大世界，很多宫腔镜诊疗难度高、蕴含风险大。宫腔镜技术对宫内疾病的早诊早治及生育力的保护意义非凡。宫腔镜手术既然是妇科必备技能之一，年轻医生都希望能够快速掌握宫腔镜诊疗的基本技能。当然，从初步认识宫腔镜手术所需要的基本技能到基本掌握，再到熟练应用，最后到真正游刃有余，可能需要很长的过程，正所谓"十年磨一剑"，如何缩短这个过程，使年轻医生迅速成长，是大家十分关注的问题。而对于那些已经能够胜任妇科宫腔镜诊疗技术的术者来讲，也需克服技术经验瓶颈，更直观、直接收益于专家前辈经过更为严苛的"磨练"所总结的宝贵临床经验。本书图文并茂直观介绍了疾病的诊治、宫腔镜器械的使用机理、膨宫介质及并发症、诊疗进展及前沿。详细诠释了各种我们接触宫腔镜所能遇到的问题。

本书主编为苏尼特·滕杜尔沃德卡（Sunita Tandulwadkar）与巴斯卡尔·帕尔（Bhaskar Pal）教授，他们怀着对学术的热情与追求进步的动力，邀请来自 20 多个国家的国际知名学者编撰此书，内容权威专业。

本书简洁地介绍了妇科宫腔镜检查和手术的相关知识，包括器械使用、疾病诊治的规范及前沿、手术技巧、生育力保护等。书中以其大量配图和注悉为特色，适于各级妇产科医师阅读参考，内容十分贴合临床实际应用，关注宫腔镜实践操作中可能遇到每个问题、技巧、经验和注意事项，大道至简、学以致用。因此，无论是对初次接触宫腔镜的妇科医生，还是希望进一步提高宫腔镜技能的专业人士，都会有所裨益，在众多宫腔镜诊疗技术的参考书中，本书非常值得推荐。是一本宫腔镜技术的随时可查可用的操作宝典、快速提升宫腔镜诊疗技能。铭记肩负的重任，我们组建了优秀的学者翻译团队，多轮核实和修改，字斟句酌，反复推敲，审校，以期最大程度诠释原著精髓。作为此书的译者，我们感到十分荣幸，希望能够通过此译本的出版与发行，传播医学前沿技术，推动国内医学的进步与发展。

感谢世界图书出版上海有限公司与编辑团队对我们的信任与指导，感谢所有参与翻译的成员，感谢隋龙教授在翻译过程中给我们提出的宝贵意见与建议，还要感谢为此译本成功出版的所有幕后工作者。

最后，我们真诚地希望拥有此书的所有读者能从这本书中有所收获，同时不足之处还请广大读者批评指正，谢谢！

李　圃

主编简介

苏尼特·滕杜尔沃德卡（Sunita Tandulwadkar），医学博士，FICS，FICOG。 印度浦那卢比·霍尔临床中心妇产科、生殖医学中心和内镜中心主任；浦那索罗临床中心、生殖医学中心和内镜诊疗中心主任；索罗干细胞、干细胞研究和应用中心创始人和医学顾问；索罗研究基金会联合创始人。

她是印度妇科内窥镜医师协会（IAGE）主席（2019-2020）、印度辅助生殖协会（ISAR）马哈拉施特拉邦分会主席兼创始人秘书（2019-2020）、印度辅助生殖医学学会第二任副主席、ISAR 马哈拉施特拉邦分会创始人秘书、印度妇产科联合会（FOGSI）西区副主席（2017）、国际妇科内镜学会（ISGE）理事（2013-2017）、FOGSI 不孕不育委员会主席（2011-2013）和 FOGSI 西区副主席、《生育与不育》杂志审稿人、《人类生殖科学杂志》顾问和审稿人；她出版和参与撰写了很多书籍，她在印度和国际各种学会或委员会均有卓越的表现。滕杜尔沃德卡博士举办了各种学习班和培训，以帮助培养未来优秀的妇产科医生。

巴斯卡尔·帕尔（Bhaskar Pal），医学博士，DGO，DNBE，MRCOG，FICOG。 在过去的近 20 年里，他一直在印度加尔各答阿波罗鹰阁医院担任妇产科高级顾问。他对微创外科十分感兴趣。他发表了30 余篇文章，共同撰写了 4 本著作。帕尔博士 2017 年担任 FOGSI 副主席，目前是 IAGE 秘书长和英国伦敦皇家妇产科学院印度东部妇产科协会国际代表委员会主席，他是孟加拉妇产科协会主席。是印度妇产科杂志（2007-2009）的生物统计学家，印度妇产科学院（ICOG）理事会成员（2015-2017）和 FOGSI 的青年人才主席（2011-2013）。

本书献给所有对宫腔内窥镜技术有热情并渴望自我提高的人，以及那些在职业生涯的任何阶段都不想停止学习的人！

引　言

　　作为全球宫腔镜协会（GCH）主席，我多年前有幸认识了苏尼特·滕杜尔沃德卡（Sunita Tandulwadkar）教授。在过去的几年里，我们在许多科学领域开展了合作，并在合作中发展了友谊，当她让我为她的书写序时，我感到非常荣幸。

　　苏尼特是一位著名的内窥镜专家，专注于生殖外科。她的技能在她的国家——印度和国际上均是非常出众的。她对于子宫腔和生育的好奇及兴趣是她激情的"动力"，让我们共同分享她这份激情吧。

　　作为2019–2020年印度妇科内窥镜医师协会（IAGE）主席，她通过为本国妇科医生创建CME计划给了宫腔镜技术发展的平台，这个计划不仅能够帮助妇科医生提高技能，而且有助于专注宫腔镜研究。她播下的这颗种子将在未来几年苗壮成长。她将这个计划的结晶以这本书的形式呈现给大家。

　　本书不仅是一本关于宫腔镜的书，而且比同一领域的其他书籍更向前迈进了一步——这不仅基于参与撰写本书的国际优秀学者，而且基于本书包含的诸多主题。

　　本书重点回答妇科医生在宫腔镜手术前、手术中和手术后的所有问题。内容非常实用，无论是对初次接触宫腔镜的妇科医生，还是对希望进一步提高宫腔镜技能的专业人士，均提出了宫腔镜手术相关的重要问题。

　　我坚信本书很快将成为所有宫腔镜爱好者的掌中书。

西班牙巴塞罗那　　　　　　　　　　　　　塞尔吉奥·海莫维奇
以色列哈代拉　　　　　　　　　　　　　　（Sergio Haimovich）
以色列海法

前　言

未来属于那些相信梦想之美的人

——埃莉诺·罗斯福（Eleanor Roosevelt）

只有那些坚持和有毅力的人才能实现梦想！我看到了一个学术梦想，在很多相信我梦想的同道的帮助下获得了成功！由于天生喜欢冒险，我养成了学习的习惯，并不断将新的进步引入我的实践中。

宫腔镜已成为妇科常规操作的一部分，也是现代子宫内疾病的主要诊断工具。无论是在门诊还是手术室，即使在复杂的病例中，宫腔镜也能以最小的并发症，通过"观察和治疗"的方式一次性完成，达到诊断和治疗的优势。

本书是关于宫腔镜理念的综合书籍，由专家分享临床的宝贵经验，以改善患者护理并最大限度地减少宫腔镜的并发症。本书可以作为妇科医生日常有效病例管理的指南。同时，本书也是为初学者而设计的，旨在帮助他们逐步成为宫腔镜专家。

本书涵盖了世界各地20名专家撰写的最新、最详细、最精确的内容，由30多个章节和100多幅图片组成，是理想的宫腔镜图集。我们更关注每个宫腔镜实践操作中的常见问题、技巧和注意事项，以防止并发症的发生。

我相信宫腔镜是一门艺术！漂亮的宫腔镜操作是使阿什曼（Asherman）综合征完全消失并成功植入所需要的，这不仅仅是一种技能！宫腔镜手术和微创手术的完美预后会让我们不断受到鼓舞！

感谢所有的编者、患者、出版商和赞助商……

最后，感谢支持我们的家人和朋友！

印度马哈拉施特拉邦浦那　　　　　　苏尼特·滕杜尔沃德卡
　　　　　　　　　　　　　　　　　（Sunita Tandulwadkar）

印度加尔各答　　　　　　　　　　　巴斯卡尔·帕尔
　　　　　　　　　　　　　　　　　（Bhaskar Pal）

目　录

宫腔镜的历史与发展 1

塞哈尔·奈克和斯韦塔·帕特尔

宫腔镜用来观察子宫腔内情况，在过去的两个世纪里已经发展成熟。1805 年以来医生们希望看到身体内部腔隙的愿望得到了充分的满足。宫腔镜检查是一种通过子宫颈窥视子宫腔内情况的技术。在宫腔镜出现之前，通过扩张宫颈、刮宫术和子宫输卵管造影（HSG）技术评估子宫腔内情况[1, 2]。

博齐尼（Bozzini）于 1805 年首次窥视活体尿道，这是发展为现代手术内窥镜检查的先驱。博齐尼描述了该装置及其用于"机体体腔和腔隙"窥视的用途，"每一项发明都源于各种情景的完美结合；它总是像孩子一样出生，像孩子成长一样以循序渐进的方式不断变得近乎完美[1]"。该装置由一个管状窥视器组成。一支蜡烛放入具有方形窗口的中空管中，而光线则由凹面镜通过管道进入待检查的体腔内。然而，结果并不令人满意（图 1-1 和图 1-2）。

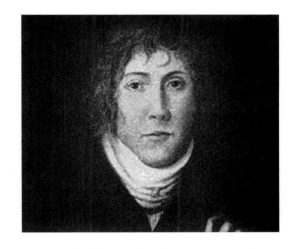

图 1-1 菲利普·博齐尼（Philipp Bozzini）

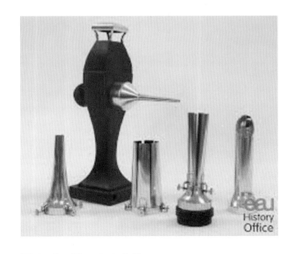

图 1-2 第一台内窥镜 1805–1807

塞哈尔·奈克
印度，苏拉特，女性护理，百丽和爱
斯韦塔·帕特尔
印度，苏拉特，第一女子医院

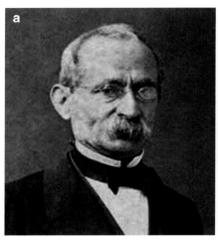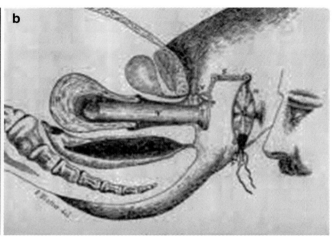

图 1-3 (a) 潘塔列奥尼（Pantaleoni）(1810–1885) (b) S·迪普莱（S. Duplay）和 S·克拉多（S. Clado）描述的宫腔镜检查，1898

1869 年，潘塔列奥尼成功完成了第一例宫腔镜检查，这是一位患有难治性异常子宫出血的 60 岁女性，他通过宫腔镜检查发现其子宫内膜息肉，并进行了硝酸银烧灼治疗[3]（图 1-3）。

恩斯特·布姆（Eernst Bumm）[4] 在维也纳会议上发表了他使用宫腔镜的经验，这种内窥镜仪器之前是用于男性尿道检查的，带有白炽灯反射器的头灯作为照明器，可发现子宫内膜的变化，如充血、肉芽样和息肉形成，同时也提到了出血会干扰视野清晰度等的困难和缺点。

子宫腔膨宫困难、生理脆弱性和子宫内膜出血倾向，使子宫腔检查较为困难。

大卫（David）[5] 是第一个将宫腔镜变为可临床应用的人，在这种宫腔镜中，在观察端附近模仿膀胱镜安装照明装置，并通过内置透镜产生放大效果。在观察端将器械插入至宫底。他证明了子宫内窥镜检查不仅是完全可行的，而且可大大地丰富妇科诊断。1914 年，美国费城的海涅伯格（Heineberg）[6] 描述了一种配备了类似于膀胱镜光源和一个额外的内部进水装置的宫腔镜。这样做的目的是冲洗掉覆盖在镜片上的血迹，并放大视野。大多数情况下，观察结果令人满意。他应用内窥镜对宫腔进行检查的目的是识别子宫内膜炎和流产后胎盘残留（图 1-4）。

子宫是一个裂隙状的空腔，体积较小，周围环绕着坚韧、易于扩张的肌壁，但其黏膜较为脆弱，极易出血。鲁宾[7] 尝试用二氧化碳代替水进行充气，并用肾上腺素治疗出血克服了这一困难，取得了更好的效果，在他的研究中，42 名患者中只有 6 名因出血而死亡。在某些情况下，患者会稍稍受到充气不足的影响，所有患者均未出现感染。西摩[8] 在 1926 年推出了一种可以利用一个吸管排出黏液和血液的宫腔镜。

在进行了 350 多次检查后，施罗德（Schroeder）[9] 认为宫腔镜检查是认识宫内疾病的极好诊断工具。就像这些手术一样，它可以识别子宫内膜周期的病理学和解剖学变化，特别是子宫内膜息肉和子宫黏膜下肌

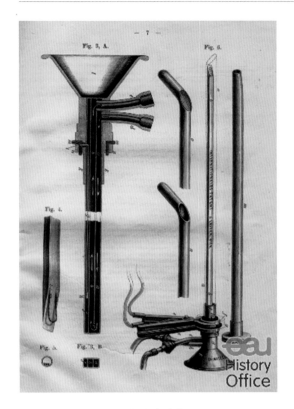

图 1-4　尼兹（Nitz）的膀胱镜

瘤。他强调了宫腔镜对放射科医生的价值，因为放射科医生可以定位子宫内膜癌，并通过这一点建立靶向镭应用。在原发性和继发性闭经的情况下，也可以在体内研究子宫内膜。冯·米杜利奇（Von Midulicz）、拉德卡（Radecka）和法兰德（Frand）使用具有单独出入口通道的生理盐水作为冲洗系统[10]。

马勒施基（Maleschki）[11]发表了根据不同周期阶段和黏膜颜色变化观察人子宫内膜血液循环的观点。埃德斯特龙（Edstrom）和芬斯特伦（Fernstrom）[12]在 1970 年使用 50~100mL 的高黏度 32% dextran-70 作为膨宫介质，膨宫介质在压力下缓慢地通过管道流入子宫，外部显示的宫腔压力使膨宫压力恒定。他们的宫腔镜设有两条独立的管道，一个用于注入右旋糖酐溶液以扩张子宫

腔，而另一个管道可以灵活地置入活检钳。在巴比妥类麻醉或颈旁阻滞麻醉下进行。右旋糖酐溶液以其高黏度和不溶于血液的特性更适宜作为膨宫介质。不同医师在操作过程中使用不同的膨宫介质来提高可视性和确保安全。法国外科医生贾格尼斯·哈蒙（Jagnes Hamon）使用 1.5% 的甘氨酸溶液代替右旋糖酐溶液进行内窥镜检查。目前尚未找到不会引起液体过量或电干扰的完美生理性介质。

林德曼（Lindemann）[13]用一种新方法进行了历时两年的宫腔镜检查，他们将二氧化碳气体以 80~100 mL/min 的速度（压力为 200 mmHg）注入宫腔，约 5 分钟可以通过管道到达宫腔，并获得最佳能见度。大约 500 mL 的二氧化碳气体会进入腹膜中，该气体量仅会引起患者轻微的膈肌刺激和肩部疼痛等。

不断改进的光学、视频系统、安全有效的膨宫介质和内窥镜尺寸等，可以提高医生和患者对宫腔镜检查的接受度。

参考文献

[1] Brooks PJ, Serden SP. Hysteroscopic findings after unsuccessful dilatation and curettage for abnormal uterine bleeding. Am J Obstet Gynaecol. 1985;158:1354-1357.

[2] Vallie E, Zupi E, Marconi D. Outpatient diagnostic hysteroscopy. J Am Assoc Gynaecol Laparosc.1998;5:397-402.

[3] Palaleoni DC. On endoscopic examination of the cavity of the womb. Med Press Circ. 1869;8:26-27.

[4] Bumm E. Experimente and Erfahrungen mitder Hysteroskopie. Wiener Congress, 1895.

[5] David Ch. L'endoscopie uterine (hysteroscopy) applications au diagnostic et au traitement des affection intrauterines. Par. G.Jaques. p.1 pl. 8, 1908. p. 132.

[6] Heineberg A. Uterine endoscopy; an aid to precision in the diagnosis of intrauterine disease, a

preliminary report, with the presentation of a new uteroscope. Surg Gynec Obstet. 1914;18:513.

[7] Rubin JC. Uterine endoscopy, endometroscopy with the aid of uterine insufflations. Am J Obstet Gynecol. 1925;10:313.

[8] Seymour HFJ. Endoscopy of uterus; with a description of hysteroscopy. BMJ. 1925;2:1220.

[9] Schroeder C. Uber den Ausbau and die Leistung der Hysteroscopie. Arch Gynak. 1934;156:407.

[10] Von M, Radecki F, Freund A. Ein neues hysteroskop and Sein praktische Anwendung in der Gynakalogie. Zeitschriff fur Geburstshilfe and Gynakalogie,1927.

[11] Maleschki V. Die modern Zervikoskopie and Hysteroskopie. Abl Gynaek. 1966;88:20.

[12] Edstrom K, Fernstrom J. The diagnostic possibilities of a modified hysteroscopic technique. Acta Obstet Gynecol Scand. 1970;49:327.

[13] Lindemann HJ. Eine neue Methode fur die Hysteroskopie. In: Fifth Kongre Deutsche Gesellschaft fur Endoskopie, Erlangen, 1972.

译者：王明宇
校译：王　冠

宫腔镜操作仪器 **2**

苏贾塔·卡尔和柯蒂·南达

2.1 概述

宫腔镜术源于希腊语中的两个单词"thestica"和"skopeo"，意思分别是"子宫"和"查看"。宫腔镜检查是将内窥镜通过宫颈置入宫腔进行检查的过程。被用作子宫内病理诊断的工具以及手术治疗（手术宫腔镜）的方法。

现代宫腔镜的直径通常很小，可以方便地通过宫颈。对于一部分女性来说，可能需要预先进行宫颈扩张。宫颈扩张可在术前应用米索前列醇进行预处理或借助扩张棒进行扩张。

2.1.1 历史

1869 年，迪奥梅德·潘塔莱昂（Diomede Pantaleone）首次对一名 60 岁女性进行了检查，他使用一根带有外部光源的管子检查其宫腔，发现其患有"子宫内膜息肉"，该女性主诉为子宫异常出血，使用亚硝酸银烧灼并治疗成功。后来，大卫（David）使用带有内部照明和透镜系统的膀胱镜进行了宫腔镜检查。

冯·米杜利奇（Von Midulicz）、拉德卡（Radecka）和法兰德（Frand）使用生理盐水作为冲洗系统。埃德斯特罗姆（Edstrom）和特恩斯特伦（Ternstrom）使用 32% 右旋糖酐溶液作为膨宫介质，并指出其高黏度和不溶于血液的特性优于其他膨宫介质。不同医师使用不同的膨宫介质来提高手术视野清晰度并确保患者安全。直到 1967 年，弗里茨·门肯（Fritz Menken）才迈出了使用儿科膀胱镜进行无创宫腔镜检查的第一步。

他利用一种称为竣甲半胱氨酸的胶体溶液进行膨宫，并用一个弹性锥密封宫颈通道，防止液体泄漏[1]。

20 世纪 70 年代，林德曼（Lindemann）等[2, 3]发表了宫腔镜检查期间使用二氧化碳气体对机体的影响的文章。本文首次分析了这种新方法的优点，以及气体注入体内可能存在的危险和复杂性。科尼尔（Cornier）[4]和林（Lin）等[5]使用小型软体宫腔镜，其具有可以通过激光线的通道。戈德拉斯（Goldrath）[6]

苏贾塔·卡尔和柯蒂·南达
印度布巴内斯瓦尔 KCHPL

使用 Nd-YAG 激光破坏子宫内膜治疗特发性子宫出血，引起了公众对该方法的关注，主要是因为与经腹入路相比，经宫颈入路提供了一种更为安全有效的替代方法，患者依从性极高[7]。在 20 世纪 80 年代末，水或低黏度溶液替代二氧化碳成为新的膨宫介质，连续流动系统的引入使外科医生几乎能够在任何情况下看清视野。1979 年，哈莫（Hamou）将全景视野和内镜接触功能相结合，制造出理想的微型宫腔镜。无创技术、新型微型宫腔镜和清晰视野的引入，使宫腔镜检查的诊断优势和手术优势凸显，成为每位妇科医生使用的常规工具。新一代微型内窥镜，包括刚性和微纤维系统，具有良好的光学质量，以及大图像直径、足够的亮度、良好的分辨率和全景视野，适用于腹腔镜和宫腔镜检查[8, 9]。

在过去的 150 年中，随着技术的进步，光学、光纤仪器和膨宫介质的发展帮助世界各地的妇科医生诊断和治疗了许多宫内疾病。

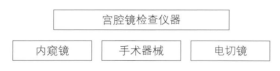

图 2-1　宫腔镜检查仪器

2.1.2　电子内窥镜 / 宫腔镜检查

内窥镜有三个部分：

- 目镜：从观察者一侧连接到相机的一端。
- 镜筒：包含光纤和透镜系统；光源附在其上。有刚性、柔性、单通道、多通道几种。

- 物镜：物镜是内窥镜的主要光学元件，放置在不同角度，用于不同的观察目的。

一般来说，宫腔镜分为刚性内窥镜和柔性内窥镜。用于诊断或手术，并具有固定或可变聚焦。内窥镜的关键技术指标是镜头直径、透镜偏移量、护套直径及其与各种膨宫介质配合使用的能力。

2.1.3　刚性内窥镜

最常用和最适合手术的内窥镜。通常，它们的大小根据功能和要求而变化。尺寸小到 3 mm 时，检查及手术时结合内窥镜视频系统与变焦镜头比较令人满意。但 4 mm 直径的镜头所成图像最清晰：

- 3 mm，很少需要扩张宫颈。
- >5 mm，借助单独通道通过手术器械。
- 8~10 mm，连续使用膨宫介质。

光学：透镜系统基本上分为三种类型：

- 经典光学。
- 霍普金斯镜。
- 梯度折射率透镜系统（GRIN）。

在经典光学中，透镜的宽度远小于内窥镜的宽度，透镜之间的距离也很大。而霍普金斯镜，透镜直径更大，透镜之间的间隔更小，因此可提供更大的视角和更明亮的图像。在 GRIN 系统中，整个望远镜由细长的红色玻璃覆盖。这种透镜系统主要用于接触式宫腔镜检查。

通过宫腔镜的图像受透镜与内窥镜中心

轴的角度影响。该镜头的视角为直视 0°，斜视 30°。使用 0° 透镜的优点是，它沿内窥镜的轴居中，因此镜头的 360° 旋转不会改变视图。同样，0° 镜头允许操作者在相对较远的全景上看操作装置；另一方面，当镜头旋转 360° 时，使用前斜透镜可以看到扩大的视野。180°、0°、15° 和 25° 的角度可能对电切镜更有利。这些镜头的视野深度为 2~3 cm，在液体膨宫介质中可放大 4~5 倍。大多数宫腔镜都有一个外透镜，根据膨宫介质的不同，可以提供 60° ~ 90° 的视野。在气态介质中，由于具有更优的折射率，与水性介质相比，视野更宽。

2.1.4 套管

通常有两种类型的套管：诊断性套管和手术性套管。

- 诊断性套管：需要将膨宫介质注入宫腔。套管直径为 4~5 mm，取决于镜头的外径，两者之间需留有 1 mm 的空间来输送膨宫介质。镜头和套管由防水的零件固定，防水的密封装置将其锁定，外部旋塞可控制膨宫液的注入。
- 手术性套管：这些套管的直径在 7~10 mm，平均 8 mm，这些鞘层有注入介质、放置内窥镜和手术器械的空间。它们又有两种类型：一种是只有一个通道，另一种是每个通道还有一个隔离通道。单套管的主要缺点是不能用冲洗介质膨宫，并且难以进行宫腔内手术操作。目前流行的套管是双冲洗套管组，膨宫液自内套管注入，通过外套管流出。液体介质不断流入和流出宫腔，形成一个非常清晰的视野。

2.1.5 宫腔镜软镜

这种柔性宫腔镜最初是 1974 年由布鲁斯埃克（Brueseke）和威尔班克斯（Wilbanks）描述。它也有各种尺寸，外径 8.5~3.6 mm 不等。光纤宫腔镜的标准直径为 4.8 mm，操作通道直径 2 mm，由三部分组成：

- 柔软灵活的前部。
- 刚性旋转的中间部分。
- 半刚性后部。

它的主要优点是在子宫内提供可操纵性和弯曲性，以便更好地观察子宫输卵管开口，进行输卵管插管，并查看子宫壁的侧面。现在，这些都是一次性使用的无菌套管，无须在使用期间对设备进行消毒。

柔性宫腔镜的缺点包括：只推荐使用气体膨宫介质，由于光纤的光传输，图像和分辨率降低，成本高。

2.2 操作仪器

刚性宫腔镜使用的辅助仪器有三种类型：柔性、半刚性和刚性。活检钳、抓钳和剪刀等柔性器械易碎且笨重，需要频繁更换。大型隔离套管护套的开发使得操作灵活的 3 mm 手术器械成为可能。半刚性仪器更易于操作，经久耐用。它们可略微弯曲，但如弯曲到 90°，也会断裂。刚性器械固定在连接至套管远端背侧的手术端，这样器械尖端处便可全部位于内窥镜视野内。这些仪器使用起来较为繁琐，需要将整个仪器向目标移动缩小视野。同样，在更换仪器时，必须拆卸整个宫腔镜。应特别注意避免子宫穿孔。其他手术器械包括单极球、针、电切环、双极球和切割环电极、双极剪刀和针。

2.2.1　电切割器

这是一种专门的电外科内窥镜，由内外护套组成，用于提供连续流动液体的系统。它包括外径为 3.5~4 mm 的 0 或 30° 内窥镜；外套管的直径为 8~9 mm（29F）。双臂电极安装在触发装置上，该触发装置将电极推出套管外，然后将其拉回到护套内。通过激活弹簧机构，电极可以移动到视野中约 4 cm，提供清晰的宫腔视野。其他操作工具由四个基本电极组成：切割环、球、按钮和存在角度的针状电极。现代小直径电切镜使用直径 3 mm 内窥镜和 7~7.5 mm 套管。

2.2.2　一些特殊的宫腔镜仪器

2.2.2.1　宫腔双极气化系统

这是一种双极仪器，可利用生理盐水溶液作为膨宫介质。因此，它在特定的系统配置中结合了双极和单极电外科两种传统输出模式。与传统双极不同，该系统利用冲洗液导电，使电极排列错开尖端，使"返回"电极安装在仪器的轴上，从而远离组织。首先返回电极与工作尖端的接近性以及除了与活性电极接触的组织外，电路中没有其他组织参与，这是双极电外科公认的安全特征。其次，这种安排可以避免使用双极电外科时经常遇到的问题：电极对组织的定位、工作尖端的可视化、组织粘连和有限的能量传递。

2.2.2.2　接触式宫腔镜检查

如前所述，接触式宫腔镜依赖于 GRIN 透镜，不需要膨宫介质或光纤，而是在目镜附近有一个集光室。为了便于观察，内窥镜必须接触物体。由于采用刚性玻璃传导，传输图像不会失真。此外，它无须任何镜头即可提供 1.6 倍的放大倍率。更大的放大倍数取决于目镜。它的主要优点是即使在出血的情况下也能很好的保证视野清晰；主要的缺点是缺乏全景视野，无法在整个范围内操作。

2.2.2.3　显微宫腔镜检查

哈蒙（Hamon）将其描述为一种可以提供扩张子宫腔全景图的仪器，同时还可实现接触检查，并可 150 倍放大视图。

要点
1. 宫腔镜检查使用的仪器分为内窥镜和光学仪器、手术仪器和电切镜。
2. 内窥镜可以是刚性的，也可以是柔性的。
3. 目前有三种类型的透镜系统：传统型、霍普金斯和 GRIN。
4. 套管有两种类型：诊断性套管和手术性套管。
5. 专用宫腔镜由电切镜、双极、显微宫腔镜和接触式宫腔镜组成。

参考文献

[1] Menken FC. Fortschritte der gynäkologischen Endoskopie. In: Demling L, Ottenfann R, editors. Fortschritte der Endoskopie, Bild. I. Stuttgart: Schattauer; 1967.

[2] Lindemann HJ, Mohr J, Gallinat A, Buros M. Der Einfluß von CO2 Gas während der Hysteroskopie. Geburtshilfe Frauenheilk. 1976;36:153-62.

[3] Lindemann HJ, Gallinat A, Lueken RR.Metromat—a new instrument for producing pneumometra. J Reprod Med. 1979;23:73-5.

[4] Cornier E. Ambulatory hysterofibroscopic treatment

of persistent metrorrhagias using the Nd:YAG laser. J Gynecol Obstet Biol Reprod (Paris). 1986;15:661-664.

[5] Lin BL, Miyamoto N, Tomomatsu M, et al. The development of a new flexible hysterofiberscope and its clinical applications. Nippon Sanka Fujinka Gakkai Zasshi. 1987;39:649-654.

[6] Goldrath MH, Fuller TA, Segal S. Laser photovaporisation of the endometrium for the treatment of menorrhagia. Am J Obstet Gynecol. 1981;140:14-21.

[7] Fayez JA. Comparison between abdominal and hysteroscopic metroplasty. Obstet Gynecol. 1986;68:399-403.

[8] Karabacak O, Tiras MB, Taner MZ, et al. Gazi small diameter versus conventional laparoscopy: a prospective, self-controlled study. Hum Reprod. 1997;12:2399-2401.

[9] Risquez F, Pennehoaut G, McCorvey R, et al. Diagnostic and operative microlaparoscopy: a preliminary multicentre report. Hum Reprod. 1997;12:1645-1648.

译者：王明宇
校译：王 冠

宫腔镜能量来源 3

奥马尔·摩尔和塞尔吉奥·海莫维奇

电的使用是宫腔镜操作不可分割的一部分。一些宫腔镜仪器通常用于各种不同的手术，需要不同的功率设置。外科医生必须熟悉电外科的物理原理，以便正确地使用仪器，尽可能减少事故发生。

连接到发电机上的手动仪器可以利用电能在子宫内操作。双极和单极如今都被用作宫腔镜手术的主要能量器械。如今在宫腔镜手术中，激光能量可用于获得动力，微波能量可用于消融治疗。可通过手动仪器将这些能源类型转换成热能。

在宫腔镜手术领域，手术呈现多样性。手术可以有多种方式，外科医生可以使用宫腔镜手持器械中的一种或几种来处理器质性病变。

任何宫腔镜手术医生都应深入了解病理学，了解不同的手术技术选择以及手术器械之间的差异。

电外科器械能够实现失血量最小并缩短手术时间，具有重大的医疗经济价值。有了我们现在和将来使用的手动器械，再加上外科医生对设备的熟悉，我们能够以更好、更安全的方式面对新的疾病。

无论是胃镜检查还是腹腔镜检查，内窥镜检查中的电流都基于相同的原理。

几百年前，人们用热能来止血。较为先进的技术是使用电子设备烧灼组织控制出血（表 3-1）。

奥马尔·摩尔
以色列泽里芬伊扎克沙米尔医疗中心妇产科（前阿萨夫·哈罗费）
以色列特拉维夫特拉维夫大学萨克勒医学院
塞尔吉奥·海莫维奇
西班牙巴塞罗那德尔马大学医院
以色列哈代拉希勒亚夫医疗中心
以色列海法以色列理工学院

表 3-1　显示外科手术用电的演变

发展时间线	研究者	进步
19 世纪早期	贝克勒尔 （法国物理学家）	通过直流电（D.C.）加热金属丝，在接触时有效地烧灼组织。
1881	雅克·阿尔塞纳·达松瓦尔 （法国生物物理学家）	第一个在人体内使用交流电的人。 证明在 200 kHz 或更高频率下，交流电可以通过人体而不会引起肌肉刺激，但会在组织中产生热量。
1890–1910	卡尔·法兰兹 纳格尔施密特 （德国医师）	通过了解细胞离子碰撞并释放能量，开发出一种能够产生以下治疗组织效果的机器：电灼、干燥和切割。
19 世纪 20 年代末期	威廉·博维 （美国科学家） 哈维·库欣 （美国神经外科医生）	我们今天使用的电外科设备是他们的研究成果。博维利用这些知识创造了电外科设备，他与哈维·库欣首次将其应用于神经外科病出血的处理。

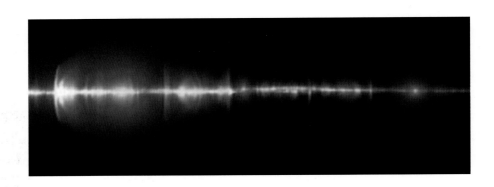

3.1　电学基本原理

为了更好地理解宫腔镜电外科的机理，必须了解电学的基础知识。

- 电流
  当电子从一个原子通过电路移动到相邻原子时，电流形成。
- 电压（V）是介导或驱动电子运动的必要条件。单位是伏特。
- 电流（I）是电子在同一方向上的运动形成的，单位是安培。
- 电阻（R）是电子通过组织或其他材料的难度，单位是欧姆。
- 电子遇到电阻时产生热量。

组织中的电流由欧姆定律控制：

电压（V）= 电流（I）× 电阻（R）。

手术室中的电路由患者、电外科发电机、电源和回流电极组成。

- 电路必须连续，以便电流流动。
- 电外科装置是电压源。
- 电极将电子传导至患者。
- 患者组织对电流产生阻力，从而产生热量并由此产生组织效应。
- 返回电极负责将电流通过导电仪器本身或患者返回至电外科装置。

所有这些形成了电外科的基本原理，见框3-1。

框3-2为所有对组织效应有重大影响的因素，包括电流密度、时间、电极尺寸、组织电导率、电流波形和电极操作。

框3-1　要记住的基本原则

1. 交流电流进入患者体内，通过阻力最小的路径。
2. 电流需要接地。
3. 电子流动产生的电能将对物体产生热量，产生一系列不同的效果。
4. 为了使电工作，必须有一个完整的电路。

注意！

- 使用交流电（交流）进行电外科术，包括电路中的患者。
- 使用直流电（直流）的电烙器，其中有加热的电线与组织接触（这个术语不能用于描述电外科）。

框3-2　影响组织效应的电外科因素

1. 电流密度
   （a）通过一个区域的电流越大，对组织的影响就越大。
   （b）电流产生的热量越大，对组织的热损伤就越大。
2. 时间
   （a）使用有源电极的时间长短将决定对组织的影响。时间过长会产生更大、更深的组织损伤（热扩散）。
   （b）电极移动的速度将影响组织凝固和热扩散。
3. 组织传导性
   不同组织类型的电阻不同，会影响导电率。脂肪组织和骨骼的导电性较差，具有高电阻，而肌肉和皮肤是导电性较好，电阻较低。
4. 电极尺寸
   （a）为了获得更高的电流强度，需要使用更小面积的电极，从而在组织接触部位产生集中的热效应。
   （b）单极电外科手术中使用的回流电极与活性电极有很大的相关性，其电流以分散形式回流到电外科手术装置，并最大限度地减少回流电极部位的热量产生。
5. 电流（能量）波形
   不同电流类型产生不同的组织效应。电外科发生器产生三种不同的波形：切割、混合和凝固。见下文。
6. 电极的操作
   电极与组织直接接触或不直接接触，组织通过火花隙传递能量，产生不同效果，包括使组织汽化或者凝结。

3.1.1 电流（能量）波形

- 切割波形（高电流、低电压）
- 局部和强烈的加热效应，可使组织蒸发，凝固效应最小。
- 为了达到效果，切割电流功率设置需要在 50 至 80 W 之间。保持电极稍微远离组织，以获得最佳切割效果，将产生火花隙，电流通过火花隙到达组织。这种火花隙是由于加热电极和组织之间的气体而产生的。
- 对比切割电流和凝聚电流，前者产生的炭化和组织损伤更少（图 3-1 和图 3-2a）。
- 凝固波形（低电流、高电压）
- 间歇波形，其中发生器修改波形，使占空比降低到约 5% 的时间。
- 当波形呈尖峰时，组织被加热。组织在尖峰之间冷却，产生凝固效果。为了让电流通过高抗性和干燥的组织，需要使用更高的电压以达高功率的凝固电流切割组织；然而，这将导致更多的组织炭化和损伤（图 3-1）。
- 当在手术区域无法确定散在出血点时，通常采用电灼方式凝血。
- 电灼是非接触性凝固。火花隙用于调节，可产生加热坏死和更大热扩散的组织效应（图 3-2b）。
- 干燥是凝固的另一种形式，与组织直接接触，导致组织内的总电能转化为热量，而不是切割和电灼电流，当火花隙产生时，切割和电灼电流会损失大量电能（图 3-2c）。
- 电流波形
- 工作周期的改变。当将波的类型从切割变为凝固时，发生器会缩短占空比（"开启"时间），从而减少组织上的热量。混合波在宫腔镜检查中使用较少（图 3-1）。

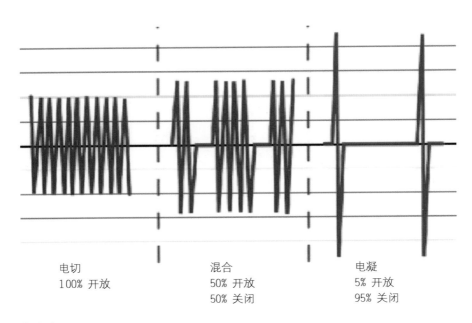

电切
100% 开放

混合
50% 开放
50% 关闭

电凝
5% 开放
95% 关闭

图 3-1 电流波形

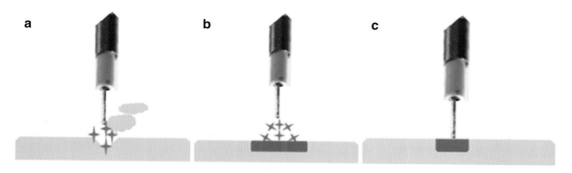

图 3-2 （a）切割/蒸发。（b）电灼法。（c）凝固/干燥是电极操作的主要效果。观察电极与组织之间的距离差异

3.2　宫腔镜检查中使用的能量类型

3.2.1　单极和双极电外科

历史上，电流通过患者，在手术室地板上通过接地物完成电路或返回到固态发电机。随着人们对意外烧伤的关注，隔离发电机系统在 20 世纪 70 年代被开发出来，避免了通往地面的交通路径。

单极和双极电外科装置的激活通常由脚完成。

单极是电外科手术中最常用的装置，由于其需要非电解溶液（如 1.5% 甘氨酸）来膨宫，可能会出现非生理性液体吸收并发症（如低钠性脑病、高钙血症和术后高氨血症），因此在宫腔镜手术中使用的频率越来越低。

单极装置通过患者身体传导电流，同时在患者身体上（通常在大腿上）使用返回电极（图 3-3）。

患者的返回电极应与血管化良好的肌肉组织接触，并带有足够大的衬垫，以防止高密度电流导致意外烧伤。

单极波形可以调整为三种临床效果：切割、电灼和干燥。单极能量的使用存在三个

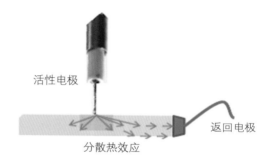

图 3-3　单极电极。

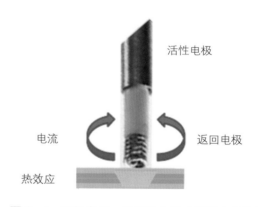

图 3-4　双极电极。组织效应仅在活性电极和返回电极之间发生，并不需要分散电极

主要的并发症：直接耦合、绝缘失效和电容耦合。本章将进一步讨论这些问题。

双极装置传导能量并由仪器本身返回，无论是通过传导（有源）电极尖端还是通过手持仪器的第二个刀片，均无须接电极片（图 3-4）。

与单极能量相比，当使用双极能量时，仅仪器刀片之间的组织包含在电路中，成为有效的作用组织，从而对周围组织的损伤降至最低。

使用双极装置可将能量集中在两个电极之间，同时使用较低的电压波形，可使凝固区域更加精细，并减少焦化。

双极设备的缺点：

1. 使用低功率设置需要增加凝固时间。

2. 由于组织有时会黏附在电极上，导致邻近血管意外撕裂。

双极电外科装置既不可能进行组织汽化，也不可能进行电灼，因此，返回电极与工作尖端的接近表现为缺乏组织效应的多功能性。

必须记住，双极能量并不能消除绝缘故障（无论是否与其他仪器直接耦合）造成杂散电流伤害的风险（表3-2和框3-3）。

表3-2　能源模式比较

	单极	双极	激光
组织效果	切割，凝固	切割，凝固	切割，凝固
功率设定	50~80 W	30~50 W	15 W
能量辐射	难以评估（变化很大）	2~6 mm	<1 mm
最高温度	>100℃	>100℃	>100℃

框3-3　双极仪器

双极仪器可与电解液（0.9%生理盐水溶液）一起使用。使用与3种主要类型的5Fr（1.6mm）电极结合使用的发电机：

（a）旋切器（Twizzle），广泛用于精细调节和精确的组织汽化。

（b）弹簧（Spring），用于蒸发大部分组织。

（c）球（The Ball），尤其用于凝固。

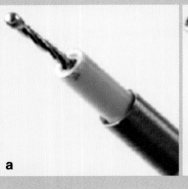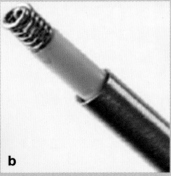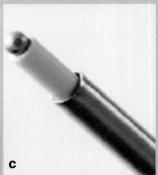

3.2.2 电子示波器

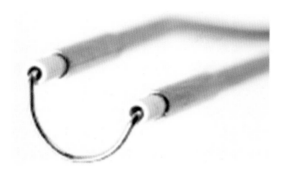

现代电切镜通常由一个工作元件、两个套管（内外）和线圈（正、负极）组成。最常用的是 22 Fr（~7.3 mm）、26 Fr（~8.7 mm）和 27 Fr（~9 mm），可配备单极或双极能量。采用 3~6 mm 口径的小型设备，如微型电切镜（框 3-4），也就是说，可以将许多需要手术室操作的"检查和治疗"转移到门诊进行。

当使用带有电切镜的单极能量时，可以找到带有大量电极（尖头或柯林斯电极、球端凝固电极、尖头电极、滚柱电极和蒸汽电极）的切割环（呈一定角度或直线）。

双极电切仪可以是切割环、球端凝固和针状电极（图 3-5）。

框 3-4　微型电切镜

双极 / 单极能量配合具有连续介质流动的小直径宫腔镜使用。

2009 年首次展示了微型切除镜，当时 26 名患者接受了宫腔镜子宫内膜息肉切除术，所有病变均被切除。从那时起，微型电切镜证明了它的优势，降低了医疗成本，提高了患者的耐受性，减少了与传统电切镜相关的并发症。微型宫腔镜在宫腔镜检查中具有前景。

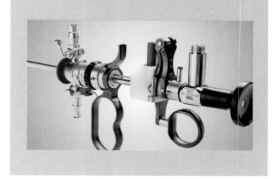

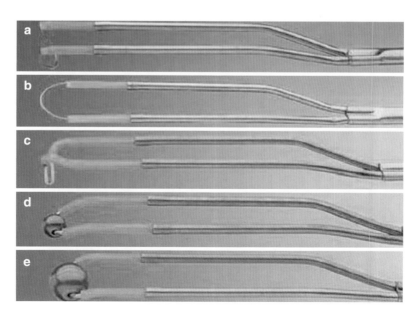

图 3-5　单极回路和电极
（a）斜切环
（b）直径 5 mm 切割环
（c）柯林斯针状电极
（d）3 mm 球状凝固电极
（e）5 mm 球头凝固电极

3.2.3 激光

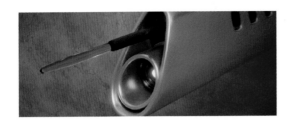

20 世纪 70 年代和 80 年代间，美国将半导体激光器引入宫腔镜。典型的激光装置是放大平行镜之间反射的光。激光以平行光束的形式输出，单色且相干，具有高度集中的能量。由于这些特点，高能光束能够切割组织，甚至使其汽化。光束可具有较高的组织穿透力或较低的穿透力。

与电双极手术相比，使用激光能量的主要优点是减低疼痛、复发率低、患者满意度高。结果似乎与病变的大小或数量无关，12 个月的随访显示复发率和并发症发生率最低（图 3–6 和框 3–5）。

3.2.4   消融

子宫内膜消融术主要用于治疗异常子宫出血。子宫内膜消融的基本方法是在对应组织上放置一个电极，在 350~500 kHz 的范围内向组织传输高频交流电，可使靶组织温度升高至 100℃ 以上，引起蛋白质变性、干燥和凝固坏死。其具有一个内置传感器，用于在特定设定点自动终止电流传输，以防止过热和副损伤（框 3–6）。

框 3–5   激光手术参数

1. 功率（W）：相对较低的能量（15 W）可用于组织切片，而蒸发组织则需要超过 100 W 的能量。

2. 波长：根据波长的不同，发射的能量表现不同。980 nm 的波长将被血红蛋白吸收，产生凝固效应。而被水吸收的 1470 nm 的波长，则产生汽化效应。

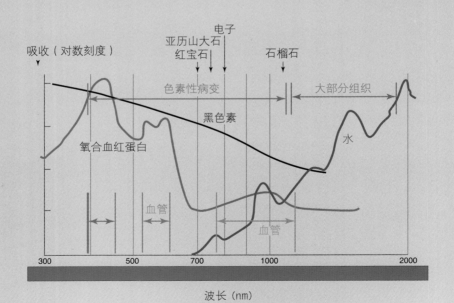

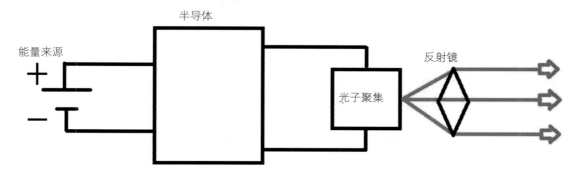

图 3-6　激光技术方案。（1）能源；（2）半导体；（3）光子积累；（4）反光镜

框 3-6　子宫内膜消融选项包括：

- 电外科：加热子宫内膜。
- 冷冻消融：利用极度寒冷制造 2~3 个冰球，冻结并破坏子宫内膜。
- 自由流动的热流体：利用加热的盐水在子宫内循环。
- 热气球：通过宫颈插入气球装置，然后用加热的液体膨胀宫腔。
- 微波：一根细长的杆插入宫颈，发射出微波加热内膜。
- 射频：一种特殊的仪器在子宫内展开一个柔韧的消融装置。该装置发射射频能量，汽化子宫内膜（图 3-7）。

3.3　电外科宫腔镜的危险

手术室火灾可能是由于外科设备使用不当造成的。在腹腔镜手术中，这主要是由于外科医生的视野受限，而在宫腔镜手术中非常罕见，会是由于设备的使用不当而引起。

一些最常见的并发症主要与单极装置有关，包括直接耦合、绝缘失效和电容耦合。

$$燃烧 = \frac{电流 \times 时间}{范围}$$

- 直接耦合：在电活动期间，当活性电极靠近另一个金属仪器时，能量将寻找不同的路径返回电极。
- 绝缘失效主要发生在高压电能的凝固过程中。当能量通过有源电极装置中的断裂"泄漏"时，可寻找到返回电极的不同路径。
- 当来自有源电极的能量通过其周围的绝缘层转移到另一导体时，发生电容耦合。
- 危险的回路电极接触：如果回路电极的表面积减小或触点的阻抗增大，则可能导致灼伤。

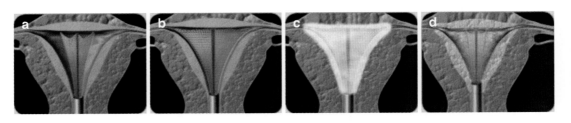

图 3-7 射频（Novasure）消融：（a）三角网装置在子宫内延伸；（b）正适合子宫大小的；（c）射频能量通过网格传输；（d）网状装置受到限制。

译者：王明宇
校译：王　冠

宫腔镜膨宫介质与液体管理   4

阿斯瓦斯·库马尔和梅加·贾亚普拉卡什

由于子宫前后壁紧贴，宫腔镜显示任何子宫内病变都需要克服子宫肌层阻力，使宫腔充分膨胀。了解每种膨宫介质的特性、其与宫腔镜能源的相互作用及其潜在的并发症是所有妇科医生必备的知识。

4.1 历史

膨宫介质的选择和使用不断发展。

1972年，林德曼（Lindermann）通过自动压力喷射器将二氧化碳作为膨宫介质[1]。紧随其后的是20世纪80年代葡萄糖（5% 和10%）和高分子右旋糖酐（32%），由于副作用和使用困难，这两者都不受欢迎。

目前主要使用低分子量的液体，包括电解质溶液（如生理盐水）和非电解质溶液（如山梨醇和甘氨酸）。

4.2 膨宫介质的分类

1. 根据物理状态分为：
   （a）气态——二氧化碳。
   （b）液体——生理盐水、甘露醇、山梨醇、甘氨酸、右旋糖酐。
2. 根据分子量和黏度分为：
   （a）高黏度、高分子量 –32% 葡聚糖70（葡聚糖）
   （b）低黏度，低分子量
      ·富含电解质
         – 生理盐水（0.9%）
         – 乳酸钠林格液
      ·非电解质
         – 5% 甘露醇
         – 3% 山梨醇
         – 1.5% 甘氨酸
         – 3% 山梨醇 +0.5% 甘露醇（嘌呤醇）

理想的膨宫介质应能清晰显示视野，同时价格低廉，非导电性、非等渗、无毒、非"血溶"性，并能迅速从体内清除。如此完美的膨宫介质尚未被发现。

阿斯瓦斯·库马尔
印度特里苏尔朱比利教会医学院
梅加·贾亚普拉卡什
印度特里苏尔政府医学院

膨宫介质的选择主要取决于手术类型（诊断或手术）和外科医生所选择的能源方式。

我们需要详细了解每种常用介质。

4.2.1　气体介质

二氧化碳是目前宫腔镜检查中唯一使用的气体介质。因为它的折射率为 1，所以获得视角最大、视野最清晰。由于它在血液中高度溶解易扩散，很容易通过肺部清除。但如有子宫腔出血，会形成气泡，影响视野清晰度。

当使用 CO_2 时，需要一个专门的宫腔镜膨宫器来校准气体流速和宫腔压力，绝对不能使用腹腔镜设备作为膨宫器，否则可能导致气体栓塞。这是因为宫腔镜膨宫器可使宫内压力达到约 100 mmHg、流速约为 100 mL/min，与之相比，腹腔镜设备的气体流速非常高，可达到 1 L/min。如果宫内压力长时间较高，也可能发生气体栓塞。

CO_2 的其他问题包括因 CO_2 刺激膈肌而引起肩痛，通常可自行缓解，无须治疗。

CO_2 仅适用于宫腔镜检查。随机试验表明：使用生理盐水作为介质的疼痛评分较低，手术时间较短，可视化和满意度评分高，因此在宫腔镜检查诊断时，生理盐水优于 CO_2[2]。英国妇科内镜协会（BSGE）/欧洲妇科内镜协会（ESGE）指南建议不要在宫腔镜手术中使用 CO_2 作为膨宫介质。

4.2.2　富含电解质的低黏度介质

4.2.2.1　生理盐水

它是一种易获得、廉价、等渗（285 mmol/L）和代谢惰性、富含电解质的低黏度液体，含有生理浓度的 Na^+（153 mmol/L）和 Cl^-。由于是等渗的，它不会干扰细胞内和细胞外液体之间的渗透压平衡。

生理盐水也不会造成低钠血症。作为宫腔镜检查的首选介质，生理盐水还可用于双极电外科手术、激光和微波能量以及机械粉碎和组织切除的手术过程。

单极电切手术禁止使用生理盐水，因为生理盐水中的电解质会传导和分散电流，阻碍电切效果。

在静脉注射过量生理盐水（超过 2.5 L），患者可能出现体内液体过量，并有出现肺水肿和充血性心力衰竭的风险。美国妇科腔镜学会（AAGL）、英国妇科内镜协会（BSGE）和欧洲妇科内镜协会（ESGE）建议使用自动流体泵和流体监测系统严格监测输入量和输出量。没有自动监视器时，应由指定人员手动监视输入和输出液体量。手术时间延长和膨宫压力升高均增加液体进入血液的风险。

在健康女性中，含电解质的介质（如生理盐水）进入体内的临界值是 2500 mL。对于有合并症者，该临界值为 1500 mL。这是通过随机实践得出的临界值[2, 3]。

气体栓塞也可能发生在液体介质中，如在电外科手术过程中产生气泡，或气体通过开放的宫颈及在取出和重新置入器械的过程中发生。患者出现呼吸困难伴潮气末二氧化碳下降时，应注意气体栓塞的可能性。出入量差额超过 1000 mL、宫腔内压力超过 150 mmHg 和更长的手术时间也会增加气体栓塞的风险。

4.2.2.2　乳酸锌溶液

它是一种等渗（279 mmol/L）、富含电解质的液体，含有水和氯化钠、钾、乳酸和钙。使用乳酸锌溶液不会造成电解质失衡，但过度的液体灌注可能导致体内液体过载和心力衰竭，因此，需要使用自动输液和输出泵监测系统。建议输入临界值为 2500 mL，与生理盐水相同。

它可用于诊断性宫腔镜检查以及使用双极和激光能量的手术，也可用于机械粉碎和切除组织。

4.2.3　无电解质低黏度介质

4.2.3.1　3% 山梨醇

作为一种廉价的、缺乏电解质的 6- 碳糖（葡萄糖的还原形式）溶液，山梨醇在肝脏中代谢为果糖、葡萄糖、二氧化碳和水，消除半衰期约为 33 分钟，是一种低渗透性溶液（165 mmol/L），如果大量吸收，可导致体内液体过量，出现低渗透性低钠血症、高血糖、低钙血症、脑水肿、骨骼肌和神经功能障碍。

因此，严格的液体管理至关重要，山梨醇是所有使用单极系统仪器的首选。

4.2.3.2　1.5% 甘氨酸

作为一种氨基酸溶液，甘氨酸在肝脏中代谢为丝氨酸、氨和游离水，消除半衰期超过 40 分钟，但半衰期取决于剂量，因为甘氨酸在细胞内被吸收和代谢。甘氨酸是一种低渗透性溶液（200 mmol/L），大量入血可导致体内液体过量，出现低渗透性稀释性低钠血症、高氨血症、癫痫等神经症状，还可导致暂时失明和脑水肿引起的昏迷。因此，严格的液体入量管理是至关重要的。

有充分的证据证明在手术开始时使用稀释的血管加压素（在宫颈周围的两个部位用 1 u 稀释于 20 mL 生理盐水）进行宫颈内注射，可尽量减少电解质不足的膨宫介质进入

血液。它是使用单极电外科器械进行手术的首选。

传统上，非电解质溶液进入体内的上限是 1000 mL。这是因为血清钠水平下降 10 mmol/L 相当于血液吸收 1000 mL 非电解质溶液。对于有合并症的老年患者，非电解质溶液进入体内的上限是 750 mL [2,3]。

4.2.3.3　5% 甘露醇

作为一种 6- 碳糖醇（多元醇），5% 甘露醇是一种等渗溶液（275 mol/L），是一种渗透性利尿剂，代谢量很小。它的消除半衰期超过 100 分钟。由于钠排泄增加，可导致低钠血症，也可能发生液体超负荷，需要严格的液体管理。它用于单极电外科手术。

4.2.4　高黏度流体

4.2.4.1　32%　葡聚糖 70 (Hyskon)

葡萄糖溶液中的高分子量物质(70000 kDa)，黏度高，需要量少，由于不溶于血液且折射率高，即使在出血的情况下也能清晰地看到。其可导致严重的副作用，如过敏反应、电解质失衡、凝血障碍和弥散性血管内凝血，其易凝固于仪器表面，使清洁变得非常困难，并缩短这些昂贵仪器的使用寿命，因此不再使用 [3]。

4.2.4.2　流体流入方法

重力

液体袋悬挂在距会阴 80~100 cm 的高度，液体受重力作用向下流动，可获得约 70~80 mmHg 的冲洗压力。它只能用于在短时间内可完成的宫腔镜诊断或手术。

压力套

这些袖带套在液体袋上，由助手手动充气，以获得约 80 mmHg 的压力。压力需要随着袋的排空进行调整，可能无法精确校准压力，从而导致流体吸收增加。

仅仅用于可在短时间内完成的宫腔镜检查。

电子输液泵

这些自动化系统允许控制流速、设定所需的宫腔压力阈值和宫腔内压力。理想情况下，需要在子宫内实时调整压力，而不是在整个过程中保持恒定压力。一些先进的系统还可以精确计算液体不足，在深度切除、打开血管通道和需要更长手术时间的宫腔镜手术中非常有意义。

当使用手动方法控制液体输入和测量液体不足时，建议使用集液袋[3]。

4.3 与膨宫介质相关的主要并发症

4.3.1 气体 / 空气栓塞

不仅可能发生在使用二氧化碳时，也可能发生在使用液体介质时。通过使用控制流速和压力的专用子宫充气器，二氧化碳气体栓塞的发生率已经降低，在长时间使用较多气体的手术中更为常见。

在高宫腔压力下，多次重新置入内窥镜，空气通过打开的宫颈进入或输卵管中原本存在气泡可能进入液体膨宫介质，能够导致心血管塌陷的气体栓塞很少见，但可能是致命的。

气体栓塞的症状包括呼吸困难（最常见）、喘气、"吸气声"进入血管、胸骨后胸痛、头晕和视力模糊。这只能通过局部麻醉来判断。

症状包括呼吸过速、心动过速、低血压、喘息、肺啰音、心脏杂音、右心衰竭症状的 JVP 升高、潮气末二氧化碳急剧下降和呼吸衰竭。精神状态可能发生改变，伴有局灶性神经功能缺损。皮肤上的浅血管和网状组织上可能会出现大量的空气栓塞。

一旦怀疑有空气栓塞，手术应立即停止，放出子宫内气体。主要进行支持性复苏，包括通气、容量扩张和血管升压药。

预防措施包括：

- 确保所有管道中没有气泡。
- 夹紧宫腔镜周围的宫颈缝隙。
- 减少宫腔镜的拆卸和重新插入次数。
- 动态管理宫腔压力，使其不高于平均动脉压（不超过 125~150 mmHg）。
- 将液体出入差限制在 1000 mL 以下。
- 使用二氧化碳发生器。
- 使用平直或反向头低臀高体位。
- 避免将一氧化二氮用于麻醉。

4.3.2 电解质失衡的过量液体灌注

这在宫腔镜检查中比泌尿外科的 TURP 手术更常见，因为宫腔镜检查中使用的膨宫压力远高于平均动脉压。发生率低于 0.5%，取决于患者的年龄、合并症、使用的膨宫介质类型、手术时间和复杂性、待切除病变的大小和肌内深度。

4.4 影响液体吸收的因素

- 宫腔内压力高于平均动脉压的程度越高，回流入血液的可能性越大。高于75 mmHg 的压力促使液体通过输卵管口进入腹腔。老年人和平均动脉压较低的心血管疾病患者的液体吸收也较高。

- 子宫肌瘤切除术、子宫内膜切除术和子宫成形术等手术中，深部解剖可打开更大直径的血管，存在高压下液体快速渗入的危险。

- 子宫越大，表面积越大，吸收的概率越大。

- 随着操作时间的延长，液体吸收也会升高。

- 在患有心血管和肾脏疾病的女性中，液体过量吸收的并发症往往更严重，并在出入量差别较大时易发生。

- 绝经前妇女的神经系统并发症较高，因为雌激素抑制 ATP 酶泵，ATP 酶泵调节电解质通过血脑屏障的流量[3]。

- 所有类型的液体介质吸收过多对于人体都是威胁，但与富含电解质的介质相比，低渗透性电解质介质更容易导致液体吸收过多，电解质代谢异常相对较少，表现为头痛、呼吸困难、胸痛、面部水肿（腮腺区征）、心动过缓、急性肺水肿、低钠血症、视力障碍、癫痫发作和昏迷。

减少液体吸收的措施包括：

- 避免静脉输液过度预负荷。

- 手术开始时宫颈内注射稀释的加压素。

- 尽可能使用等渗、富含电解质介质。

- 使用区域麻醉限制术中液体。

- 选择区域麻醉，清醒患者可表现出症状。

- 使用自动化系统，控制流速、动态维持宫内压力并准确监测液体不足，并对高压和液体差异常发出安全预警和警报。

- 尽可能将腔镜的取出和重新置入限制在 1 小时以内[4]，并将手术时间限制在 1 小时以内。

- 对于低电解质溶液，将液体差额限制在 1000 mL 以下；对于富含电解质溶液，将液体差额限制在 2500 mL 以下。

- 关于术前使用 GnRHa 减少液体吸收，现有证据是相互矛盾的[2,3]，可以考虑在绝经前女性中使用[3]。

建议每隔10分钟测量一次液体出入差，并在出入量差额达到 500 mL 后，通过实验室参数重新评估患者的心血管、精神和呼吸状况，如果达到液体不足或血液水平的临界值，则终止操作。血细胞比容、血小板、血尿素氮、肌酐、钠、钾、氯化物、碳酸氢盐、葡萄糖、氨和血浆渗透性的评估取决于使用的膨宫介质。重要的是，一些患者可能没有任何症状，但由于液体和电解质在体内循环持续数小时，术后必须持续监测。重症监护环境下的管理应是多学科的，包括如果出现出血过多则终止使用宫内球囊填塞止血，通过液体管理、静脉注射呋塞米利尿及高渗盐水纠正低钠血症，必要时进行正压通气和血液透析。过快或过晚纠正低钠血症都会导致脑桥中央髓鞘溶解。高渗盐水（1 L=513 mmol/L）通常用于重症患者，以每 2 小时 1~2 mmol/L 速度注入体内，直至达到 120 mmol/L 的血清水平，然后是浓度较低的盐水，直到达到 135 mmol/L 目标水平[1]。

与膨宫介质相关的其他并发症包括扩张过程中疼痛引起的血管迷走性晕厥及理论上肿瘤细胞随着介质扩散到腹腔的风险[1]。

要点

1. 在简单的宫腔镜检查中，使用电解质溶液或二氧化碳作为膨宫介质。

2. 单极电外科手术，可用甘氨酸和山梨醇等非电解质液体作为介质。

3. 将富含电解质的介质与其他能源以及机械粉碎器械一起使用。

4. 使用自动输液和显示器进行宫腔镜手术。

5. 扩张宫颈前使用稀释的加压素宫颈内注射，以减少液体吸收。

6. 当液体差额为 1000 mL 时，非电解质溶液作为介质，需停止手术，当液体出入差为 2500 mL 时，使用富含电解质作为介质需停止手术。高龄和有合并症的患者的液体差额阈值更低。

7. 使用二氧化碳时，使用专用宫腔镜膨宫器。

8. 保持最低的宫内压力，以提供足够的视野清晰度。

9. 确保操作团队制订有效的管理计划，以预防、识别和治疗与扩张性介质相关的并发症。

参考文献

[1] Mencaglia L, Cavalcanti L, Alvarez AA. Manual of hysteroscopy. 1st ed. Tuttlingen: EndoPress, Straub Druck+Medien AG; 2015. p. 8–10,46,82-85.

[2] AAGL Advancing Minimally Invasive Gynecology Worldwide, Munro MG, Storz K, et al. AAGL practice report:practice guidelines for the management of hysteroscopic distending media. J Minim Invasive Gynecol. 2013;20:137.

[3] Umranikar S, Clark TJ, Saridogan E, et al. BSGE/ ESGE guideline on management of fluid distension media in operative hysteroscopy. Gynecol Surg. 2016;13:289.

[4] Manual of operative hysteroscopy. AICOG, 2013. pp. 6–12.

译者：王明宇
校译：王 冠

如何建立高科技的
宫腔镜检查机构

5

拉胡尔·曼昌达和里查·夏尔马

宫腔镜检查可直接观察子宫腔，并进行定位活检，完整切除子宫内膜息肉和子宫黏膜下肌瘤，治疗子宫纵隔等宫腔畸形和粘连[1]。近年来，宫腔镜诊断和治疗有了很大进步。各种技术创新和改进使我们能够为患者提供最佳治疗方法。

5.1 高科技宫腔镜设备组件

- 手术室（预设模块化手术室 / 综合手术室）。
- 高效的团队。
- 基础和先进仪器。
- 患者的安全评估。
- 强制使用英国妇科内镜协会（BSGE）/ 欧洲妇科内镜协会（ESGE）2016 安全检查表来监测宫腔镜手术期间的液体管理。

5.2 手术室

- 设备完善、组织有序的手术室是高科技宫腔镜机构设置的基本要求，可实施诊断和高级别手术[2]。预设模块化手术室和集成 OR（Karl Storz 或 1 fusion™）可提供更好的 OT 设置。

- 预设模块化手术室（图 5-1）——手术室安装具有模块化网格结构的柔性预设模块化系统墙。

5.3 特点

- 层流空气流动系统：产生正压，在手术室操作区域释放新鲜空气。空气通过排气系统快速持续循环，并通过HEPA 过滤器净化。
- 控制面板：控制面板由 6 ~ 9 块模块组成，温度、湿度、照明的显示及控制、医用气体报警系统、日时钟、延时时钟、免提电话显示、HEPA 过滤器状态指示灯、手术室压力指示灯和音乐控制。

拉胡尔·曼昌达
印度德里曼仓达内镜中心和 PSRI 医院
里查·夏尔马
印度德里 UCMS 和 GTB 医院

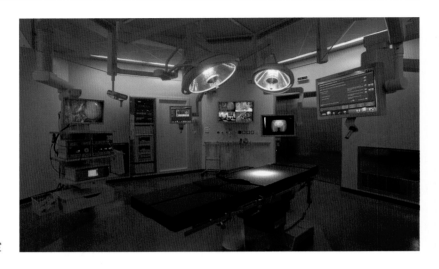

图 5-1　模块化手术室

- X 射线查看器：符合人体工程学设计的 X 射线 /HSG 视图库。
- 磁性书写板：由具有磁性面板制成，并与手术室墙壁齐平。
- 存储单元：Zintex 面板改造为带抗菌涂料的集成存储单元，覆盖透明玻璃和磁性捕集器。
- 吊坠系统：天花板吊坠采用铝合金粉末封闭式涂抹横梁，有助于改善卫生，最大限度地利用无障碍和无电线的地板空间扩大工作区域。
- 擦洗站：模块化防溅传感器完全由不锈钢制成，高光洁度，304 级传感器可感知最轻微的移动，从而控制水槽擦洗，预先编程进行 1 分钟、3 分钟、6 分钟和 10 分钟擦洗设置，并在电源不可用时，利用膝盖按压启动。
- 自动密封滑动门：这些是专门设计的完整且密封的滑动门。
- 防静电导电乙烯基地板：这种特殊地板不导电，因此有助于手术室使用烧灼器。
- 外围灯：带有特殊喷灯的节能灯，可在整个手术室内提供 1500 勒克斯的持续照明。在天花板上额外安装一套

具有内置光源的凹进式灯源，可以根据外科医生的要求改变照明亮度。
- 通道：将废料从手术室移到紧邻手术室的较脏区域。
- 泄压挡板：其放置方式可保持手术室中的压力。
- 附属模块化 ICU：专门设计、配备人员、家具、装备和设计，用于处理腔镜检查并发症，如空气栓塞、液体过载等。
- 贝托克斯安装台车[3]：配备发光二极管、Telecam 单片摄像机、宫腔镜 EASI SCB、BIOH 紧凑型宫腔镜、5 mm Bettocchi 外套管和 4.3 mm 内套管、霍普金斯前斜望远镜、活检和抓取双颚 5 Fr、剪刀和附件（图 5-14）。

5.4　综合手术室

　　数字手术室平台允许手术室中所有视频和数据设备的完全集成，优化手术流程并消除电缆混乱。数字手术室 Karl Storz OR1 Fusion™ 是一个先进的平台，可以帮助临床

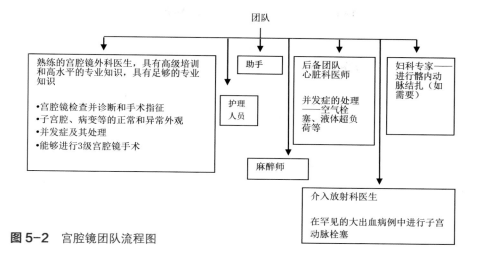

图 5-2 宫腔镜团队流程图

团队超越传统交流方式的壁垒，更有效地与世界各地的专家合作（图 5-2）。

5.5 宫腔镜手术分类（RCOG2011）[1]

5.5.1 第 1 级

- 诊断性宫腔镜检查及活检。
- 切除简单的子宫内膜息肉术。
- 取出宫内节育器。

5.5.2 第 2 级

- 近端输卵管插管。
- 轻度阿什曼（Asherman）综合征。
- 切除带蒂子宫黏膜下肌瘤（0 型）或大息肉。

5.5.3 第 3 级

- 子宫纵隔切开术 / 切除术。

- 严重阿什曼（Asherman）综合征。
- 子宫内膜切除术或消融术。
- 子宫黏膜下肌瘤切除术（1 型或 2 型）。
- 重复子宫内膜消融或切除术。

5.5.4 器械[4,5]

- 图像管理系统：摄像机、光源、医用级显示屏。
- 宫腔镜：内窥镜、内外鞘。
- 电切镜。
- 电极：双极和单极。
- 辅助仪器。
- 液体输送系统。
- 发电机。

5.5.5 照相机

Karl Storz 和 Strykers 是内窥镜成像领域的先驱。全高清内窥镜采用模块化设计，可根据不同要求进行优化。摄像头控制模块（CCU）具有 1920×1080 分辨率和逐行扫描，可确保无图像延迟（图 5-3 和图 5-4）。

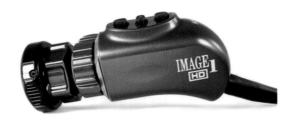

图 5-3　Karl Storz 高清摄像机

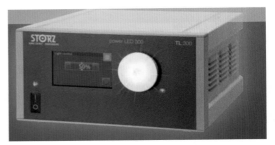

图 5-6　光源电源 LED

化和均匀照明。

1s™3D 图像可以更好地感知立体维度（图 5-5）。

5.6　光源

LED 激光混合技术可确保在整个使用周期内都发出 6000 k 的均匀色温，这些是高性能 LED 冷光源，使用寿命是氙灯的 60 倍，因此不需要频繁更换灯具（图 5-6）。

医疗级 LED 显示器，配备 3D 和 2D 模式设备，可以高分辨率三维成像，像素为 1920×1080（HD1080）（图 5-7）。

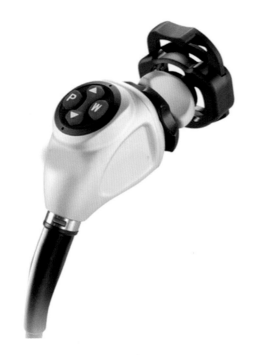

图 5-4　史赛克高清摄像机

5.7　电传组 X 发光二极管

强大的 LED 灯系统、显示器、摄像头控制模块和集成数据管理系统完美组合在一起（图 5-8），可全面记录操作进程；可使用多个 USB 端口和 SD/SDHC 卡记录器存储数据；患者图像或视频可以通过导出选项传输到医院网络和个人网盘。键盘和打印机连接；可以直接输入并打印患者数据。

宫腔镜：有两种类型，即宫腔镜软镜和宫腔镜硬镜，其中宫腔镜硬镜更为常用。

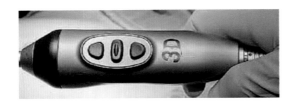

图 5-5　Karl Storz 三维摄像头

图像 1s™ 技术使外科医生能够通过均匀照明或增加动态对比度来改善内窥镜图像。此外，颜色的变化使得更容易区分组织类型。信息技术可以提供清晰的图像亮度、组织分

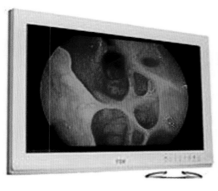
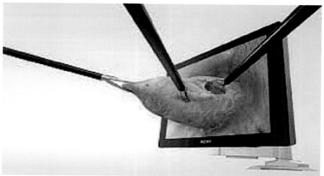

图 5-7 医用级 LCD 2D 和 3D 显示器

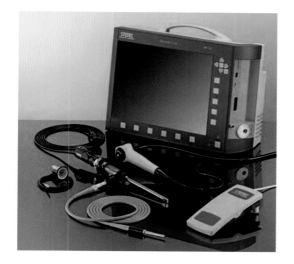

图 5-8 电传组件 X 发光二极管

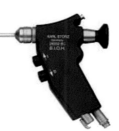

图 5-9 Bettocch 宫腔镜

5.8 新一代非创伤性宫腔镜^[6]

此设备具有两个工作通道，可以使用半硬性操作仪器和双极电极。

1. Bettocch **宫腔镜（BIOH）** 直径只有 4 mm，将 2 mm 柱状透镜、30° 内窥镜整合在一起，并可单手操作和控制膨宫液的流入和流出（图 5-9）。

2. CAMPO **透镜 2mm 柱状透镜** 2.9 mm 外鞘成像质量很好，其内部可进行水流及操作外鞘的转换，控制连续水流的外鞘直径为 4.4 mm，长度为 24 cm。

3. Bettocchi 5 mm **宫腔镜** 其柱状透镜直径 2.9 mm，内窥镜角度为 30°。内鞘直径 4.3 mm，其内部为工作通道，外套管尺寸为 5 mm，长度为 30 cm。

• Bettocchi 5 mm 可将宫腔镜拉长至 36 cm

- 内窥镜：前斜 30° 和 12° 内窥镜，直径分别为 2 mm、2.9 mm 和 4 mm（图 5-10）。30° 内窥镜提供最适合诊断过程的全宫腔视图，25° ~ 30° 内窥镜有助于导管插管和放置绝育装置，12° ~ 15° 内窥镜有助于消融、切除和诊断。

- 宫腔镜鞘：根据内窥镜的大小使用内外鞘，对于 2 mm 内窥镜来说，内鞘为 3.6 mm，外鞘为 4.2 mm；2.9 mm 内窥镜的内鞘直径为 4.3 mm，外鞘为 5 mm；2.9 mm 内窥镜的内鞘直径为 5.4 mm，外鞘为 6 mm（图 5-11）。

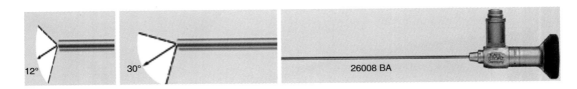

图 5-10　Hopkins 内窥镜

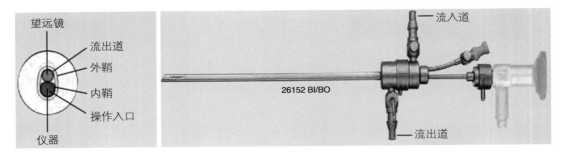

图 5-11　带工作通道的套管

5.9　电极（单极和双极）

用于轻微出血、粘连松解、息肉切除术、肌瘤切除术和子宫纵隔切除时的凝固止血。

- 双极电极（图 5-12）
- 单极电极（图 5-13）

半刚性辅助器械：用于机械式宫腔镜手术（图 5-14）。

5.10　电切镜[7,8]

除了直径为 22 和 26 Fr 的双极电切镜外，KARL STORZ 还引入了可在手术室外进行切除的 15 Fr 电切镜。因此，不孕症患者或异常子宫出血患者即使没有麻醉，也可以在门诊进行手术，通过 AUTOCON® III 400HF 发生器，可实现有效的切除和止血。它还可与半硬性 5Fr 仪器（可选）一起用作宫腔检查镜，

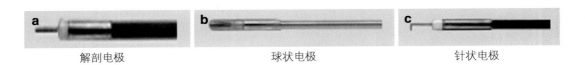

解剖电极　　　　　　　球状电极　　　　　　　针状电极

图 5-12　双极电极

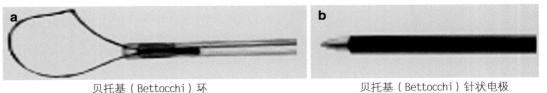

贝托基（Bettocchi）环　　　　　　　贝托基（Bettocchi）针状电极

图 5-13　单极电极

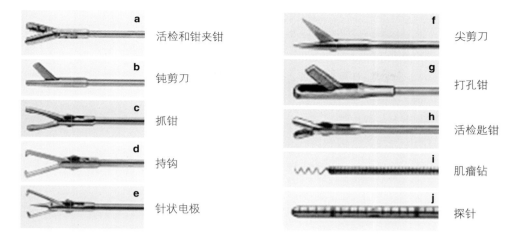

a	活检和钳夹钳	f	尖剪刀
b	钝剪刀	g	打孔钳
c	抓钳	h	活检匙钳
d	持钩	i	肌瘤钻
e	针状电极	j	探针

图 5-14　辅助器械

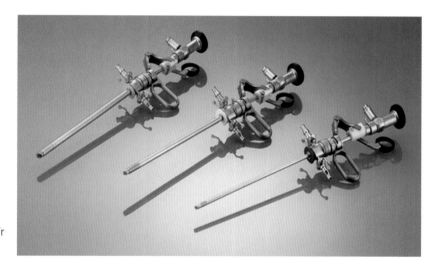

图 5-15　15 Fr, 22 Fr 和 26 Fr 电切镜

是真正的双极系统,电流不通过套管返回(图 5-15 和图 5-16)。

双水流双极电切镜是宫腔镜下子宫肌瘤切除术的金标准技术,但有以下缺点。

- 即使使用生理盐水,术中存在大量吸收生理盐水,也有发生液体超负荷综合征和水中毒的风险,可导致严重的高氯代谢性酸中毒和稀释性凝血病,必须利用利尿剂治疗。

- 在切除过程中使用高频电流可能会导致子宫穿孔、肠损伤以及因不受控制的电流泄漏而导致的子宫内部和外部烧伤。

- 在切除大型肌瘤期间,留在子宫腔内的组织碎片会妨碍外科医生的视野,必须从子宫腔中取出碎片,以便在清晰视野下完成手术,但这会增加手术时间、液体吸收和宫颈撕裂的风险。

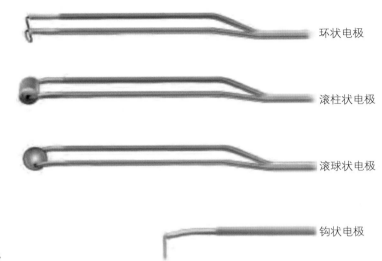

环状电极

滚柱状电极

滚球状电极

钩状电极

图5-16 电切镜电极

5.11 新一代19 Fr宫内BIGATTI 电切刀 [IBS][9]—(图5-17)

在子宫肌瘤电切术和冷刀切除子宫肌瘤的同时去除组织碎片，可显著减少术后粘连的发生，是年轻女性患者的首选。它可以切除肌瘤但并不损伤邻近的正常肌层（图5-18a，b）。

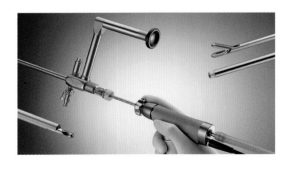

图5-17 Storz—19 Fr. 宫腔内 BIGATTI 电切刀

5.12 激光器

光纤激光可以通过插入的操作通道的光纤传输，这些激光不会被液体阻挡，并且可以很容易地定位到子宫腔的任何区域，这是它的一大优点。Nd:YAG 激光器是最常用的，特别适合用于子宫内膜切除术。因为激光易被紫色组织吸收，并可通过其正面、背面和侧面散射的激光凝固破坏组织蛋白质。穿透深度为 4~5 mm，适合子宫内膜消融。这种激光位于光谱的红外部分，波长为 1064 nm，可被组织蛋白特异性吸收，适用于子宫内膜消融、粘连松解和子宫纵隔切除。

5.13 内窥镜冲洗系统(图5-19)

通过控制抽吸和冲洗功能以及显示液体出入量，具有自动持续监测宫内压力的功能。它应用于宫腔镜诊断、手术、冷刀和电切术。

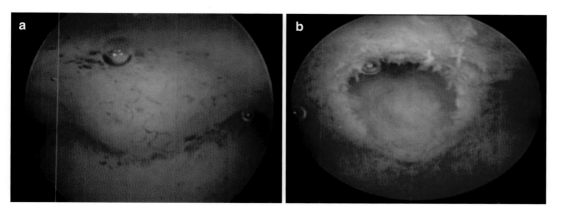

图 5-18 （a）Ⅱ级 –1.5 cm 肌瘤；（b）电切刀切除肌瘤

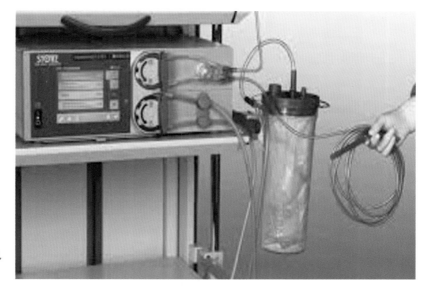

图 5-19 Karl Storz 电
切—冲洗循环系统

Storz 内窥镜自动冲洗系统（EASI）通过显示宫内压力和预设参数变化时报警，更为安全。通过宫腔充分扩张并持续冲洗，可始终保持最佳视野[6]。

待机模式可在更换仪器或移除组织时将液体消耗量降至最低，激活待机模式后工作模式会自动关闭可确保患者安全。

5.14　发电机

AUTOCON®III 300：单级和双极的最大输出功率为单级 400 瓦和双极 200 瓦，都具备独立插座，用于外科切割和凝固。它包括检测漏电或中性电极错误定位的预警系统功能。该系统可以关闭电源输出，从而保障安全性（图 5-20）。

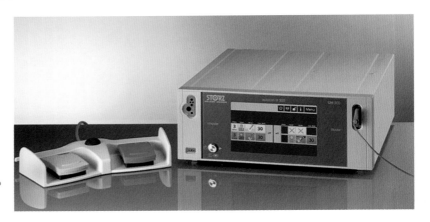

图 5-20 AUTOCON®
Ⅲ 300

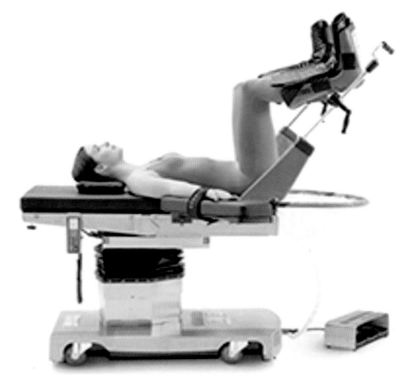

图 5-21 改良截石位

5.15 患者安全体位

改良截石位是髋关节适度屈曲、有限外展和外旋的最理想体位。在颈部、臀部和小腿等压力点使用软垫支撑。使用 Allen 镫或棒状镫可避免大多数对神经、关节和软组织造成的创伤（图 5-21）。

要点

1. 高科技宫腔镜设备是一种自给自足的装置，能够进行诊断和宫腔镜 3 级手术。

2. 3 级手术包括子宫纵隔切开 / 切除术、严重的宫腔粘连松解术、子宫内膜切除术或消融术、子宫黏膜下肌瘤切除术（1 型或 2 型）和重复子宫内膜消融或切除术。

3. 预设和集成操作首选 ATR。

4. Tele Pack X LED 是功能强大的 LED 灯、显示器、摄像头控制模块和集成数据管理的集成组合系统。

5. 新一代 19 Fr. 宫内 BIGATTI 电切刀（IBS）在切除组织的同时去除组织碎片。

6. 改良截石位是最理想的体位，身体受压区域应得到良好支撑。

BSGE/ESGE 2016 宫腔镜手术期间监控液体管理的安全检查表如下格式[10]。

姓名 ....

日期 ....

手术 ....

外科医师 ....

麻醉师 ....

电切镜能量

使用的能源介质 ....

限制宫内压力的方法：

重力　　超过患者的高度　　米

压力袋最大压力　　　　　　mmHg

自动化系统　品牌＿＿＿＿＿＿

在手术室监测膨宫液的方法。

确定监测膨宫液出入量人员，每 10 分钟测量一次　是 □ 否 □

与储液容器一起使用的管道 是 □ 否□

带有抽吸装置的流体收集的封闭式系统　　　　　　　　　是 □ 否 □

操作开始时间	液体入量	液体出量	液体平衡
+10 分钟			
+20 分钟			
+30 分钟			
回顾—如果不能在 60 分钟内完成操作，需停止			
+40 分钟			
+50 分钟			
回顾—60 分钟停止程序			
操作时（分钟）	最终	最终	最终
如果低渗溶液差额达到 1000 mL（老年人或有并发症的患者是 750 mL）或等渗溶液差额 2500 mL（老年人或有并发症的患者是 1500 mL），停止操作程序			

使用利尿剂治疗液体输入过量来严格地保证液体平衡：静脉注射呋塞米 40 mg。检查血清电解质、尿素、肌酐，如果存在呼吸系统症状或体征，考虑行胸部 X 光检查。请 ICU 或高级麻醉人员参与。

如果 Na < 120 mmol/L，在危重症护理中考虑使用高渗盐水。

参考文献

[1] Best Practice in Outpatient Hysteroscopy. RCOG/BSGE Joint Guideline. Green-top Guideline No. 59 2011.

[2] Papalampros P, Gambadauro P, Papadopoulos N, Polyzos D, Chapman L, Magos A. The miniresectoscope: a new instrument for office hysteroscopic surgery. Acta Obstet Gynecol Scand. 2009;88(2):227–230.

[3] Ulrich Karck H Michael Runge. Endoscopic surgery in gynecology, vol 2 Hysteroscopy—an illustrated manual for the patient informed consent

process 2013.

[4] Cooper NAM, Clark TJ. Ambulatory hysteroscopy. Obstetr Gynaecol. 2013;15:159–166.

[5] Relph S, Lawton T, Broadbent M, Karoshi M. Failed hysteroscopy and further management strategies. Obstetr Gynaecol. 2016;18:65–68.

[6] Annan JJ, Aquilina J, Ball E. The management of endometrial polyps in the 21st century. Obstetr Gynaecol. 2012;14:33–38.

[7] National Institute for Health and Care Excellence. Heavy menstrual bleeding: assessment and management. NG88. NICE; 2018.

[8] Osama Shawki, Sushma Deshmukh, Luis Alonso Pacheco. Mastering the techniques in hysteroscopy, 1st edn. Jaypee New Delhi 2017.

[9] Bigatti G, Ferrario C, Rosale M, Baglioni S, Bianchi. IBS® integrated Bigatti shaver versus conventional bipolar resectoscopy: a randomised comparative study. Gynecol Surg. 2012;9(1):63–72.

[10] Umranikar S, Clark TJ, Saridogan E, Miligkos D, Arambage K, Torbe E, Campo R, Di Spiezio Sardo A, Tanos V, Grimbizis G, British Society for Gynaecological Endoscopy/European Society for Gynaecological Endoscopy Guideline Development Group for Management of Fluid Distension Media in Operative Hysteroscopy. BSGE/ESGE guideline on management of fluid distension media in operative hysteroscopy. Gynecol Surg. 2016;13(4):289–303. https://doi.org/10.1007/s10397-016-0983-z.

译者：王明宇
校译：王　冠

宫腔镜器械消毒与维护

克里希纳库马尔、拉查娜·卡韦里和阿迪蒂·乔希

6.1 概述

内窥镜仪器精致、昂贵，必须随时小心处理。除操作医生外，医生助理、护理人员和其他助理还必须了解所有仪器、辅助设备的功能及其适当的拆卸、清洁和维护，以确保仪器的寿命。由于这些仪器的结构很复杂，它们的缝隙中很容易残存微生物。重复使用的器械如果消毒灭菌不当，易使患者发生生殖器感染，在严重的情况下甚至引起盆腔炎。

灭菌的定义为任何杀死、消除或灭活细菌、真菌、病毒和孢子等微生物的过程。厄尔·斯波尔丁（Earl Spaulding）根据感染风险和接触性质将仪器设备分类为：

- 关键。
- 半关键。
- 非关键。

大多数内窥镜手持器械被归为关键设备，必须灭菌，而内窥镜是半关键设备，不一定需要灭菌，但是必须要有高水平的消毒。

器械的灭菌是手术的主要前提条件。在开始灭菌过程之前，还有其他重要的前期步骤[1]。

- 仪器的清洁：手动清洗仪器表面的所有部位。光学系统必须从内外鞘上拆卸下来。这些仪器可以用刷子或喷气喷雾来清洗。可使用温和的洗涤剂溶液进行清洗，应避免使用腐蚀性溶液。
- 冲洗：所有中空仪器都需要用水冲洗，以确保不会因血块或其他碎片造成堵塞。
- 干燥：仪器冲洗后，可以用酒精消毒，储存后干燥。这一步骤对于防止冲洗水中可能存在的微生物再污染很重要。
- 消毒：包括高压消毒、蒸汽消毒或使用高级消毒剂溶液进行消毒。

克里希纳库马尔
印度孟买 JK 女子医院
拉查娜·卡韦里和阿迪蒂·乔希
印度孟买 JK 女子医院外科内窥镜研究员

6.2　仪器的清洁和维护[1,2]

6.2.1　光学系统

光学系统必须非常小心地处理，以避免产生划痕或凹痕。清洁时不要把光学系统堆积起来或者将其他仪器堆在光学系统上面，因为这可能会损害光学系统的透镜。液体肥皂通常用于清洗表面。对于光学系统，应避免使用超声波清洁器。用于宫腔镜检查的微型光学系统非常精细，直径为 2 mm。这些光学系统不应该只固定中心，因为它可能会弯曲或滑动，必须始终将其固定在镜头上（相机头），以避免损坏光学系统（图 6-1）。

6.2.2　光缆

这个系统是一个精细的光纤玻璃通道，因此，在连接或脱离光源时，电缆不应弯曲。电缆可以用水清洗，因为光缆被加热，所以术后不应立即浸泡，立即浸泡可能会导致光缆的损坏。此外，酒精也常被用来清洁和消毒光缆。

6.2.3　照相系统

照相系统包括镜头、变焦、对焦环和相机电缆。镜头的相机可以用水擦拭，而其余的设备可以用酒精消毒。摄像头系统必须连接到稳压器上，以防止由于电压波动而造成的损坏。

6.2.4　膨宫管

理想情况下，膨宫管应放置在患者上方水平位置。管顶附近不应有冲洗液泄漏，否则可能会损坏传感器。手术完成后必须彻底清洗进水管和出水管，并用风干枪风干。

6.2.5　手持仪器（图 6-2）

由于仪器长度和尺寸细小，清洗起来更具挑战性。许多仪器无法拆卸，因此难以清洗。任何可以打开的阀门和间隙（图 6-3）都必须清洗，可以使用高速水流冲洗。此外，小的峡口和小裂缝必须使用刷子彻底清洁。最好将仪器浸泡在酶溶液中，以便在术后立即进行消毒。

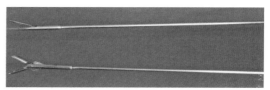

图 6-2　带有小阀门的手术器械

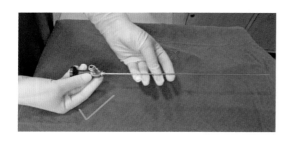

图 6-1　持光学系统的正确方法

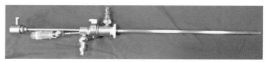

图 6-3　关闭旋塞可帮助冲洗管道

6.3 消毒方法

6.3.1 高压灭菌器

这是对所有金属仪器进行消毒灭菌的首选方法，通常在 121℃的温度下进行 15 分钟。即使是光学系统、电线和硅管也可以谨慎地进行高压灭菌。电线和管型材料必须使用布覆盖，以避免直接接触热的金属表面。光学系统可以采用真空或快速高压灭菌法进行消毒。快速高压灭菌系统是在 30 Pa 的压力和 135℃的环境下工作 1 小时。灭菌后，在干燥前给予 45 分钟的冷却期。如今，自动高压灭菌机还配有内置的干燥装置（图 6-4）。

6.3.2 气体灭菌

环氧乙烷（ETO）是常用于气体灭菌的气体。这可以在冷气体或热气体中完成。冷气体的温度设置为 85℃，仪器在其中保存 4 小时 30 分钟。在上一步完成后，必须换气 12 小时。在 145℃下热灭菌 2 小时 30 分钟，然后换气 8 小时。环氧乙烷具有无腐蚀性和多孔材料渗透性等优点，因此可以在此步骤前进行塑料包装，以便于仪器存储[3]。然而，诸如成本、毒性、消毒灭菌时间长和需

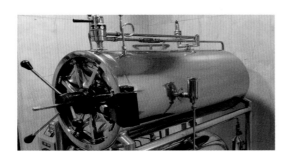

图 6-4　高压灭菌机

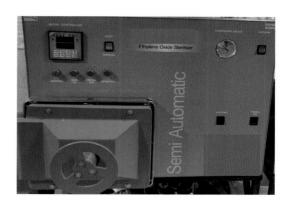

图 6-5　环氧乙烷消毒器

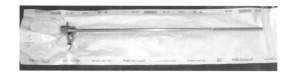

图 6-6　ETO 仪器的包装

要通风换气等因素是其主要缺点（图 6-5 和图 6-6）。

6.3.3　STERRAD[4]（强生公司）

这种灭菌方式特别适用于患者周转较快的医院。它结合了使用过氧化氢蒸汽和低温等离子气体来消毒，不会留下有毒的残留物。对于有包装和干燥的仪器，所需的持续时间为 75 分钟。过氧化水（59%）在产生真空后蒸发到腔室中。一旦过氧化气体随仪器负载开始扩散，腔室压力就会降低，允许通过射频能量产生低温气体等离子体。这导致了活性分子的产生，它们重组形成水蒸气和氧气，以及其他无毒的副产物。一旦消毒完成，仪器是干燥的，可立即使用或无菌储存。无菌存储最小限度地降低了污染的风险，也有助于在特定程序被延迟或取消时保存仪器。该系统操作空间小，不需要通风或连接水源，唯一的要求是供电。

6.4 消毒剂[5]

消毒剂是用于无生命物体表面，以破坏微生物或以其营养形式存在的化学物质。内窥镜需要最少量的高级消毒剂来进行消毒。由于灭菌所需时间长以及气体对工作人员的职业危害，因此不推荐使用ETO(环氧乙烷)。美国疾病控制和预防中心（CDC）将消毒工作分为三个层次：

- 高水平：可以杀灭有活性的微生物，使病毒失活，但不能杀灭大量的细菌孢子。
- 中等水平：杀灭营养微生物，包括结核分枝杆菌和所有真菌，并使大多数病毒失活。
- 低水平：大多数有活性的细菌和一些真菌被杀死，也会使一些病毒失活。分枝杆菌仍未被破坏。

FDA目前已批准以下高级消毒方案：≥2.4%戊二醛、0.55%邻苯二甲醛（OPA）、0.95%戊二醛与1.64%苯酚、7.35%过氧化氢与0.23%过氧乙酸、1.0%过氧化氢与0.08%过乙酸和7.5%过氧化氢。其中最后两种药物并不常用，因为有一些报道说它们对内窥镜会造成功能损伤。戊二醛和邻苯二甲醛是日常工作中最常用的消毒剂。

6.4.1 戊二醛

戊二醛是最常用的消毒剂，需要活化，并用缓冲溶液稀释2%。它需要25℃的温度，暴露时间至少为20分钟；对于分枝杆菌，需要的暴露时间为45分钟；对于孢子，可能长达6～10小时。它的主要局限性是对

鼻黏膜及眼黏膜引起的刺激以及由于血液或碎片存在的蛋白质凝固而导致的光学系统的堵塞。制备好的戊二醛溶液保质期为14天。

6.4.2 邻苯二甲醛（OPA）

这是一种醛类消毒剂，相比戊二醛的主要优势是其不需要任何活化，所需的暴露时间也要少得多（5分钟）。由于毒性较小，由工作人员处理更安全。保质期为14天。其缺点包括成本高和可能对皮肤或衣服产生的永久性染色（图6.7）。

消毒液应每天用制造商的测试条进行测试，始终遵守制造商关于适当的储存温度和有效期的说明。如果溶液变混浊，必须将其丢弃并准备新的溶液。

6.4.3 福尔马林

甲醛曾作为一种常用的杀菌手段，现在被发现对皮肤、眼睛、鼻子和呼吸道非常刺激。有报道称，它可能有潜在的致癌风险[6]。但是它的作用功效尚不确定。因此，不建议常规使用甲醛进行仪器和其他物品的消毒（图6-7）。

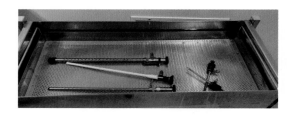

图6-7 充满消毒剂溶液的消毒容器

要点

1. 术后应立即清洗仪器，避免血迹和其他组织变干。所使用的任何酶溶液都应按照制造商的说明书进行。

2. 大多数仪器都必须手动清洗。使用机械或自动化设备可能会损坏仪器，因此必须谨慎使用。

3. 只有掌握正确操作和有正确灭菌知识的人才能进行处理。

4. 避免堆放仪器。

5. 切勿弯曲或摔碰仪器。

6. 灭菌仪器的储存必须避免再污染并保持干燥。

7. 始终松散地缠绕所有电缆线。

8. 避免重复使用或再回收一次性使用的仪器。

参考文献

[1] CDC Guidelines for Disinfection and Sterilization in Healthcare Facilities, 2008.

[2] Sabnis R, Bhattu A, Vijaykumar M. Sterilization of endoscopic instruments. Curr Opin Urol. 2014;24(2):195–202.

[3] Marshburn PB, Rutala WA, Wannamaker NS, Hulka JF. Gas and steam sterilization of assembled versus disassembled laparoscopic equipment. Microbiologic studies. J Reprod Med. 1991;36(7):483–487.

[4] Jacobs P, Kowatsch R. Sterrad sterilization system: a new technology for instrument sterilization. Endosc Surg Allied Technol. 1993;1(1):57–58.

[5] Rutala WA, Weber DJ. Disinfection of endoscopes: review of new chemical sterilants used for high-level disinfection. Infect Control Hosp Epidemiol. 1999;20(1):69–67.

[6] National institute of occupational safety and health (US). Formaldehyde: evidence of carcinogenicity. NIOSH current intelligence bulletin 34. Washington DC: Dept of Health Education and Welfare Publication; 1981. p. 81–111.

译者：张　玮
校译：王　冠

门诊宫腔镜

7

巴瓦纳·吉里什和维迪亚·巴特

宫腔镜是诊断和治疗宫腔疾患的有力工具。表 7-1 中列举了诊断性宫腔镜的适应证。这一趋势表明，诊断性宫腔镜以及一些选择性的小手术，可以在门诊非麻醉下进行，而不用在手术室进行。门诊宫腔镜有几个优势，因为没有麻醉的风险，减少了住院率和降低费用，而且与住院宫腔镜一样有良好的手术效果。门诊宫腔镜检查以其特有的形式，避免了大多数创伤性子宫操作，减轻了就诊过程中的疼痛，具有更好的耐受性[2]。

7.1 技术

"无创宫腔镜"是指将检查镜通过阴道、颈管进入子宫腔内而没有使用窥镜、宫颈钳、镇痛或麻醉（图 7-1）。这种方法比传统方法快，疼痛评分值相似；前者有时耐受性会更好。清醒状态的患者的不适感和麻醉要求非常低，甚至为零。此外，其也适用于其他需要全身麻醉的患者，如处女或阴道狭窄的老年妇女[4]。

表 7-1　诊断性宫腔镜的指征

1. 宫腔内团块
   - 子宫内膜的团块：例如，子宫内膜息肉
   - 子宫肌瘤：如平滑肌瘤
   - 残留的妊娠组织
   - 异物：例如宫内节育器
2. 子宫出血（宫颈原因除外）
   - 育龄女性
   - 围绝经期出血和 / 或绝经后出血
   - 子宫内膜异常增厚
   - 怀疑为子宫内膜增生或恶性肿瘤
3. 不孕症或植入术中出现的问题
   - 复发性植入失败
   - 复发性流产
   - 子宫因素检查
4. 疑似先天畸形
   - 子宫纵隔：完全或不完全
   - 单角 / 双角子宫
5. 疑似宫腔粘连或阿什曼综合征
6. 治疗后（内科或手术）随访
7. 服用他莫昔芬治疗的乳腺癌患者
8. 宫腔手术的二次宫腔镜检查

巴瓦纳·吉里什和维迪亚·巴特
印度班加罗尔拉达克里什那综合医院和辅助生殖中心

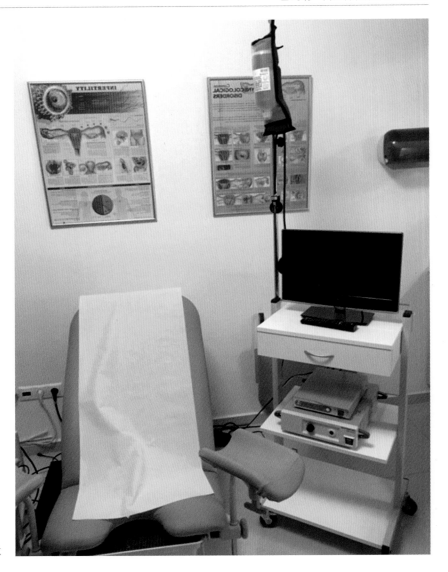

图 7-1　门诊宫腔镜

　　"无创宫腔镜"技术的先驱和开发人员迈出了更合乎逻辑的一步：在诊断的同时进行手术治疗。新一代宫腔镜具有 5Fr 手术通道的优势，可同时诊断和治疗子宫内膜病变[5]。除了经典的机械器械外，已经引入双极电设备（宫腔电切镜），因此可以治疗更大的宫内良性病变[1]。优点包括节省时间（相对于经阴道超声检查）、麻醉和镇痛药物、人员、手术室和医院费用。

7.2　步骤[6]

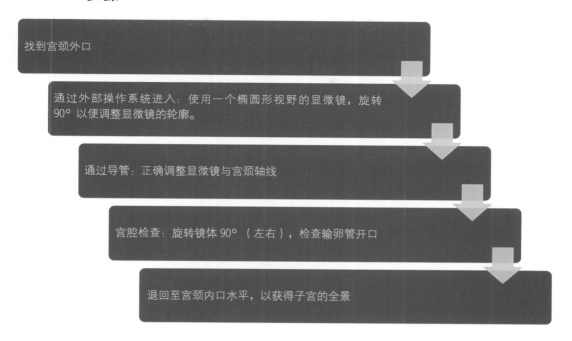

找到宫颈外口

通过外部操作系统进入：使用一个椭圆形视野的显微镜，旋转 90° 以便调整显微镜的轮廓。

通过导管：正确调整显微镜与宫颈轴线

宫腔检查：旋转镜体 90°（左右），检查输卵管开口

退回至宫颈内口水平，以获得子宫的全景

7.3　仪器设备

图 7-2 显示了门诊宫腔镜检查的基本设备。

宫腔镜检查可用的仪器很广泛，但基本仪器如下表。

7.4　微型宫腔镜

器械的直径始终被认为是影响疼痛以及手术时间[2]的主要因素。患者产次、绝经与否、病变大小和手术医生的经验也是相应的影响因素。

门诊宫腔镜（Karl Storz，塔特林根，德国）

"尺寸 4"，是全球最新使用的门诊宫腔镜之一，基于 2.0 mm 杆状镜头系统，30° 前斜视图，外径为 4.0 mm。该仪器有两个鞘管（一个用于进水，另一个用于出水）和一个 5Fr 手术导管（约 1.6 mm）（图 7-3）。

7.4.1　优势

宫腔镜镜头直径减少 1~2 mm，从而减少总宫腔镜尺寸，仪器面积减少 50%~75%，与传统宫腔镜镜头相比手术更容易，痛苦更小。

宫腔镜的椭圆形轮廓，使得原来需要通过手术钳或者剪刀扩张手术通道的手术，现在可以大部分不用扩张直接进入宫腔。

必须有的	强烈推荐	可选
子宫镜－软性／硬性 ·摄像机 ·光源和电线 ·显示屏	·图像打印机 ·移动卡	·数字打印机 ·数字录像机（或）MP3 录像机 ·自动化文档体系 ·消毒站

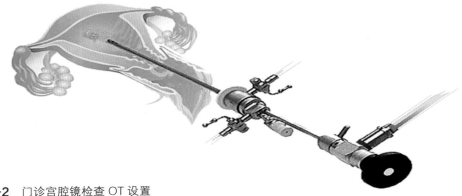

图 7-2　门诊宫腔镜检查 OT 设置

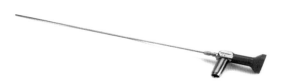

图 7-3　微型宫腔镜

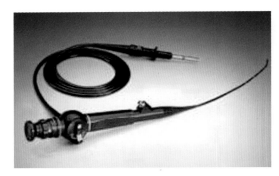

图 7-4　软性宫腔镜

7.5　宫腔镜软镜

宫腔镜软镜（图 7-4）材质软，且直径较小，与刚性宫腔镜相比具有一些优势。

7.5.1　优势

- 不需要进行宫颈扩张。
- 即使子宫极度前屈，也不需要使用持钩。
- 痛苦更小。

7.5.2　缺点[7]

- 购买和维护成本高。
- 加大对消毒和消毒的清洁工作的力度。
- 与全尺寸的标准宫腔镜相比，显示器屏幕上的图像尺寸缩小。
- 设备更加脆弱。

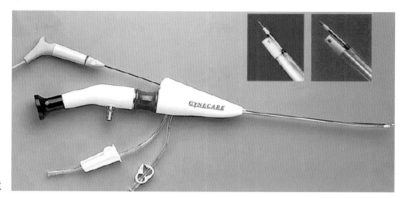

图 7-5　半硬性微型宫腔镜

7.5.3　超声波（妇科、伦理学）

这是一个半硬性的 3.2 mm 光纤微型宫腔镜，由一个 0° 的视角的 1.8 mm 望远镜和单个一次性外鞘组成（图 7-5）。鞘外有一个额外的可折叠塑料外护套，可以在连续流动系统下注入二氧化碳气体或低黏度液体以使子宫膨胀。

7.6　诊断性宫腔镜检查的适应证

7.6.1　异常子宫出血的评估

- 绝经前的排卵性出血。
- 绝经前无排卵性出血。
- 无激素替代治疗的绝经后出血。
- 激素替代治疗失败的绝经后出血。

7.6.2　不孕症评估

- 常规不孕症。
- 体外受精前评估。
- 异常子宫输卵管造影。
- 复发性流产。
- 阿什曼（Ashman）综合征。

7.6.3　宫内节育器及异物的位置

7.6.4　术前评估

- O、Ⅰ、Ⅱ级黏膜下肌瘤。
- 阿什曼（Ashman）综合征。
- 纵隔子宫。

7.6.5　子宫内膜增生与癌的评价

7.6.6　异常子宫出血

在绝经前有排卵性功血的患者中，宫腔镜检查发现 65%~80% 的患者存在解剖结构病变。约 28% 的子宫内膜 >4 mm 的无症状绝经后妇女，通过宫腔镜检查发现宫内病变，76% 有症状的绝经后妇女通过宫腔镜检查发现宫内病变。

7.6.7　对不孕症患者的评估

在 10%~62% 的不孕症患者中发现了影响胚胎植入的异常宫腔情况，如：宫腔粘连、黏膜下肌瘤、子宫内膜息肉和子宫纵隔。

7.6.8 宫腔镜手术前评估

II 型黏膜下肌瘤（突出于宫腔内不到 50% 的体积）和多个黏膜下肌瘤患者，术前评估将有助于患者决定替代治疗（腹腔镜下子宫肌瘤切除术、子宫动脉栓塞术或子宫切除术），或者临床医生可建议患者进行两次手术来完成子宫肌瘤切除术。

7.6.9 子宫内膜癌分期

宫腔镜可清楚地显示子宫内膜癌的外观及其累及子宫下段和子宫颈的情况。当然，我们担心的是膨宫液是否会将癌细胞冲入腹膜腔并影响预后。对于增生或癌症是局灶性或者包含在子宫内膜息肉内的子宫内膜癌，则宫腔镜可用于治疗和随访。

7.7 禁忌证

- 盆腔炎性疾病。
- 活动性疱疹感染。
- 阴道出血。
- 已知宫内妊娠。
- 宫颈癌。
- 严重的宫颈狭窄。

7.8 门诊手术性宫腔镜检查

门诊宫腔镜中最常用的是宫腔镜硬镜镜头，并有多个不同的视角选择。通常，硬性宫腔镜的单流鞘与 4~5 mm 的外鞘结合使用，以创建一个连续的灌流系统，而且可以使半刚性工具，如剪刀、抓钳或活检钳通过。小

5Fr 单极或双极汽化电极、球形电极或球形滚筒可用于切除小的黏膜下肌瘤、子宫内膜息肉、宫腔粘连和子宫纵隔。具体包括以下步骤：

7.8.1 宫腔镜子宫内膜息肉切除术

在局部麻醉或非麻醉下进行的息肉切除术在减少出血方面并不低于常规麻醉下的住院息肉切除术。在术后 6 个月和 12 个月进行随访时，门诊患者的息肉切除术比住院患者的息肉切除术更具成本效益。因此，门诊宫腔镜可视化切除术是子宫内膜息肉切除术的最佳治疗方式。

7.8.2 宫腔粘连分解术

大多数 Asherman 综合征的女性可以使用宫腔镜剪刀进行门诊宫腔镜下宫腔粘连分解，近 90% 的病例仅使用术前非甾体抗炎药进行镇痛。避免使用电外科手术是首选，因为与不使用能量的粘连分解术相比，使用电器械对妊娠结局有负面影响（对于有 2 次或 2 次以上手术的患者，妊娠率分别为 16% 和 29%）。此外，中度至重度 Asherman 患者在粘连分解过程中的穿孔风险本来就较高，每次粘连分解过程的发生率为 3% ~ 5%。避免电外科手术可避免穿孔时对周围盆腔组织造成热损伤的风险。

7.8.3 宫腔镜下子宫纵隔切除

手术简单、有效、安全，并发症发生率 < 2%。目前尚不清楚宫腔镜使用 5Fr 剪刀与激光或宫腔电切镜的电手术对于生育是否有

不同的影响。有文献表明，与宫腔镜剪刀相比，使用电外科手术可能会增加妊娠后子宫破裂的风险。

7.8.4 宫腔镜下黏膜下肌瘤切除术

小的 0 型黏膜下肌瘤（＜1 cm），可在门诊进行，无须麻醉。在我们的临床工作中，门诊的宫颈切除术正是在阴道镜下使用 5Fr 宫腔镜剪刀实施的（无窥镜、牵引器或局部麻醉）。5Fr 剪刀是通过抓住肌瘤的肌纤维组织和切断肌瘤根部来将肌瘤与子宫肌层分离。然后使用 5Fr 抓钳通过颈管取出切下来的肌瘤。整个手术通常不超过 10 分钟，患者耐受性良好。宫腔电切镜也可用于完成此手术。

7.9 并发症

- 迷走神经反应。
- 局部麻醉毒性。
- 假道。
- 出血。
- 子宫穿孔。

7.10 总结

门诊宫腔镜检查从一个患者开始检查到下一个患者进入诊室，通常需要 10~15 分钟。简而言之，在手术室进行一次宫腔镜检查的时间，可以在门诊同时进行四个门诊宫腔镜检查。从患者的角度来看，当患者能够看到宫腔内病变并适当的参与决策过程时，患者

的满意度要高得多。

要点

1. 门诊宫腔镜是一种安全有效的评估子宫腔内病变的技术，其图像质量与传统宫腔镜相当。
2. 与传统的宫腔镜检查相比，门诊宫腔镜具有无麻醉风险、手术时间短、低成本、更好的患者满意度等优点。
3. 门诊宫腔镜适用于小手术，包括息肉切除术、纵隔切除术、子宫肌瘤切除术和粘连分解术。
4. 使用宫腔软镜和微型宫腔镜可能提供更多益处，减少疼痛，但相关的图像质量较差。
5. 宫腔镜或"无接触"技术是门诊宫腔镜的基本技术，妇科内窥镜的医生必须接受这项技术的培训。

参考文献

[1] Bettocchi S, Ceci O, DiVenere R, Pansini MV, Pellegrino A, Marello F, et al. Advanced operative office hysteroscopy without anaesthesia: analysis of 501 cases treated with a 5 Fr. Bipolar electrode. Hum Reprod. 2002;17:2435–2438.

[2] Cicinelli E, Parisi C, Galantino P, et al. Reliability, feasibility, and safety of minihysteroscopy with a vaginoscopic approach: experience with 6,000 cases. Fertil Steril. 2003;80:199–202.

[3] Sharma M, Taylor A, Spiezio d, Sardo A, et al. Outpatient hysteroscopy: traditional versus the 'no-touch' technique. BJOG. 2005;112:963–996.

[4] Di Spiezio SA,TaylorA, Tsirkas P,et al. Hysteroscopy: a technique for all? Analysis of 5,000 outpatient hysteroscopies. Fertil Steril. 2008;89:438–443.

[5] Bettocchi S, Ceci O, Nappi L, et al. Operative office hysteroscopy without anaesthesia: analysis of 4,863cases performed with mechanical

instruments. J Am Assoc Gynecol Laparosc. 2004;11:59–61.

[6] Siristatidis C, Chrelias C, Salamalekis G, Kassanos D. Office hysteroscopy: current trends and potential applications: a critical review. Arch Gynecol Obstet. 2010;282(4):383–388.

[7] Chang CC. Efficacy of office diagnostic hysterofibroscopy. J Minim Invasive Gynecol. 2007;14:172–175.

[8] Litta P, Cosmi E, Saccardi C, et al. Outpatient operative polypectomy using a 5 mm-hysteroscope without anaesthesia and/or analgesia: advantages and limits. Eur J Obstet Gynecol Reprod Biol. 2008;139:120–124.

[9] March CM. Management of Asherman's syndrome. Reprod Biomed Online. 2011;23(1):63–76.

[10] Bakas P, Gregoriou O, Hassiakos D, Liapis A, Creatsas M, Konidaris S. Hysteroscopic resection of uterine septum and reproductive outcome in women with unexplained infertility. Gynecol Obstet Investig. 2012;73(4):321–325.

译者：张　玮
校译：李　圃

正常子宫内膜组织学与宫腔镜检查

8

苏什马·德什穆赫和苏普里塔·纳亚克

对人体体腔的探索是一件神秘的事情，自古以来就一直吸引着人类。自 1980 年初以来，宫腔镜对于宫腔的诊断和处理才真正开展起来。全方位宫腔镜检查为此带来了新的挑战，并彻底改变了这一领域。宫腔镜检查已成为评价子宫腔和子宫颈管的金标准。

子宫和子宫内膜是从出生到青春期再到更年期都在发生显著变化的动态实体。出生时子宫很小，只有宫颈的一半，整个宫颈和子宫的长度只有 3~4 cm（图 8-1）。

在月经初潮时，子宫和子宫颈开始对周期性雌激素的变化有反应。在 13 岁时，子宫颈和子宫的长度都是相同的。成年后，子宫体宫颈比例接近 2：1。

苏什马·德什穆赫

印度马哈拉施特拉邦那格浦尔印度试管婴儿中心

印度马哈拉施特拉邦那格浦尔盖特韦尔综合研究中心妇产科

印度马哈拉施特拉邦那格浦尔德什穆克医院

苏普里塔·纳亚克

印度马哈拉施特拉邦那格浦尔政府医学院病理学系

8.1　子宫内膜

覆盖子宫腔或子宫内膜上的黏膜是子宫内膜，子宫内膜是黏膜的一种特殊形式。

子宫内膜在产前第 7 个月形成。但它一直处于休眠状态，直到青春期。子宫内膜来源于融合的苗勒氏管的黏膜内层。分娩时，新生儿受母体类固醇的影响，子宫内膜可能发生变化。在一项研究中，16% 的新生儿出现子宫内膜增生，27% 的新生儿出现分泌期变化，5% 的新生儿出现月经期子宫内膜，这与女性新生儿可能出现非病理性出血这一事实相一致。出生后，除非受到外源性类固醇的刺激，子宫内膜恢复到静止的柱状上皮细胞。

8.2　子宫内膜的评估

子宫内膜在月经周期和生殖中都起着重要作用。同样在大多数妇科疾病，如异常子宫出血（AUB）和感染，子宫内膜通常受到影响。考虑到子宫内膜在生殖中的

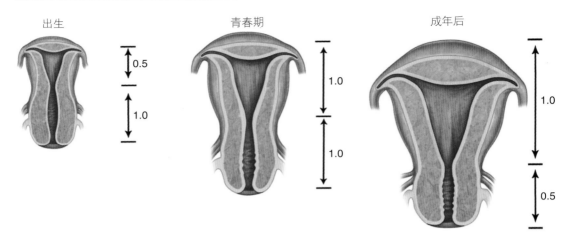

出生　　　　　　青春期　　　　　　成年后

图 8-1　出生、青春期和成年后子宫长度和宫颈 / 体比的变化示意图

重要性及其对各种妇科疾病的反应，评估子宫内膜显得越来越有必要。有两种重要的方式来评估子宫内膜，患者接受度较高的彩色多普勒超声和宫腔镜。同时，我们还需要了解组织学。

8.2.1　子宫内膜组织学研究

在青春期后和育龄期，子宫内膜的厚度随月经周期的不同而变化，范围在 1~8 mm，通常在宫底最厚。它被单层立方状或低柱状上皮所覆盖。它被分为深层基底层（基底层）和浅功能层（功能层）（图 8-2）。功能层由表面致密层（致密层）和较深的海绵状层（海绵状层）组成。基底层构成子宫内膜的"储备细胞层"，在致密的基质中由单层到假复层的上皮排列。上皮细胞在腺体或基质中都没有分泌活性或有丝分裂活性的证据。其在月经周期中变化不大，在月经期间保持不变。这是在子宫内膜消融期间对宫腔镜医师很重要的一层。如果不是完全被破坏，这一层的子宫内膜可以再生。同样在治疗子宫内膜粘连的不孕症女性时，如果基底层损伤，那么

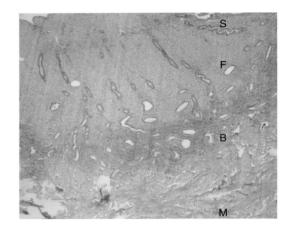

图 8-2　切片显示肌层 (M)、子宫内膜基底层 (B)、表面功能层、功能层 (F) 和子宫内膜管腔表面 (S)（H&E，5×）

子宫内膜的再生是非常困难的。这一点需要在育龄妇女行流产手术时考虑到。

功能层（致密层和海绵体层）对卵巢类固醇有反应，并在月经周期可以脱落。组织学上，它包括腺体和间质、分散的间质细胞和泡沫细胞以及呈立方到柱状的表面上皮细胞。子宫内膜总是随着月经周期中雌孕激素的循环变化以及其自身自分泌和旁分泌因子

之间复杂的相互作用而发生变化。这种规律的周期性形态变化经过三个不同的阶段：增殖期、分泌期和月经期。

8.2.1.1 月经期子宫内膜

这是子宫内膜浅层（功能层）脱落的阶段。其特征是出血、腺体和间质破裂以及间质纤维蛋白血栓、血栓形成的螺旋小动脉、坏死碎片和中性粒细胞浸润。腺上皮细胞聚集，基质细胞形成致密的球形。在月经周期的第2~4天，退化的功能层逐渐脱离基底层，早期增殖变化开始发生。

8.2.1.2 增殖期子宫内膜

增殖阶段可分为三个阶段：早期（第4~7天）、中期（月经周期的第8~10天）和晚期（月经周期的第11~14天）。然而，增殖过程中的重叠变化使得这一阶段的周期日期不十分精确。此外，由于它没有临床意义，因此也没必要，能确定子宫内膜为增生期就足够了。

增殖期子宫内膜最初很薄，腺上皮短、小、直，无分支，有规则的间隔。在切片上，它们呈"蓝色圈圈"，内排列有柱状细胞，细胞核位于基底部，有轻微的假分层（图8-3）。在中后期，腺体逐渐变得更长、曲折和卷曲，细胞核开始有分裂象（图8-4）。基质在早期和晚期均致密，在中期水肿疏松。最初核分裂相在上皮和间质中很少，在晚期增生子宫内膜中大量增加。

8.2.1.3 间期子宫内膜

它指的是排卵后的第一个36~48小时的

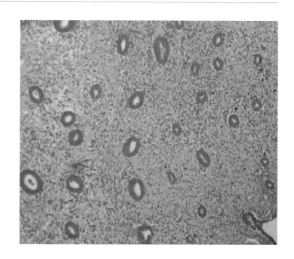

图 8-3 早期增生性子宫内膜由狭窄的直腺体组成，其间具有有规则的间隔 (H&E，10×)

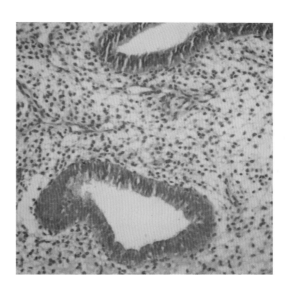

图 8-4 中期增生性子宫内膜的腺体略有曲折，由柱状细胞排列，细胞核分裂象，水肿间质松散 (H&E，40×)

子宫内膜（图8-5）。核下空泡出现在 < 50% 的腺上皮细胞中，且排列不均匀。这是排卵的一个信号，但不是一个明确的指标，因为它也可以在无排卵周期中出现。

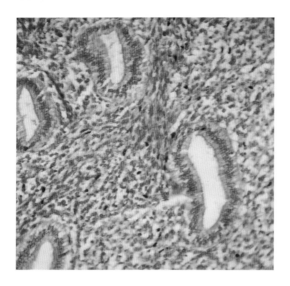

图 8-5 间期子宫内膜显示轻微弯曲的晚期增生腺体，显示亚核空泡不均匀 (H&E，40×)

8.2.1.4 分泌期子宫内膜

排卵后，分泌期子宫内膜的形态变化是相对恒定的、特异和高度预测性的，因此在该阶段可能有准确的日期。这一阶段可以大致可分为三个阶段：早期、中期和晚期。

- 早分泌期子宫内膜（排卵后第 2~5 天；月经周期第 16~19 天）：排卵的明确指标是 50% 的子宫内膜腺体中存在大的均匀的亚核空泡，略有曲折。核假分层和有丝分裂在此期也可出现。亚核空泡均匀排列，然后移动到管腔侧（图 8-6）。空泡在排卵后第 5 天很少见，细胞核位于基底，没有任何假分层。没有有丝分裂和腔内分泌的出现。

- 中分泌期子宫内膜（排卵后第 6~8 天；月经周期第 20~22 天）：腺体更呈乳头状折叠。腔内分泌在排卵后第 6 天开始出现，后来更为浓缩（图 8-7）。基质水肿开始于排卵后第 7 天，在排

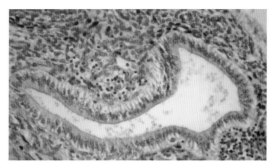

图 8-6 早期分泌性子宫内膜：部分螺旋状腺体和明显的亚核空泡（H&E，40×）

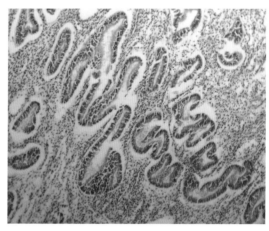

图 8-7 分泌中期子宫内膜：螺旋状腺体，伴有腔内分泌物和间质水肿（H&E，10×）

卵后第 8 天达到峰值。

- 晚分泌期子宫内膜（排卵后第 9~14 天；月经周期的第 23~28 天）：由于小动脉周围基质凝结，螺旋状小动脉在 POD9 变得更加明显（图 8-8）。随后是明显的蜕膜前（具有更多嗜酸性细胞质的基质细胞）环绕在螺旋小动脉周围（图 8-8），进一步合并形成薄片。表层上皮（致密层）下也可见蜕膜。到 POD10 时，腺体进一步弯曲，内衬的高柱状上皮呈簇状，管腔边缘不规则（锯齿状）（图 8-9）。基质水

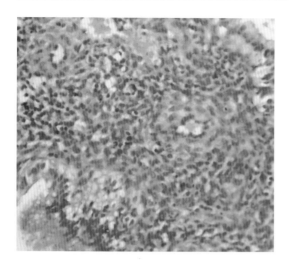

图 8-8 分泌晚期子宫内膜，周围有突出的螺旋小动脉（H&E，40×）

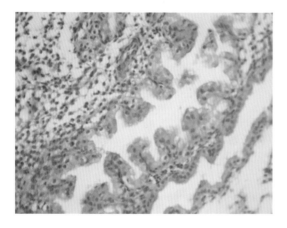

图 8-9 分泌晚期子宫内膜，锯齿状，分泌物耗尽（H&E，40×）

肿减少，可见有丝分裂。在 POD12，开始出现中性粒细胞的浸润，并逐渐变得越来越突出。此外，在 POD14，出现了间质和小血管中的纤维蛋白血栓、出血灶和坏死。

子宫内膜日期测定：通过对腺体和间质组织学特征的认真评估，可以对月经期间发生增殖、分泌分化、脱落和再生等周期性形态学和生理学变化的内镜组织形态学数

据进行评估。研究结果可以根据排卵后天数（POD）或月经周期（MC）天数或阶段进行总结。子宫内膜日期测定最好报告为 2 天的范围，因为不同女性的卵泡和黄体期的不同，且观察者之间的可重复性较差（表 8-1）。

8.2.1.5 萎缩型子宫内膜

在更年期，子宫内膜发生萎缩。子宫内膜变薄，仅由基底层组成。腺体稀疏不活跃，由立方状到短低柱状上皮排列。腺体通常发生囊性扩张，然后为扁平的上皮细胞覆盖。基质细胞较少，胶原化程度较多。没有有丝分裂或分泌活性（图 8-10）。

8.2.2 宫腔镜检查和子宫内膜

在 20 世纪 90 年代首次出现通过宫腔镜进行内膜检查，当时使用了二氧化碳宫腔镜检查，并与 Netter 的解剖学描述可靠相关。通过宫腔镜检查"子宫"就像学习子宫的哲学。宫腔镜也以一种微妙的方式设计来适应子宫的曲线，占据子宫内的空间，而不影响其解剖和生理。这就是为什么今天大多数宫腔镜手术不需要麻醉。子宫内膜评估是不孕症标准检查的一部分。通常第一次检查是通过经阴道超声（TVUS）进行，在月经周期以无创方式评估子宫内膜。

8.2.2.1 宫腔镜评估应包括以下参数

宫颈特征：子宫颈管、子宫轴、子宫积液、子宫内膜评估及应用，根据月经周期的不同阶段，详细的对子宫壁、子宫灶性病变或异物和输卵管开口进行全面评估。

表 8-1 子宫内膜的组织学特征

阶段 /（MC 日）	重要的组织学特征
增殖早期（第 4~7 天）	腺体：直，管状，规律间隔。 "蓝色小甜甜圈" 基质：致密；有丝分裂：腺体和基质中的 +
增殖中期（第 8~10 天）	腺体：有点弯曲 基质：松散、水肿；有丝分裂：腺体和间质中的 +++
增殖中期（第 11~14 天）	腺体：更曲折、更卷曲 基质：中等密度；有丝分裂：腺体和基质中的 +++
POD1（第 15 天）	< 50% 腺体中出现核下空泡 （腺、基质、有丝分裂：类似于增殖期）
POD2（第 16 天）	> 50% 腺体中出现核下空泡 （证实排卵）
POD3（第 17 天）	核下空泡，细胞核均匀排列 很少有有丝分裂
POD4（第 18 天）	液泡：腺上和亚核（腺体细胞核两侧） 有丝分裂在此之后很少见
POD5（第 19 天）	空泡在腺体细胞核以上且少见，细胞核：基底核 腔内分泌物出现
POD6（第 20 天）	有标记的腔内分泌物
POD7（第 21 天）	间质水肿开始
POD8（第 22 天）	间质水肿峰值
POD9（第 23 天）	突出的螺旋小动脉 腺体乳头状折叠和成簇状；分泌 ++
POD10（第 24 天）	破裂前的螺旋小动脉 腺体乳头状折叠和簇状，管腔边缘粗糙（锯齿外观）分泌物 ++
POD11（第 25 天）	表面上皮下的蜕膜前层（位于致密层） 腺体与上述相同
POD12（第 26 天）	前蜕膜合并形成实心薄片，多形性出现 腺体与上述相同
POD13（第 27 天）	蜕膜融合 基质粒细胞和浸润性多态性明显 分泌衰竭；坏死和出血开始出现
POD14（第 28 天）	坏死和出血明显
月经（第 1~3 天）	腺体，基质破裂

［MC：月经周期，POD：排卵后天数］

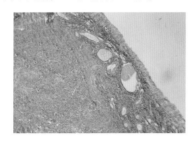

图 8-10 萎缩性子宫内膜包括子宫内膜变薄，腺体囊性扩张和稀疏的细胞间质。也可见子宫肌层（H&E，5×）

子宫内膜参数：子宫内膜厚度、子宫内膜表面、子宫内膜颜色、血管系统和腺体开口（仅出现在高倍放大镜视野）。

8.2.2.2 不同月经周期阶段的子宫内膜类型

在月经周期中，作为对激素变化的反应，

会出现连续的形态变化。在正常排卵患者中，正常子宫内膜有两个阶段：卵泡期，在持续时间长度上可变性很大，分泌期，大约14天左右恒定[8]。

这些微观变化导致了不同的宫腔镜下子宫内膜镜下所见[9]（表8-2）。

增殖期

在卵泡期，雌二醇刺激腺体、基质和血管的生长。子宫内膜从大约0.5 mm生长到大约6 mm，在这一阶段结束时，腺体被拉长并变得弯曲。

增殖期子宫内膜在宫腔镜下呈粉红色，表面光滑（图8-11）。同时也应该了解月经后的（即刻）阶段（图8-12）。子宫内膜表面呈红色，有散在的白色尖点（增殖早期）。随着时间的推移，它会越来越厚，并且可以看到小的均匀的圆点（图8-13），代表腺体的开口。可以识别细血管（图8-14）。此时，如果宫腔镜手术医生在黏膜上做一个小的切口，子宫内膜表面就会有少量出血（图8-15）。

分泌期

在分泌期，雌激素和孕激素都刺激腺体和基质的变化。于排卵后36~48小时开始（图8-16）。

表8-2 月经周期宫腔镜检查中的子宫内膜特征

	月经期	增殖	早分泌期	晚分泌期
天	1~4	5~14	15~21	22~28
颜色	红色的	粉红色的	白的	白的
表面	不规则	平滑	波浪形	海绵
厚度	0~1 mm	2~5 mm	>6 mm	>7 mm
腺体	不可见	白点	突起的	不可见
切口	没有	出血	血性液体	血性液体
血管	不可见	血管细小	不可见	不可见

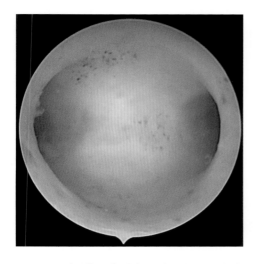

图8-11 增殖期早期阶段 – 全景视图从宫内口

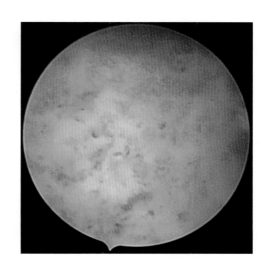

图8-12 月经后即刻子宫内膜

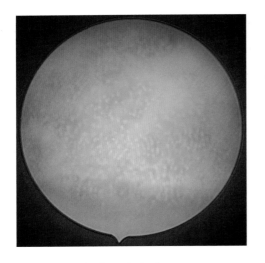

图 8-13 增殖期子宫内膜

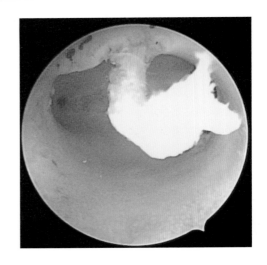

图 8-15 增殖期子宫内膜，黏膜上的微小创口，子宫内膜表面很少出血

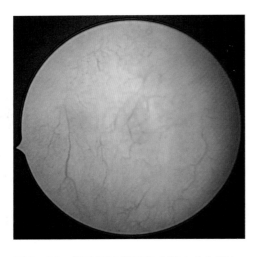

图 8-14 增殖期晚期子宫内膜（小血管）

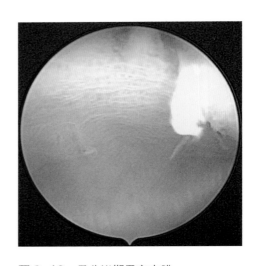

图 8-16 早分泌期子宫内膜

分泌期子宫内膜宫腔镜下见，子宫内膜较厚，呈浅粉红色。随着时间的推移，表面变得不规则和波浪状。间质水肿越来越厉害，无法分辨独立的血管。

用宫腔镜触碰子宫内膜会产生一个光滑的凹陷（图 8-17）。在分泌期的早期，仍然可以看到一些腺体的开口，尽管它们似乎有些凸起。相反，在分泌期晚期，整个黏膜是

均匀且有光泽的（图 8-18）。在这两个阶段，宫腔镜切口显示清晰的视野，没有任何出血。

在接下来的几天，缺血期开始了。血管出现在子宫内膜表面，宫腔镜下能够看到平时很少见到的特定的图像，但这无疑也意味着子宫内膜同期的结束。由于血液供应减少，浅表黏膜收缩并开始从基底层脱离。

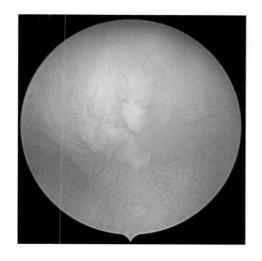

图 8-17 中分泌期 – 用宫腔镜接触子宫内膜会产生一个光滑的凹陷

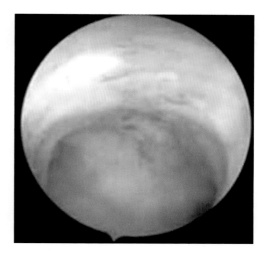

图 8-19 萎缩型子宫内膜 – 前壁

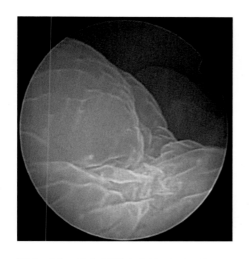

图 8-18 晚分泌期（由 Dr. Luis Alonso Pacheco 提供）

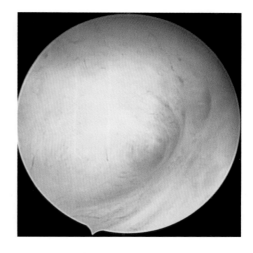

图 8-20 萎缩性子宫内膜 – 左侧壁和输卵管开口

萎缩性（绝经后）子宫内膜

子宫内膜薄、发白、光滑（图 8-19 和图 8-20）。表面不规则，整体显示出无功能的外观（由露出的肌层纤维引起），可见脆性和不规则的血管结构。

8.3　要点

1. 宫腔镜检查是治疗不孕症的一个非常重要的诊断工具。
2. 已被用于研究子宫内膜病变。
3. 基于在正常月经周期中子宫腺体开口

和子宫内膜表面血管的具体变化——宫腔镜检查可以提供有用的形态学信息，用来评估内膜的功能和状态。

4. 在治疗有宫腔粘连的不孕妇女时，如果基底层受损，那么子宫内膜的再生是非常困难的。在对育龄期妇女或需要做流产手术的女性进行刮宫时，应该尽量温和，以避免损害基底层。

5. 子宫内膜基底层对宫腔镜医师进行子宫内膜消融很重要。如果基底层没有完全破坏，子宫内膜将得以再生。

因此，了解组织学和正常子宫内膜对宫腔镜医生非常重要。

参考文献

［1］ Hendrickson MR, Longarche TA, Kempson RL. The uterine corpus. In: Mills SE, Carter D, Greenson JK, Oberman HA, Reuter VE, Stoler MH, editors. Sternberg's diagnostic surgical pathology. 4th ed. Philadelphia: Lippincott Williams & Wilkins; 2004. p. 2435–2541.

［2］ Hendrickson MR, Atkins KA, Kempson RL. Uterus and fallopian tubes. In: Mills SE, editor. Histology for pathologists. 3rd ed. Philadelphia: Lippincott Williams & Wilkins; 2007. P. 1011–1062.

［3］ Fritz MA, Speroff L. Clinical gynecologic endocrinology and infertility.

［4］ Heller DS. Handbook of endometrial pathology.

［5］ Rosai J.Female reproductive system. In: Rosai and Ackerman's surgical pathology. 10th ed. Amsterdam: Elsevier; 2011.p. 1477–1540.

［6］ Khong TY, Ismail SM. The normal endometrium. London: Taylor and Francis; 2005. p. 11–43.

［7］ Mc Cluggage WG. Normal Endometrium. In: Kurman RJ, Ellenson LH, Ronnett BM, editors. Blaustein's pathology of the female genital tract. 6th ed. Berlin: Springer; 2011. P.307–311.

［8］ Diagnosis of Endometrial Biopsies and Curettings. In: Michael K, Robert J, editors. A practical approach Mazur, 2nd ed., 2005.

［9］ Livro: Tratado e Atlas de Histeroscopia. Ramon Labastida. Salvat editores sa, 1990.

译者：张　玮
校译：王　冠

异常子宫内膜与宫腔镜检查

阿尔卡·库马尔和阿图尔·库马尔

9.1 概述

子宫内膜来源于苗勒氏管融合后的黏膜层。它对生育至关重要，可能是人体中最复杂的组织之一[1]。

组织学上，它由上皮和间质组成。子宫内膜表面上皮呈低柱状，对激素的应答反应不如腺上皮。子宫内膜间质是由单形间质细胞构成，其形态在月经周期的分泌期发生变化。子宫内膜的上 ⅔ 是功能层，功能层又分为两部分：致密层（朝向表面）和海绵层（靠近基底层）。

子宫内膜的下 ⅓ 是基底层，作为储备细胞层，为月经后子宫内膜提供再生能力。这里的腺体增殖较弱[2]。

其他成分包括血管、基质粒细胞和多变的泡沫细胞。

阿尔卡·库马尔
意大利佛罗伦萨佛罗伦萨大学高级宫腔镜手术培训中心
意大利佛罗伦萨 Centro di cherugia Ambulatoriale 高级宫腔镜手术培训中心
法国巴黎高级宫腔镜手术培训中心
阿图尔·库马尔
印度斋浦尔女性健康中心

月经周期中子宫内膜组织学改变最常见于功能层的间质及腺体。基底层则不发生明显的周期性变化，而是月经后子宫内膜再生的来源。

9.2 周期性组织学变化

9.2.1 月经期子宫内膜

月经期子宫内膜的特征是炎症细胞大量涌入，间质血管血栓形成，细胞凋亡和腺体-间质分离。增殖早期阶段子宫内膜特征亦是如此。因此常会看到月经期内膜与增殖早期内膜相关的混合变化[3]。

9.2.2 增殖期子宫内膜

增殖期子宫内膜由无分支、无芽、形状相似的、均匀分布于细胞细长基质的腺体组成。腺上皮及其间质细胞的有丝分裂活跃，进而表现为腺体假分层[2]。事实上，测定增殖期子宫内膜的时期并无临床意义，临床上能够诊断增殖期子宫内膜便足够[3]（图 9-1）。

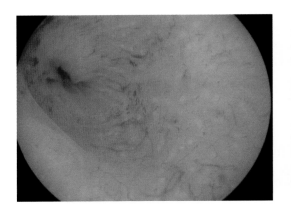

图 9-1 增殖性子宫内膜

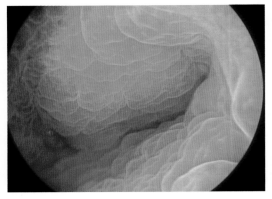

图 9-2 分泌期子宫内膜

9.2.3　间期子宫内膜

间期子宫内膜实际上是晚增殖期子宫内膜，其腺体轻微卷曲，上皮呈现出斑点状、不均匀的亚核空泡化。这标志着分泌活动的开始，是排卵的第一个证据。然而，出现这种表现并不能保证排卵已经发生了[2,3]。

9.2.4　分泌早期子宫内膜

分泌早期子宫内膜表现为类似于增殖阶段的细胞组成的卷曲腺体，但其中超过一半的细胞含有细胞质空泡。这些空泡是早期分泌子宫内膜的标志物[2]（图 9-2）。

9.2.5　分泌中期子宫内膜

分泌中期子宫内膜由完全卷曲的分泌腺和管腔分泌物组成。细胞质中没有大空泡，间质水肿突出。然而，该阶段子宫内膜并没有发生蜕膜脱落[2]。

9.2.6　分泌晚期子宫内膜

分泌晚期子宫内膜的特征是腺体分泌物耗尽、呈锯齿状外观，间质前蜕膜和突出的螺旋小动脉。蜕膜脱落最初围绕螺旋小动脉开始，然后延伸到浅表基质中形成岛屿。基质粒细胞数量增加也是一个特征[2]。

9.2.7　子宫内膜测定

在评估子宫内膜时，必须仔细区分形态学上正常子宫内膜的排卵后日期和时间学上的排卵后日期。形态学日期是基于对腺体和基质特征的评估，对子宫内膜的组织学发育的总结性描述。这些形态学的发现可以用排卵后的天数来概括，如图所示[2]。

9.2.8　萎缩性子宫内膜

在绝经后的妇女中，缺乏激素刺激导致子宫内膜萎缩，腺体不活跃、不分泌。这些腺体具有扁平的上皮，没有有丝分裂活动。腺体可能变为囊状；上皮变平且不增殖[3]（图 9-3 和图 9-4）。

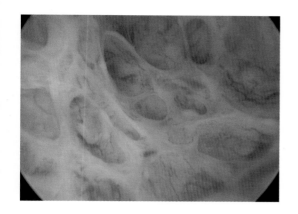

图 9-3 萎缩性子宫内膜

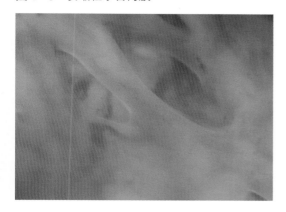

图 9-4 萎缩性子宫内膜

9.2.9　宫腔镜评估

在用宫腔镜检查评估不孕症病例时，人们可能会遇到子宫内膜周期性变化的几乎所有阶段，包括萎缩性子宫内膜[2]。

宫腔镜对子宫腔的评估应包括以下参数：

- 宫颈管腔特征。
- 子宫颈管。
- 宫腔积液。
- 子宫轴向。
- 子宫形状。
- 子宫大小。

- 子宫局灶性病变或异物。
- 输卵管开口。

9.2.10　子宫内膜参数

- 内膜厚度。
- 子宫内膜表面。
- 子宫内膜颜色。
- 子宫血管。
- 腺体开口。

宫腔镜检查是治疗不孕症的一个非常重要的诊断工具。尽管它已被用于研究可能导致女性不育的子宫内膜病变，但尚未常规用于观察子宫内膜的形态状况[4]。根据正常排卵周期中子宫内膜表面腺体开口和血管外观的具体变化，宫腔镜检查可以提供有用的形态学信息来评估子宫内膜的功能状态。

对分泌中期子宫内膜的评估可分为"好"或"差"，前者的特点是环状腺体开口显示极大的腺体分泌和发达的曲张血管，后者的特点是点状（无分泌）和/或点状（早期分泌活动）腺体开口并发现血管。在 IVF 和胚胎移植周期中，宫腔镜检查结果为"好"的患者的怀孕率明显高于"差"的患者。需要更多的研究来验证这些发现。

与任何其他激素数据如血清孕酮和子宫内膜的组织学日期相比，分泌中期子宫内膜的宫腔镜外观是妊娠结局的预后因素[5]。

9.2.11　宫腔镜特征：子宫内膜

正常功能的子宫内膜一般呈光滑、均匀且无血管的外观。根据经验，宫腔镜检查可鉴区分子宫内膜的阶段。

9.2.12 月经期子宫内膜的宫腔镜特点

如果月经接近完成，月经内膜可能很薄，或者由于不规则的内膜剥落而出现斑块状发红的"蓬松"外观。血液和月经碎屑经常会遮挡操作视线。

9.2.13 增殖期内膜的宫腔镜特点

增殖期子宫内膜较薄，呈黄白色或淡粉色，血管少。

9.2.14 分泌期子宫内膜的宫腔镜特点

分泌期子宫内膜整体增厚，较"蓬松"，特别是如果它具有息肉状外观便更难以描述了。细小的浅表血管网更加突出，导致子宫内膜外观便越来越呈粉红色。

9.2.15 萎缩性子宫内膜的宫腔镜特点

子宫内膜薄而白、光滑，缺乏表面不规则性，使整体外观没有特征（由显露的子宫肌层纤维引起）。可见脆弱和不规则的血管。

9.2.16 子宫内膜异常

子宫内膜异常增厚可能是由于：

- 子宫内膜增生：通常均匀高回声，并趋向于弥漫性。可作为许多疾病的鉴别诊断。

- 子宫内膜息肉：通常呈高回声，常是局灶性的，可能是单一的或多发的。
- 他莫昔芬相关的子宫内膜变化表现不一。
- 绝经后女性的激素替代治疗（HRT）。
- 子宫内膜炎：慢性子宫内膜炎，结节性子宫内膜炎。
- 粘连：不规则回声区，局灶性增厚。
- 与子宫内膜增厚相关的卵巢肿瘤，例如卵巢内膜样癌。

9.2.17 子宫内膜的评估

主要可采用以下三种方式进行。

- 通过经阴道超声（TVUS 2D、3D、多普勒）、子宫造影〔又称盐水灌注超声造影（SIS）〕和一定程度上的磁共振成像（MRI）对子宫内膜的形态进行成像。
- 通过宫腔镜检查进行视觉评估。
- 通过对子宫内膜标本的显微镜评估进行细胞评估。

9.2.18 宫腔镜检查

如今，门诊宫腔镜既可行性高、接受度高，又对宫内病变检出率很高。

操作者可进行直接活检，比 TVUS 或盲目的子宫内膜取样更加特异和敏感。

1994 年皇家妇产科学院和美国妇产科学院推荐宫腔镜用于异常子宫出血的检查。

随着小直径宫腔镜和小手术器械的出现，现在宫腔镜可以在门诊进行。

借助于宫腔镜的辅助，可得到不同的子宫内膜增生的诊断模式。每种增生不存在特定的模式。

以下是常见的宫腔镜下所见：

- 局灶性或弥漫性子宫内膜增生。
  - 良性子宫内膜增生包括简单型和复杂型，多与功能失调的出血和高雌激素状态有关。
  - 黏膜的可塑性使其有可能通过内窥镜对子宫壁的压力形成压痕，来估计其厚度。
- 非均质性子宫内膜再生。
- 囊性腺体增生 – 腺体隆起。存在囊性扩张或囊性萎缩。
- 血管化增加。
- 出血增加。
- 腺体孔排列不规则，排列不集中。
- 纤毛虫图像。

9.2.19　子宫内膜增生

子宫内膜增生的特征是子宫内膜腺体增生，导致腺体与间质的比值高于正常子宫内膜。

子宫内膜增生的分类是基于两个因素：

- 腺体 / 间质结构模式，简单型或复杂型。
- 有无分子异型性。

子宫内膜增生几乎是由长期雌激素刺激引起的，而不受孕激素的拮抗作用，导致产生各种临床症状的多种表现。

- 处于极端年龄组的女性，即青春期和围绝经期，多是由于无排卵周期。
- 无排卵周期的育龄女性，如多囊卵巢

综合征（PCOS）。
- 接受雌激素治疗的绝经后女性。
- 肥胖妇女，雄性激素向雌性激素的外周转化率高。
- 服用他莫昔芬的妇女。他莫昔芬是一种用于治疗乳腺癌的非甾体类抗雌激素化合物。

所有这些都会引发以下疾病：

- 子宫内膜增生。
- 子宫内膜息肉。
- 子宫内膜癌。

如果发现其中一个或多个因素，应怀疑存在子宫内膜增生，应进行定向活检。

有些异常表现意味着有更严重的子宫内膜病变的可能性，如子宫内膜异常的腔内息肉样形成、坏死区、易碎的赘生物和粘连。

9.2.20　慢性子宫内膜炎

慢性子宫内膜炎是一种微妙的疾病，可能导致异常子宫出血和不孕。在临床上，慢性子宫内膜炎在大多数情况下是无症状，或伴有轻微的症状，如斑点、轻微和不明确的盆腔疼痛和白带。慢性子宫内膜炎可能对自发的以及体外受精（IVF）周期的生育能力产生严重影响[9, 10]。

该病的组织学确认通常是基于表面基质水肿、基质密度增加和以淋巴细胞和浆细胞为主的多形性炎症浸润[11, 12]。

慢性子宫内膜炎会在腺体、基质和血管水平上诱发特殊的变化；这些都可以通过宫腔镜检查。过去的许多研究认为宫腔镜检查是诊断慢性子宫内膜炎的可靠和有

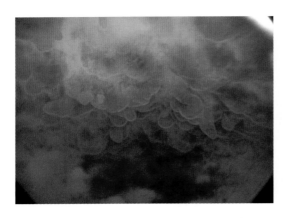

图 9-5 慢性子宫内膜炎 – 微息肉

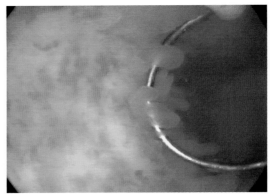

图 9-6 慢性子宫内膜炎

用的检查[11-13]（图 9-5）。

已在以下情况下中检查到慢性子宫内膜炎：

- 14% 的女性不明原因不孕。
- 23.6% 的妇女有妊娠早期流产史。
- 57.8% 的女性复发性流产。
- 30.3% 的女性在体外受精时反复植入失败。

慢性子宫内膜炎会诱发白细胞群的改变，从而导致子宫内膜微环境的异常。

慢性子宫内膜炎诱发的子宫蠕动不良可能是导致不孕的一个重要原因。

宫腔镜对慢性子宫内膜炎的诊断是基于以下特征：

- 草莓状外观。突出的白色腺体孔，周围有低血清。这种病变是局部的或散布在整个宫腔内。
- 基质水肿。
- 由基质水肿引起的子宫内膜增厚（均匀或不均匀）。
- 体积小于 1 mm 的微息肉。

如果将宫腔镜移近子宫内膜，增加源头放大倍数，上述宫腔镜特征可以得到更好的观察[11, 12]（图 9-6）。

9.2.21 结核性子宫内膜炎

这是一种影响子宫内膜容受性的慢性子宫内膜炎症。由于子宫内膜的固有问题，即使是质量好的胚胎也无法植入。在生殖器结核病中，子宫内膜的容受力受到三种影响：（a）对免疫生理"标志物"或分子的不利影响——这些分子是使子宫内膜接受胚胎植入的关键；（b）子宫内膜血管形成紊乱——通过免疫调节机制导致血管血栓形成、抗磷脂抗体激活和子宫内膜基底层结核受累通过子宫内膜基底动脉血行播散而减少子宫内膜下血流；（c）子宫内膜萎缩和粘连形成。

作为一种少杆菌性的疾病，并非所有病例都能显示出结核分枝杆菌。各种血液检查、非特异性检查和血清学检查（如 PCR）、超声检查（USG）、HSG 和 MRI 试图诊断这种疾病。

9.2.22 宫腔镜检查

过去的许多研究认为宫腔镜检查是诊断子宫内膜结核的可靠和有用的检查方法[14-21]。

月经前期在宫腔镜操作下取的子宫内膜活检，特别是从两侧宫角获得的组织，送检行 AFB 涂片，在 Lowenstein–Jensen 培养基或 BACTEC 培养基中进行 AFB 培养，豚鼠接种或聚合酶链反应（PCR）。由于结核性子宫内膜炎只出现在 60%~70% 的生殖器结核病例中，所以活检阴性仍不能排除生殖器结核。

如果细菌数量超过 1 000 个，就可以观察到菌落。

然而，培养基的改进使菌落在 100 个菌落的时候也能生长。宫腔镜检查是诊断子宫内膜结核的一种有用的方式。子宫内膜结核的经典宫腔镜下所见是：子宫内膜粗糙脏乱怪异苍白，看不到腺体开口，覆盖有白色的沉积物和粘连[14-18, 20, 21]。然而，所有这些迹象可能不会在同一病例中出现，或其强度可能不同。为了做出诊断，必须仔细评估所有结核病标志物。白色沉淀是结核病最典型的特征；但是，它们并不总是可见，特别是由于子宫内膜的表层每 28 天脱落一次，而且随着子宫内膜的脱落，上述沉淀物也会脱落[22]。因此，进行宫腔镜检查的最佳时

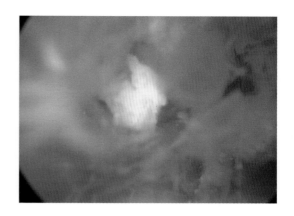

图 9-8　子宫内膜结核 – 结节

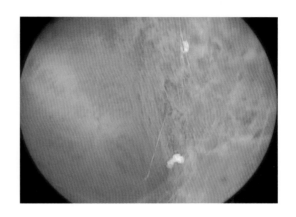

图 9-9　结核子宫内膜 – 脆弱粘连

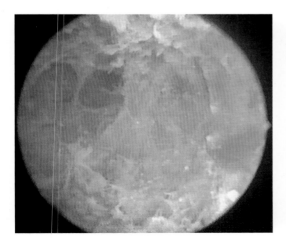

图 9-7　结核子宫内膜 – 异常的子宫内膜

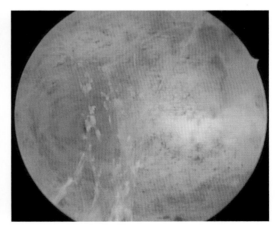

图 9-10　结核子宫内膜 – 蜘蛛网粘连

间是在月经前期，以避免漏掉任何覆盖的沉积物。大的结节也常被发现。通过 PCR 和 BACTEC 培养来确认结核病的诊断。

子宫内膜结核的宫腔镜标志物有：

- 奇异的子宫内膜结构（图 9-7）。
- 结核性沉积物（微观到大的宏观结构）（图 9-8）。
- 子宫内膜腺体开口不明确（图 9-9）。
- 粘合 / 粘连（图 9-10）。

子宫内膜瘢痕是子宫内膜结核的病理特征之一，特别是如果子宫内膜上有白色的沉积物时。子宫内膜结核也常见子宫内膜瘢痕环。

在子宫内膜结核中，输卵管间质部的管内粘连常常可以在宫腔镜检查中看到，方法是将微型宫腔镜的尖端非常靠近输卵管口，用 25 倍的放大镜观察[23]。

有时，白色的沉积物不会覆盖在子宫内膜上，而是通过浸渍在相同的位置上固定在脆弱的粘连上[17]。这些脆弱的粘连不会随月经脱落，因此，即使在月经后也能看到浸渍沉积物。

在某些情况下，宫腔镜检查时在子宫内膜上看不到白色的沉积物。在用亚甲基蓝染料进行染色后可以看到这种沉淀物。在这种情况下，可取出宫腔镜后用亚甲基蓝染料进行染色，然后再重新置入宫腔镜。在深蓝色染色的子宫内膜背景下观察到闪亮的白色、高反射的沉积物，类似于"星空"的外观[17]。在 21 年的时间里，我们多次观察到星空的外观，并用它来诊断子宫内膜结核。似乎亚甲基蓝染料不被酪状结核沉积物所吸收，而是被周围的子宫内膜所吸收。未染色的干酪状沉淀物反射白光，与周围的深蓝色子宫内膜形成对比，从而呈现出星空般的外观。

在抗结核治疗后，宫腔镜下观察子宫内膜的情况往往显示黏膜形态的改善。在提高放大倍数的情况下进行更仔细的观察，有助于显示抗结核治疗后愈合的结核病变的残余部分[24]。抗结核治疗后重新进行宫腔镜检查可以指导外科医生了解预后和抗结核治疗的结果。

9.2.23　评论

宫腔镜检查的目的是为了发现子宫内膜病变，其诊断准确性超出了其他图像探索，如超声、子宫输卵管造影、内膜活检术和刮宫术。它不仅能够诊断器质性和 / 或结构性异常，还能诊断子宫内膜黏膜的正常发育情况[25]。

参考文献

[1] Fritz MA, Speroff L. Postmenopausal hormone therapy. In: Fritz MA, Speroff L, editors. Clinical gynecologic endocrinology and infertility. 8th ed. Philadelphia: Lippincott Williams and Wilkins; 2011. p. 749–857.

[2] Mills SE, Carter D. Sternberg's diagnostic surgical pathology. Philadelphia: Lippincott Williams &Wilkins; 2004.

[3] Heller DS. Handbook of endometrial pathology. London: JP Medical Ltd. (A subsidiary of Jaypee Brothers Medial Publishers (P) Ltd; 2012.

[4] Rosai J. Rosai and Ackerman's surgical pathology. 10th ed. New York: Elsvier; 2011.

[5] Masamoto H, Nakama K, Kanazawa K. Hysteroscopic appearance of the mid-secretory endometrium: relationship to early phase pregnancy outcome after implantation. Hum Reprod. 2000;15(10):2112–2118.

[6] Kumar A, Kumar A. Atrophic endometrium. J Minim Invasive Gynecol. 2012;19(2):148–149.

[7] Labastida R. Tratado y atlas de histeroscopia. Masson-Salvet: Barcelona; 1990.

［8］ Netter FH. Atlas de anatomia Humana. 5th ed. Elsevier-Masson: Barcelona; 2011.

［9］ Cravello, et al. Identification and treatment of endometritis. Contracept Fertil Sex. 1997;25:585–586.

［10］ Greenwood, et al. Chronic endometritis: morphological and clinical observations. Obstet Gynecol. 1981;58:176–184.

［11］ Cicinelli, et al. J Minim Invasive Gynecol. 2005;12(6):514.

［12］ Hamou JE. Microhysteroscopic appearances. In: Hamou JE, Taylor PJ, editors. Hysteroscopy and microcolpohysteroscopy: a text and atlas. Norwalk: Appleton & Lange; 1991. p. 134.

［13］ Dotto, et al. Classification of microhysteroscopic images and their correlation with histologic diagnoses. JAm Assoc Gynecol Laparosc. 2003;10:233–246.

［14］ Kumar A, Kumar A. Endometrial tuberculosis. J Am Assoc Gynecol Laparosc. 2004;11:2.

［15］ Kumar A, Kumar A. Unusual appearing tubercular deposits at hysteroscopy. J Minim Invasive Gynecol. 2004;14:144.

［16］ Kumar A, Kumar A. Intraluminal tubal adhesions. Fertil Steril. 2008;89(2):434–435.

［17］ Kumar A, Kumar A. Hysteroscopic findings of starry sky appearance and impregnated cobwebs in endometrial tuberculosis. Int J Gynecol Obstet. 2014;126:280–281.

［18］ Kumar A, Kumar A. Relook hysteroscopy after anti tubercular therapy. Fertil Steril. 2008;89(3):701–702.

［19］ Kumar A, Kumar A. Surface architecture in endometrial tuberculosis. J Minim Invasive Gynecol. 2014;21(5):727–728.

［20］ Kumar A, Kumar A. Endometrial tuberculosis in a unicornuate uterus with a rudimentary horn. J Minim Invasive Gynecol. 2014;21(6):974–975.

［21］ Cicinelli, et al. Tubercular Endometritis: a rare condition reliably detectable with fluid hysteroscopy. J Minim Invasive Gynecol. 2008;15(6):752.

［22］ Sherman ME, Mazur MT, Kurman RJ. Benign diseases of the endometrium. In: Kurman RJ, editor. Blaustein's pathology of the female genital tract. New York: Springer; 2002.

［23］ Kumar A, Kumar A. Intraluminal tubal adhesions. Fertil Steril. 2008;89(2):434–435.

［24］ Kumar A, Kumar A. Relook hysteroscopy after anti tubercular therapy. Fertil Steril. 2008;89(3):701–702.

［25］ Pacheco LA, et al. Mastering the techniques in hysteroscopy. London: JP Medical; 2017. p. 44–47.

译者：张 玮
校译：王 冠

宫腔镜检查替代活检判断子宫内膜周期

10

苏贾塔·卡尔和柯蒂·南达

10.1 概述

在正常女性的月经周期中，子宫内膜经历了不同的阶段。构成"正常"子宫内膜的组织学特征随女性年龄而变化，包括月经来潮前、育龄期、绝经前和绝经后。

事实上，子宫内膜是女性最活跃的组织之一。在育龄期，无论是在组织学模式上还是在与排卵的时间关系上，若偏离正常值通常表明存在可能导致女性不育的潜在异常。

10.2 子宫内膜周期的不同阶段

子宫内膜周期分为三个阶段。

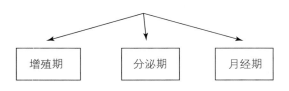

10.2.1 增殖期

增殖期是从月经期结束到排卵开始，即月经周期的第4天到第14天之间。在此阶段，主要进行由雌激素介导的卵泡发育。子宫内膜的厚度约为1~3 mm。在此阶段，由于子宫内膜腺体、间质和血管成分的发育，子宫内膜不断生长增厚。

10.2.2 分泌期

也被称为黄体期，是从排卵期开始直到月经期，即周期的第14~28天。由于黄体产生高水平的雌激素和孕激素，子宫内膜厚度可达5~6 mm。子宫内膜腺体经历一些形态变化和分泌活动，变得更加弯曲和扩张。子宫内膜螺旋动脉也更发达。

10.2.3 月经期

在没有怀孕的情况下，由于月经前1~24小时螺旋动脉收缩，黄体产生的雌激素和孕激素水平突然下降，导致子宫内膜缺血。血管收缩期后，血流回到子宫内膜的浅层，导

苏贾塔·卡尔和柯蒂·南达
印度布巴内斯瓦尔 KCHPL

致基底层脱落。在这一阶段，子宫收缩促进子宫内膜组织的排出。

10.3 为什么需要对子宫内膜所处周期进行判定以及如何判断

子宫内膜所处时期的判定是评估女性不孕症的一个重要部分。如前所述，子宫内膜结构周期性变化显示了由卵巢雌激素和孕激素调节的代谢功能。因此，子宫内膜被认为是下丘脑－垂体－卵巢激素轴最敏感的指标之一。基于此，子宫内膜的形态学评估可用于不孕症患者的诊断评估，以确定是否发生排卵，并且可以排除不孕症检查中的黄体期缺陷。除了确定确切的组织学时期外，子宫内膜活检也是不孕症检查的一部分，以排除子宫的其他器质性异常。在体外受精中，判断子宫内膜容受性也需要测定子宫内膜所处的时期。近50年来，传统的子宫内膜组织学检查一直是金标准。其通过子宫内膜活检来完成，是一种在门诊进行的手术，使用小刮匙或吸管抽吸内膜组织进行组织学检查。

活检结果有助于确认是否发生排卵，并有助于明确在黄体期是否有由足够的孕激素介导分泌作用。为了充分利用形态学解释这种情况，妇科医生将组织学数据与临床数据进行比较，包括基础体温升高的日期、血清促黄体生成素（LH）峰形成的时间、尿液中LH的检测、经阴道超声评估卵泡或黄体的发育和血清孕激素水平，或用下次月经开始的日期减去14天。因此，活检的时间通常与月经周期的黄体期（分泌期）相吻合。除了组织病理学研究外，还可以通过研究该组织的抗体和免疫组织化学，来了解子宫内膜相关激素表达的周期性变化。

这种方法的主要缺点是它是一种侵入性手术，并且只对子宫内膜的一小部分进行评估。因此，在其余的子宫内膜部分，很有可能遗漏一些病理学情况，而且观察者间和观察者内的高度差异性也进一步限制了这种传统的用子宫内膜时期测定技术的临床应用。另外，可以通过超声来测定子宫内膜所处时期。子宫内膜的超声表现在整个月经周期中有所不同，于是对不同时期子宫内膜的回声进行了研究。在月经期间，子宫内膜呈薄而不规则的界面。脱落的组织混合着血液发出中心回声。在增殖期，子宫内膜呈低回声，是腺体排列整齐有序的反映。子宫内膜的典型表现为宫腔内部线性回声，在排卵期呈"三线征"。在分泌期，子宫内膜由于含有分泌物的扩张曲腺体而达到最大厚度和回声。

10.4 宫腔镜对子宫内膜时期测定

新一代具有从1~150之间放大倍数的微型宫腔镜的研发（表10-1），使子宫腔的全景视觉和宏观病理实体的形式和位置的直接可视化得以实现，子宫内膜血管化的出现标志着人们对细胞水平和血管水平的不断探索；宫腔镜对子宫内膜的时期测定已经成为可能。

表10-1 宫腔镜对子宫内膜时期的测定

编号	时期	英文缩写	时间 （周期为28天）
1	增殖早期	EPP	3~8
2	增殖晚期	LPP	9~13
3	排卵期	OP	14~16
4	分泌早期	ESP	17~22
5	分泌晚期	LSP	23~25
6	月经期	PM-MP	26~2

随着新一代具有从 1∶1 到 1∶150 不等放大倍数的微型宫腔镜的发展，许多事情成为可能。如子宫腔的全景视觉、宏观病理形态和位置的直接可视化，在血管和血管细胞水平也在不断探索，这使得子宫内膜的时期测定成为可能。

增殖早期 (EPP)

在月经期结束时，只有子宫内膜的基底层及其基底动脉仍然存在。之后，新血管从旧血管的残端生长出来。来自基底动脉的小动脉（螺旋动脉）朝向子宫内膜表面呈直角脱落。最初它们非常小、非常直。此期宫腔镜检查主要可见平行于子宫内膜表面且彼此平行的基底动脉。垂直于子宫内膜表面的小螺旋动脉被视为间断或点状线。

增殖晚期 (LPP)

在这个时期，螺旋动脉快速生长，它们变得越来越弯曲、复杂，越来越螺旋状，血管也越来越可视。

排卵期 (OP)

在这个时期，没有明确的子宫内膜形态学来帮助确定排卵日期。只是在看到分泌早

期阶段开始的特征之前，与增殖晚期存在36~48 小时的间隔。

分泌早期 (ESP)

屈曲盘绕的动脉到达较薄功能层的浅部，并在腺体开口周围形成毛细血管网络。由于基质尚未致密化，我们可以在两个不同的平面上看到血管，它们倾向于相互移行，较深层是屈曲盘绕的动脉，浅层是毛细血管，在腺体周围形成一个细网，就在上皮表面下方。

分泌晚期 (LSP)

此时，子宫内膜处于其最大厚度，即7~8 mm。由于分泌物积聚、间质水肿和蜕膜前反应，子宫内膜变得致密。上皮下面屈曲盘绕的动脉也不能再显示于视野中。宫腔镜下我们只能看到表面的毛细血管网。间质水肿使子宫内膜呈象牙色。

月经前期 (PM-MP)

表面的毛细血管网络仍然存在，但靠近子宫内膜表面的小水池中形成血液聚集。在月经期，子宫内膜脱落开始于子宫底的宫角附近，并向子宫峡部呈环形分布（表10-2）。

表 10-2　月经周期的宫腔镜图片

	月经期	增殖期	分泌早期	分泌晚期
天数	1~4	5~14	15~21	22~28
颜色	红色	粉色	白色	白色
表面	不规则	光滑	波状	海绵状
厚度	0~1 mm	2~5 mm	>6 mm	>7 mm
腺体	不可见	白色点状	显著	无
缺口	无	出血性	浆液性	浆液性
血管	无	细	不可见	不可见

译者：邸丝雨
校译：李　娜

宫腔镜在不孕症与
复发性流产中的应用

11

巴瓦纳·米塔尔

不孕症检查包括许多种评估和判定。宫腔镜在不孕症的管理中是一种有价值的诊断和治疗方式。

11.1　不孕症和复发性流产中的子宫因素

子宫因素仅见于 2%~3% 的不孕妇女，但宫内病变在这种情况下却很常见（40%~50%）[1, 2]。在辅助生殖中，这些病变会损害自然生育能力并降低妊娠率[1, 2]。

11.2　宫腔镜检查评估子宫因素

宫腔评估是女性不孕症检查的基本步骤。传统上，子宫输卵管碘油造影、经腹超声和经阴道超声是最常用的检查方法。

然而，宫腔镜检查被认为是诊断宫内病变的金标准[1-3]。在不孕症的初步评估中系统使用宫腔镜的益处尚不清楚。体外受精前

巴瓦纳·米塔尔
印度德里希瓦姆辅助生殖和不孕不育中心

的系统宫腔镜检查是一种被广泛接受并认为是提高妊娠率的做法，但目前仍然缺乏科学证据。在 IVF 周期反复植入失败后，应通过宫腔镜重新评估宫腔，这项操作已被证明可提高妊娠率[1, 4]。

不孕症宫腔镜检查（适应征）[5]：
- 子宫输卵管造影异常。
- 薄型子宫内膜。
- 异常子宫出血。
- 疑似宫内病变。
- 子宫畸型（辅助腹腔镜检查）。
- 不明原因不孕症。
- 反复流产。
- 复发胚胎种植失败。

11.3　宫腔镜对子宫因素的治疗

宫腔镜手术在改善低生育能力妇女预后方面的有效性尚无共识。

由于已发表的研究没有就宫腔镜手术的益处达成共识，因此关于宫腔镜手术在女性不孕症治疗中的作用仍然存在争议。随机试验并没有明确表明手术矫正所有宫内异常可改善 IVF 结局。

已发表的观察性研究表明，10%~15%的生育率低下的妇女经治疗后发现，宫腔镜下切除子宫内膜息肉、黏膜下肌瘤、子宫纵隔或宫内粘连后，妊娠率增加[1]。

需要更多的随机对照研究来证实宫腔镜切除疑似病变对不明原因的不孕症或辅助生殖技术之前的有效性[6]。

最近一项关于宫腔镜在改善无其他妇科症状的不育妇女妊娠率方面的有效性综述得出结论：几乎没有证据支持在一般不育人群中广泛使用宫腔镜手术[7]。

11.4   手术治疗

该手术有许多关于技术可行性和患者依从性的随机对照试验，以证明该手术在治疗宫内疾病方面具有良好的耐受性和有效性[8,9]。

11.5   宫腔镜类型

大多数直径（OD）小于 5 mm 的诊断宫腔镜不提供相邻的手术通道，并且仅用于诊断。然而，连续流动系统已成功适应小口径宫腔镜，允许使用液体介质，允许执行一些小型外科手术。成功进行宫腔镜检查的主要障碍包括疼痛、宫颈狭窄和宫颈可视性差。因此，术前患者的选择和咨询非常重要。

门诊宫腔镜检查的耐受力较差的原因包括宫颈狭窄、高度焦虑、有合并症、活动受限或需要手术治疗的严重子宫病变的患者。门诊宫腔镜应简短，通常包括诊断或小手术。

手术宫腔镜更大，直径通常为 7~8 mm，并配有 7-Fr 操作通道以引入器械，通常为半硬性类型。宫腔镜检查可在局部麻醉下使用更大的手术宫腔镜（直径 7 mm）进行。使用电切镜进行广泛的解剖或手术最好在局部麻醉、脊髓麻醉或全身麻醉下进行。

11.6   具体情况

11.6.1   子宫肌瘤

当 TVS 显示黏膜下肌瘤或 HSG 显示宫腔充盈缺损时，超声宫腔镜（SIS）或门诊宫腔镜检查可以更准确地确定病变的位置和附着点，并确定黏膜下肌瘤是否适合宫腔镜下肌瘤切除术[10]。尽管来自 Cochrane 系统评价的高质量证据[11]表明 SIS 和宫腔镜在黏膜下肌瘤的诊断上是等效的，两者都优于经阴道超声检查（TVUS），但美国妇科腹腔镜医师协会（AAG L）认为磁共振成像（MRI）在描述黏膜下平滑肌瘤与子宫肌层和子宫浆膜的关系方面优于其他成像和内镜技术[12]。AAGL（2012）[12]认为，当涉及黏膜下肌瘤时，HSG 的敏感性和特异性较低。宫腔镜检查对黏膜下肌瘤的诊断具有较高的敏感性、特异性和准确性，并且与组织学诊断有良好的相关性[13]。

肌瘤对生育能力的影响很大程度上取决于其位置。当宫腔轮廓正常时，宫腔镜检查不必要进行。黏膜下肌瘤会干扰生育能力，对于不孕症患者，无论大小或是否存在症状，都应予以切除[1,2]。

在一项关于合并黏膜下肌瘤的不孕妇女治疗的随机对照试验中[14]，发现宫腔镜子宫肌瘤切除术后怀孕的可能性较高，相对风险为 2.1（95% 可信区间 1.5~2.9）。

克拉茨基（Klatsky）等研究发现[15]，

在接受 ART 之前，宫腔镜下子宫肌瘤切除术有利于治疗女性黏膜下肌瘤。

最近一篇 Cochrane 综述[1]试图评估宫腔镜下切除黏膜下肌瘤对不明原因的不孕症或宫内授精、体外受精（IVF）或卵胞浆内单精子注射（ICSI）前的影响。对于其他原因不明的不孕症伴黏膜下肌瘤的妇女，宫腔镜下子宫肌瘤切除术与 12 个月内非手术而仅以常规的生育为目标的性生活相比，对于临床妊娠［优势比（OR）2.4，95% 可信区间（CI）0.97~6.2，P=0.06，94 名妇女］和流产，没有证据显示其有益（或 1.5，95% 可信区间 0.47~5.0，P=0.47，94 名女性）。然而，所引用的证据质量非常低。

根据 ASRM[10]，宫腔镜下肌瘤切除术适用于宫腔内体积至少为 50% 的突向宫腔的肌瘤和黏膜下肌瘤。

对于不孕的妇女和反复流产的妇女，只有在完成全面评估后才应考虑子宫肌瘤切除术。

对于有经验的术者来说，宫腔镜子宫肌瘤切除术是微创、安全和有效的[16]。

11.6.2　苗勒氏管异常

目前关于先天性子宫发育异常妇女不孕的发病率和可能原因的文献不足以得出任何有力的结论[17]。与随机人群相比，有流产史或流产和不孕史的女性先天性子宫异常的患病率较高[18]。

尽管目前 HSG 仍然是诊断正常或畸形子宫的有效检查方法，对于诊断子宫畸形有良好敏感性，但它不能可靠地区分不同类型的先天性子宫畸形，即不能基于此进行适当的分类[4]。

萨拉韦洛斯（Saravelos）等[19]回顾了相关医学文献，以评估不同方法的诊断准确性，并估计不孕和反复流产女性先天性子宫异常的患病率。他们指出最准确的诊断方法是宫腔镜和腹腔镜、超声宫腔镜（SIS）以及三维超声（3DUS）。由于宫腔镜检查无法评估子宫的外部轮廓，因此部分学者认为这可能是一种次优的检查[18]。

单角子宫是一种罕见的子宫畸形，可能导致相对较差的妊娠结局，这与许多因素有关，如对侧子宫动脉和子宫卵巢动脉的血液供应的变化，单角子宫肌层的缺失程度，宫颈功能的强度以及合并盆腔疾病（如子宫内膜异位症）的情况和严重程度。残角子宫可以通过开腹手术或腹腔镜手术切除。

双角子宫是一种常见的先天性畸形，有良好的妊娠结局。与其他子宫畸形相比，双角子宫妊娠的预后相对较好[2]。

联合诊断模式可以提高诊断准确性，但宫腔镜和腹腔镜检查仍然是诊断纵隔子宫的金标准[2]。大多数关于子宫成形术的研究都将反复流产和不孕的妇女联合在一起，目前还没有发表过将不孕妇女随机分为治疗组和未治疗组的研究。因此，关于不孕妇女是否应该接受子宫成形术存在争议[2]。

宫腔镜下子宫纵隔和不明原因不孕患者的子宫成形术可以提高不明原因不孕患者的临床妊娠率和活产率[20,21]。

许多国家目前对反复流产和子宫纵隔的妇女进行宫腔镜子宫成形术来改善这种情况下的妊娠结局持反对意见。到目前为止，还没有对宫腔镜子宫成形术的有效性和可能的并发症进行评估的随机对照试验[22]。

复发性流产（RPL）妇女中弓形子宫的患病率为 12.2%，而在一般 / 不孕人群中，弓形子宫的患病率为 3.8%。RPL 人群中如此高的患病率表明这种类型的子宫畸形与 RPL 之间可能存在因果关系[19]。

11.6.3 子宫内膜息肉

关于子宫内膜息肉与生育能力之间的关系研究较少。子宫内膜息肉诊断的金标准是宫腔镜检查，而宫腔镜息肉切除术仍然是治疗的主要手段[13]。当息肉 < 10 mm 时，保守治疗可使高达 25% 的息肉消退。息肉会导致子宫内膜发生变化，可能对子宫内膜容受性产生不利影响，并增加植入失败的风险[23]。

最近的 Cochrane 综述[1]试图评估宫腔镜息肉切除术对宫内授精（IUI）结果的影响。显然，与仅诊断性宫腔镜检查和息肉活检相比，在 IUI 前行宫腔镜息肉切除提高了临床妊娠的概率（OR 4.4，95% 可信区间 2.5~ 8.0，$P<0.00001$）。

宫腔镜息肉切除术后行 IVF 的组别再次植入失败的妇女的胚胎植入率和临床妊娠率在统计学上显著提高[24]。

总之，在 IUI 或 IVF 前切除息肉（即使在先前植入失败的情况下）似乎会增加怀孕的机会。

11.6.4 辅助生殖技术

对 IVF 治疗前接受门诊宫腔镜检查的患者与未接受宫腔镜检查的对照组进行 IVF 治疗结果进行比较的系统回顾。五项研究的结果表明，门诊宫腔镜检查有助于提高后续 IVF 周期的妊娠率[25]。

最近另一项的研究包括 157 名有反复 IVF 失败史（两次或两次以上）的妇女，她们接受宫腔镜检查（诊断或手术，视情况而定）以评估子宫内膜及宫腔情况。本研究中 44.9% 的患者宫腔镜检查发现异常，75 名女性（48.1%）在宫腔镜检查后怀孕。在这些妊娠中，36 例发生在子宫内膜病变得到纠正

的妇女身上，其中大多数被确定为子宫内膜息肉[26][森克索伊（Cenksoy）等，2013 年]。

对 217 例不孕症患者进行了体外受精前宫腔镜检查的安全性和诊断价值的评估。在 69 名妇女（31.8%）中，宫腔镜检查发现了可以进行宫腔镜手术的宫内病变（息肉、隔、黏膜下平滑肌瘤或粘连）。诊断性宫腔镜在诊断宫内病变方面的敏感性明显高于 TVS 和 HSG。因此，所有患者（包括 TVS 和 / 或 HSG 检查结果正常的女性）在 IVF 前均应进行诊断性宫腔镜检查，因为其中有相当一部分患者可能患有对辅助生殖治疗不利却未能诊断出的子宫疾病[25]。

托马斯维奇（Tomaževič）等回顾性对照研究进一步证实了宫腔镜手术的益处[27]。在 2 481 例常规刺激 IVF/ 卵胞浆内单精子注射（ICSI）周期中评估了不完全性子宫纵隔、完全性子宫纵隔和弓形子宫对妊娠率和活产率的影响。无论是不完全性子宫纵隔和完全性子宫纵隔的妇女还是弓状子宫的妇女，在宫腔镜手术前进行胚胎移植的妊娠率均明显低于对照组，活产率的差异则更为明显。

两项研究通过评估门诊宫腔镜对首次接受 IVF 的妇女和反复植入失败的妇女的 IVF 结局的影响，阐述了子宫形态学评估的重要性[19]。

在第一项研究中，体外受精前宫腔镜检查（inSIGHT）是 2011 年 5 月 25 日至 2013 年 8 月 27 日之间的一项多中心随机对照试验，随机分配 750 名妇女接受宫腔镜检查（n=373）或直接体外受精（n=377）[28]。

结论：计划进行首次 IVF 治疗且经阴道超声检查宫腔是正常的，女性常规进行宫腔镜检查并不能提高不孕症妇女的活产率。因此，阴道超声正常的，女性不应接受常规宫腔镜检查。

另一项于 2010 年 1 月 1 日至 2013 年 12

月 31 日的多中心随机对照试验，宫腔镜治疗复发性体外受精失败（TROPY），将 350 名妇女随机分配到宫腔镜组，352 名妇女随机分配到对照组。

结论：对于子宫超声正常且有 IVF 治疗周期失败史的妇女，IVF 前门诊宫腔镜检查并不能提高活产率。

同时还得出结论：有必要进一步研究在 IVF 之前对特定子宫腔异常进行手术矫正的有效性。

11.6.5 复发性流产（RPL）和复发性移植失败（RIF）女性的慢性子宫内膜炎（CE）

已发现 RIF 和 RPL 患者中免疫组化证实的 CE 的高患病率。门诊宫腔镜是一种有用的诊断工具，但应辅以子宫内膜活检诊断 CE。IVF 后复发性植入失败和复发性流产的子宫内膜因素一直备受关注[26]。

要点

1. 子宫因素仅见于 2%~3% 的不孕妇女，但宫内病变在这种情况下更为常见（40%~50%）。

2. 由于它是一种昂贵且具有侵入性的宫腔内检查方法，因此应保留于进一步评估和治疗非侵入性检查诊断的异常，例如 3DTVS、HSG 和超声子宫造影等[29]。

3. 宫腔镜检查不孕症适用于异常子宫输卵管造影、子宫内膜变薄、异常子宫出血、疑似宫内病变、子宫异物（连同腹腔镜检查）、原因不明的不孕症、复发性流产和反复种植失败的妇女。

4. 已发表的观察研究表明，切除黏膜下

平滑肌瘤、粘连、纵隔和至少一部分息肉有利于提高妊娠率。

5. 在辅助生殖技术（IUI、IVF 或 ICSI）之前，需要更多的随机对照研究以证实宫腔镜的有效性。

6. 对于反复种植失败的妇女，宫腔镜检查评估宫腔的益处已得到证实。

7. 宫腔镜在治疗宫内疾病方面具有良好的可耐受性和有效性。

参考文献

［1］Bosteels J, Kasius J, Weyers S, Broekmans FJ, Mol BWJ, D'Hooghe TM. Hysteroscopy for treating subfertility associated with suspected major uterine cavity abnormalities. Cochrane Database Syst Rev. 2013;1:CD009461.

［2］Taylor E, Gomel V. The uterus and fertility. Fertil Steril. 2008;89(1):1–16.

［3］Bakour SH, Jones SE, O'Donovan P. Ambulatory hysteroscopy: evidence-based guide to diagnosis and therapy. Best Pract Res Clin Obstet Gynaecol. 2006;20(6):953–975.

［4］Benkaddour YA, Gervaise A, Fernandez H. Which is the method of choice for evaluating uterine cavity in infertility workup? Journal de Gynecologie Obstetrique et Biologie de la Reproduction. 2010;39(8):606–613.

［5］Sidky I. Role of hysteroscopy in infertility assessment. Int J Gynecol Clin Pract. 2018;5:140. https://doi.org/10.15344/2394-4986/2018/140.

［6］Hamou JE. Hysteroscopy and microcolpohysteroscopy: text and atlas. Appleton & Lange: New Haven, CT; 1991.

［7］Bosteels J, Weyers S, Puttemans P, et al. The effectiveness of hysteroscopy in improving pregnancy rates in subfertile women without other gynaecological symptoms: a systematic review. Hum Reprod Update. 2010;16(1):1–11.

［8］Fatemi HM, Kasius JC, Timmermans A, et al. Prevalence of unsuspected uterine cavity abnormalities diagnosed by office hysteroscopy prior to in vitro fertilization. Hum Reprod. 2010;25(8):1959–1965.

[9] Bettocchi S, Achilarre MT, Ceci O, Luigi S. Fertilityenhancing hysteroscopic surgery. Semin Reprod Med. 2011;29(2):75–82.

[10] The Practice Committee of American Society for Reproductive Medicine in Collaboration with Society of Reproductive Surgeons. Myomas and reproductive function. Fertil Steril. 2008;90(5):S125–130.

[11] Farquhar C, Ekeroma A, Furness S, Arroll B. A systematic review of transvaginal ultrasonography, sonohysterography and hysteroscopy for the investigation of abnormal uterine bleeding in pre-menopausal women. Acta Obstet Gynecol Scand. 2003;82(6):493–504.

[12] American Association of Gynecologic Laparoscopists (AAGL): Advancing Minimally Invasive Gynecology Worldwide. AAGL practice report: practice guideines for the diagnosis and management of submucous leiomyomas. J Minim Invasive Gynecol. 2012;19(2):152–171.

[13] Filogônio IDDS, de Ávila I, Gouvea PS, Carneiro MM. Accuracy of hysteroscopic view in the diagnosis of intrauterine pathology: a Brazilian experience. J Gynecol Surg. 2010;26(1):23–30.

[14] Shokeir T, El-Shafei M, Yousef H, Allam A-F,Sadek E. Submucous myomas and their implications in the pregnancy rates of patients with otherwise unexplained primary infertility undergoing hysteroscopic myomectomy: a randomized matched control study. Fertil Steril. 2010;94(2):724–729.

[15] Klatsky PC, Tran ND, Caughey AB, Fujimoto VY. Fibroids and reproductive outcomes: a systematic literature review from conception to delivery. Am J Obstet Gynecol. 2008;198(4):357–366.

[16] Gambadauro P. Dealing with uterine fibroids in reproductive medicine. J Obstet Gynaecol. 2012;32(3):210–216.

[17] Hassan M-AM, Lavery SA, Trew GH. Congenital uterine anomalies and their impact on fertility. Womens Health. 2010;6(3):443–461.

[18] Chan YY, Jayaprakasan K, Zamora J, Thornton JG, Raine-Fenning N, Coomarasamy A. The prevalence of congenital uterine anomalies in unselected and high-risk populations: a systematic review. Hum Reprod Update. 2011;17(6):761–771.

[19] Kung RC, Vilos GA, Thomas B, Penkin P, Zaltz AP, et al. A new bipolar system for performing operative hysteroscopy in normal saline. J Am Assoc Gynecol Laparosc. 1999;6:331–336.

[20] Mollo A, de Franciscis P, Colacurci N, et al. Hysteroscopic resection of the septum improves the pregnancy rate of women with unexplained infertility: a prospective controlled trial. Fertil Steril. 2009;91(6):2628–2631.

[21] Bakas P, Gregoriou O, Hassiakos D, Liapis A, Creatsas M, Konidaris S. Hysteroscopic resection of uterine septum and reproductive outcome in women with unexplained infertility. Gynecol Obstet Investig. 2012;73(4):321–325.

[22] Kowalik CR, Goddijn M, Emanuel MH, et al. Metroplasty versus expectant management forwomen with recurrent miscarriage and a septate uterus. Cochrane Database Syst Rev. 2011;6:CD008576.

[23] Salim S, Won H, Nesbitt-Hawes E, Campbell N, Abbott J. Diagnosis and management of endometrial polyps: a critical review of the literature. J Minim Invasive Gynecol. 2011;18(5):569–581.

[24] Stamatellos I, Apostolides A, Stamatopoulos P,Bontis J. Pregnancy rates after hysteroscopic polypectomy depending on the size or number of the polyps. Arch Gynecol Obstet. 2008;277(5):395–399.

[25] Bakas P, Hassiakos D, Grigoriadis C, Vlahos N, Liapis A, Gregorieou O. Role of hysteroscopy prior to assisted reproduction techniques. J Minim Invasive Gynecol. 2014;21:233–237.

[26] Bouet P-E. Chronic endometritis in women with recurrent pregnancy loss and recurrent implantation failure: prevalence and role of office hysteroscopy and immunohistochemistry in diagnosis. Fertil Steril. 2016;105(1):106–110.

[27] Tomaževič T, Ban-Frangež H,Virant-Klun I, Verdenik I, Požlep B, Vrtačnik-Bokal E. Septate, subseptate and arcuate uterus decrease pregnancy and live birth rates in IVF/ICSI. Reprod Biomed Online. 2010;21(5):700–705.

[28] AlHilli MM, Nixon KE, Hopkins MR, Weaver AL, Laughlin-Tommaso SK, et al. Long-term outcomes after intrauterine morcellation vs hysteroscopic resection of endometrial polyps. J Minim Invasive Gynecol. 2013;20:215–221.

[29] The Practice Committee of the American Society for Reproductive Medicine. Diagnostic evaluation of the infertile female: a committee opinion. Fertil Steril. 2012;98(2):302–307.

译者：邸丝雨
校译：李　娜

子宫畸形与宫腔镜 12

曼朱拉·阿纳加尼和普拉巴·阿格拉瓦尔

12.1 概述

苗勒氏管畸形是一组女性生殖道的先天性畸形，被认为是继发于子宫内苗勒氏管胚胎发育异常。由纵隔子宫引起的不良产科结局包括不孕、反复流产、胎位不正和早产。当前的技术进步使宫腔镜成为一种对女性而言微创、安全的手术，可以解决许多影响怀孕的因素。

12.2 发病率

由于许多患者无症状，故子宫纵隔的实际患病率很难确定，在 1/1 000~2/1 000，甚至高达 15/1 000[1]。其在生育妇女人群中的平均患病率约为 4.3%，在不育患者中约为 3.5%，在复发性流产患者中约为 13%[2]。

12.3 分类

子宫先天性畸形的第一个分类系统是 1988 年美国生育学会（AFS）基于布特拉姆（Buttram）和吉本斯（Gibbons）之前的工作提出并出版的（图 12-1）[3]。最近的分类是由欧洲人类生殖与胚胎学学会（ESHRE）和欧洲妇科内镜学会（ESGE）提出，命名为先天性子宫异常（CONUTA）[4]。

12.4 发展

子宫纵隔被认为是在胚胎第 20 周之前连接两个副中肾管的组织未能完全融合所导致[1]。完整的子宫纵隔从宫底区延伸到阴道。这种异常往往与阴道纵隔有关[5]。AFS 标准将不完全子宫纵隔定义为纵隔中心点呈锐角，并将纵隔长度定义为 > 1.5 cm，将弧形子宫定义为宫底内陷在 1~1.5 cm（图 12-2）[1]。

曼朱拉·阿纳加尼和普拉巴·阿格拉瓦尔
印度泰兰加纳海得拉巴妇幼保障医院

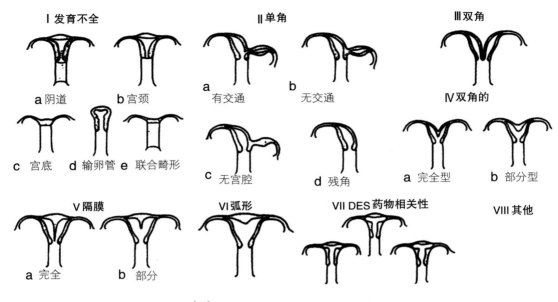

图12-1 苗勒管异常的 AFS 分类[14]

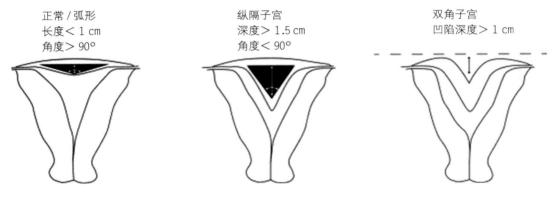

图12-2 弧形子宫、纵隔子宫和双角子宫的区别[1]

12.5 诊断

- 病史采集。
- 经阴道超声（2D USG/TVS）。
- 三维超声（3D USG）。
- 磁共振成像（MRI）。
- 子宫输卵管造影（HSG）。
- 盐水灌注超声检查（SIS）。
- 宫腔镜检查。
- 腹腔镜和宫腔镜联合检查。

12.5.1 总结

有充分证据表明，与腹腔镜／宫腔镜（B级）相比，3DUSG、SIS 和 MRI 是区分纵隔子宫和双角子宫较好的诊断方法[1]。

与使用宫／腹腔镜联合诊断子宫纵隔的方式相比，建议使用宫腔镜成像系统来诊断，因为这种方法侵入性较小（B级）[1]。

12.6 干预前的问题（ASRM 指南）

- 纵隔是否影响生育能力？没有足够的证据表明子宫纵隔与不孕症相关（C 级）[1]。
- 治疗子宫纵隔是否能提高不孕妇女的生育能力？一些观察性研究表明，宫腔镜下子宫纵隔切开术与不孕症妇女（C 级）临床妊娠率的提高有关[1]。
- 纵隔是否会导致流产或不良妊娠结局？有合理的证据表明，子宫纵隔会导致流产和早产（B 级）[1]。一些证据表明，子宫纵隔可能增加其他不良妊娠结局的风险，如胎位不正、宫内生长受限、胎盘早剥和围产期死亡率（B 级）[1]。
- 子宫纵隔治疗后是否能改善产科结局？一些有限的研究表明，宫腔镜下子宫纵隔切开术与有复发性流产史（C 级）患者的后续流产率降低和活产率改善相关[1]。
  另有一些有限的研究表明，宫腔镜下子宫纵隔切开术与不孕症或既往有流产史（C 级）妇女的活产率提高有关[1]。
- 子宫纵隔特征是否与较差的妊娠结局相关？当比较子宫纵隔的长度或宽度（C 级）所定义的大小时，没有足够的证据表明产科结果是不同的[1]。
- 子宫纵隔手术治疗后的女性应等待多久才能怀孕？尽管现有证据表明术后 2 个月子宫腔已愈合，但没有足够的证据支持相关女性怀孕的特定时间（C 级）[1]。

12.7 优势

宫腔镜下子宫成形术的优点是：

- 手术时间短，住院时间短。
- 镇痛需求减少。
- 发病率降低。
- 费用减少。
- 无腹部或经肌层疤痕。
- 避免可能发生的腹腔感染和粘连风险。
- 宫腔容积无减少。
- 术后受孕间隔缩短。
- 降低怀孕期间子宫破裂的风险。
- 阴道分娩非禁忌。

12.8 术前准备

- 知情同意。
- 选择合适的患者。
- 尽早选择卵泡期手术。
- 必要时进行宫颈组织检查。
- 必要时进行妊娠试验。
- 术前 9~10 小时用子宫颈扩张棒或阴道米索前列醇 100~400 μg 软化宫颈。
- 术前子宫内膜变薄——没有足够的证据支持或反对在宫腔镜纵隔切开术（C 级）前使用达那唑或 GnRH 激动剂会使子宫内膜变薄[1]。

12.9 手术

宫腔镜检查面临着独特的挑战，包括宫颈扩张、进入未发育的子宫角以及保持的侧

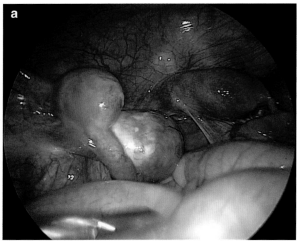
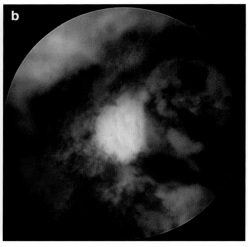

图 12-3 （a）腹腔镜下显示右侧单角子宫伴左残角子宫（b）右单角子宫宫腔镜视图

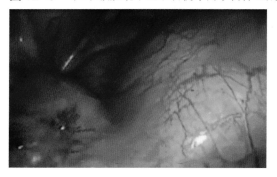

图 12-4 腹腔镜下显示右侧单角子宫，左侧残角子宫被积血扩张

向性[6]。宫腔镜检查有助于在有疑问时区分交通的宫角和无交通的宫角，然后可以完全切除无交通 / 未发育的子宫角（图 12-3a、b 和图 12-4）。

宫腔镜治疗有两种类型：电切镜和门诊宫腔镜手术。电切镜手术的适应证是宽基底纵隔和单或双宫颈完全纵隔。可以使用门诊迷你宫腔镜于门诊行手术治疗顶点容易看到的小纵隔[7]。

经宫颈纵隔切除术（TCRS）的常用方法包括电切除术、显微手术和激光。在临床背景下，当生育能力低下时，必须采用侵入性最小的技术治疗子宫纵隔[8]。

- 显微切割器不需要扩张宫颈，减少了电外科手术的风险和水中毒的发生。然而，它的缺点是止血困难、手术时间相对较长以及设备过度磨损[9]。
- 激光手术（Nd-YAG 激光，二极管）操作时间短、出血量少、止血效果好，对周围器官无损伤，可用于各种类型的宫腔积液。然而，它仍然存在一些缺点，如成本高、操作要求高以及应用某些气体会增加气体栓塞的风险[10]。
- 通过单极线环、泌尿外科切除镜和Versapoint 双极电极进行电外科切除。

在手术参数和妊娠结局方面，联合使用单极和双极电切镜的宫腔镜下子宫纵隔切除术与使用双极电切镜的宫腔镜下子宫纵隔切除术相比没有统计学上的显著差异[11]。

宫腔镜通过宫颈并不总是容易完成的[12]。如宫颈扩张困难可采取以下方法：

- 在超声引导下进行。
- 选择更小的宫腔镜。
- 实施宫颈旁阻滞麻醉。

- 使用局部宫颈麻醉剂。

膨宫介质的使用取决于所使用的能量来源。宫颈扩张至 6 mm，将子宫置于中轴位置，宫腔镜插入至阴道口，并在直视下缓慢推进宫腔。一旦解剖结构明确，可以开始切开纵隔（图 12-5 和图 12-6）。当注射蓝色染料时，由于其纤维化的性质，纵隔会被染成蓝色，从而引导手术操作，被称为苏哈 – 列文（Suha-Levent）征。

当纵隔被慢慢切开时，组织会前后收缩。进行切割时必须保持操作始终在纵隔的中间（图 12-7）。手术过程中观察输卵管开口的位置也很重要，以了解宫底到切口的距离。

以下情况表明纵隔被完整切开：

- 宫腔镜可以自由地从一个输卵管口移动到另一个输卵管口，且不会阻塞。
- 同时显示两个输卵管口。
- 底部肌层的小血管出血（如果使用凝血则较容易控制出血）。
- 腹腔镜下宫腔镜光更清晰可见。

如果遇到严重出血，表明肌层受损，在此情况下即使未完全切开纵隔，也应终止手术[8]。

双宫颈

如果是完整的子宫纵隔同时合并双宫颈，可在其中一个腔中放置 Foley 导管球，然后切割子宫纵隔。一项小型随机研究发现，切除宫颈纵隔与较简单的手术操作和同等的生殖结局有关[8]。

结局

宫腔镜子宫成形术已被证明能显著提高活产率和流产率，分别约为 80% 和 15%[8]。

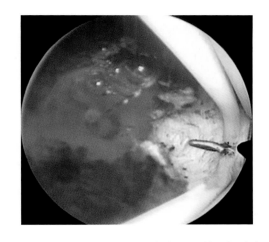

图 12-6　宫腔镜下应用双极行子宫纵隔切除术

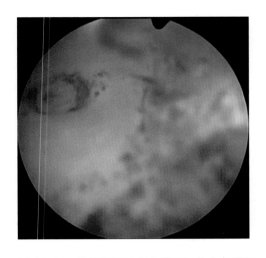

图 12-5　宫腔镜下显示左侧开口的全长纵隔

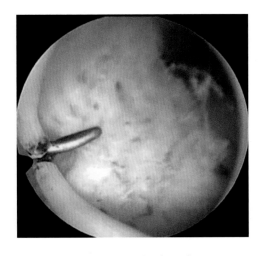

图 12-7　宫腔镜子宫纵隔切开术

残隔

间隔 2~3 个月后，患者可通过 HSG 或宫腔镜重新评估纵隔切除的完整性。许多研究表明，< 1 cm 的纵隔残留可能不会影响生殖预后[10]。因为纵隔的任何残留部分都可以在必要时通过后续手术切除，故与损伤子宫肌层或子宫穿孔相比，最好留下一小部分纵隔[8]。

术后——是否需要预防粘连？

已提出的降低该风险的治疗方案包括：

- 应用广谱抗生素。
- 放置 Foley 球囊。
- 宫内置入交联透明质酸凝胶。
- 术后雌激素治疗。
- 放置宫内节育器。
- 含铜宫内节育器联合雌激素和孕酮。

总结：没有足够的证据支持或反对宫腔镜下纵隔切开术（C 级）后行粘连预防或治疗的任何特定方法[1]。

12.10 并发症

- 宫颈扩张不足导致宫颈撕裂，形成假道，无法完成手术。
- 子宫穿孔：宫颈狭窄、极度子宫前倾或后屈以及操作人员缺乏经验都会增加穿孔的风险[13]。穿孔可通过突然感到阻力丧失或无法维持膨宫来识别（图 12-8）。如果使用连续灌流宫腔镜设备，则可以减少这种情况。为防止热损伤，仅在电极朝向护套的返回阶段启动脚踏板，切勿在向前移动期间启动脚踏板。同时可使用 USG/ 腹腔镜检查进行预防。

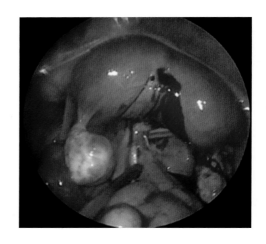

图 12-8　腹腔镜下子宫穿孔检查

处理：如果穿孔是由于非能量器械所致，建议术后严格观察。如果发现任何血流动力学异常，立即计划准备开腹手术 / 腹腔镜检查。如果穿孔是由于能量器械引起的，则应考虑立即开腹手术 / 腹腔镜检查，以防止邻近器官损伤。

- 液体超负荷：尤其是在使用电外科和低张介质的情况下，灌流压力过大导致宫内压力增高是最重要的危险因素[13]。

预防—遵循使用最低压力（50~80 mmHg）获取子宫腔清晰视图的基本原则[13]。尽快完成手术。一旦压差达 1 000 mL，立即通知外科医生和麻醉师。如果压差达 1 500 mL，建议终止手术[11]。监测电解质，如果 Na<125 mmol，则应终止手术。

- 气体栓塞：由于错误的操作或使用腹腔镜充气器在子宫内注入二氧化碳所致。预防：避免使用头低脚高位，并保持手术区域闭塞，以防止室内空气进入。将最后一个扩张棒放在里面，直到电切镜组装好。避免反复取出或置入电切镜。让麻醉师了解可能打开静脉窦并导致空气进入的手术机制，以便他们能够监测呼气末二氧化碳并早期诊断空气栓塞。

- 术中出血：立即抽血，使膨宫介质的压力高于平均动脉压。用 3 mm 球形电极凝固或用 3~5 mL 生理盐水球囊进行宫腔压迫 6~12 小时。
- 穿孔后内脏的电外科热损伤[13]。
- 术后感染：可发生于有盆腔炎病史、术前使用宫颈扩张棒、反复进出宫腔镜以及子宫内残留组织碎片[13]者。
- 术后出血、宫腔粘连、患者体位不当引起的神经受损和阴道灼伤。
- 妊娠期间子宫破裂的风险与过度的纵隔切除、子宫肌层切开、子宫壁穿孔和纵隔切开时过度烧灼有关[1]。

12.11　要点

宫腔镜子宫成形术现已取代经腹途径，成为治疗纵隔子宫的金标准。所分析研究的临床证据表明，宫腔镜下纵隔切除术后生殖效果有所改善，尤其是不孕妇女和反复流产妇女（NICE 指南 2015；ASRM 指南，2016）。在无不孕史或流产史的患者中，在分析有关手术的潜在风险和益处之后，考虑子宫纵隔切除术可能是合理的（ASRM 指南，2016）。

参考文献

[1] Practice Committee of the American Society for Reproductive Medicine. Uterine septum: a guideline. https://www.fertstertdialog.com/users/16110-fertility-and-sterility/posts/10900-uterine-septum-a-guideline.

[2] Grimbizis GF, Campo R. Clinical approach for the classification of congenital uterine malformations. Gynecol Surg. 2012;9(2):119–129. https://doi. org/10.1007/s10397-011-0724-2.

[3] Grimbizis GF, Camus M, et al. Clinical implications of uterine malformations and hysteroscopic treatment results. Hum Reprod Update. 2001;7(2):161–174.

[4] Moawad NS, Santamaria E. Hysteroscopy in complex Müllerian anomalies. In: Tinelli A, Alonso Pacheco L, Haimovich S, editors. Hysteroscopy. Cham: Springer; 2018.

[5] Lawrence SA. Mullerian DuctAnomalies, 2 Apr 2018. https://emedicine.medscape.com›article›273534-overview.

[6] Dave A. Navigating difficult hysteroscopy due to müllerian anomalies. AJOG. 2019;220(3, Supplement): S785–6.

[7] Colacurci N, De Franciscis P, et al. The significance of hysteroscopic treatment of congenital uterine malformations. Reprod Biomed Online. 2002;4(Suppl 3):52–54.

[8] Kotikela S, Eric J, et al. Hysteroscopy: evaluationand management of the uterine septum. https://laparoscopy.blogs.com›prevention_management_3›2010/09.

[9] Wang S, Shi X. Hysteroscopic transcervical resection of uterine septum. JSLS. 2013;17(4):517–520. https:// doi.org/10.4293/108680813X13753907291954.

[10] Nappi L, Pontis A, Sorrentino F. Hysteroscopic metroplasty for the septate uterus with diode laser: a pilot study. ejog. 2016;206:32–35.

[11] Roy KK, Kansal Y, et al. Hysteroscopic septal resection using unipolar resectoscope versus bipolar resectoscope. J Obstet Gynaecol Res. 2014;41(6)

[12] Crane JMG. How to overcome a resistant cervix for hysteroscopy and endometrial biopsy. OBG Manag. 2007;19(11):37–46. https://www.mdedge. com›obgyn›article.

[13] Tarneja P, Tarneja VK, Duggal BS. Complications of hysteroscopic surgery. Med J Armed Forces India. 2002;58(4):331–334. https://doi.org/10.1016/S0377-1237(02)80090-9.

[14] Samantha MP. Mullerian anomalies, Nov 2018, Chapter 3, pp. 20–32. https://www.cambridge.org/core/books/reproductive -surgery/mullerian-anomalies.

译者：邸丝雨
校译：李　娜

宫腔镜与子宫内膜息肉

13

纳伦德拉·马尔霍特拉和尼廷·沙阿

子宫内膜息肉是子宫黏液层的外生性生长物，大小、形状、数量和外观上各不相同。息肉的表面上皮光滑，与周围上皮类似。其与带蒂肌瘤的不同之处在于表面上皮和血管通过有蒂肌瘤表面生长。息肉可能与腺体增生有关，并可潜伏较长时间。

子宫内膜息肉大体观呈粉灰色或白色，表面光滑。息肉尖端或整个息肉可能有出血。息肉多见于宫底或宫角，大小从毫米到占据整个子宫腔不等。其他一些宫内病变，如子宫内膜增生、肉瘤甚至癌，可能表现为息肉样外观。息肉对不孕症的影响主要取决于息肉的大小和位置。它们与子宫内膜异位症或芳香化酶的表达有关，根据其位置，可能导致机械性梗阻（输卵管开口处息肉）。在既往有不明原因不孕史的妇女中，无论息肉的大小和数量如何，切除息肉似乎都能提高生育能力并增加妊娠率。与子宫平滑肌瘤一样，大多数子宫内膜息肉是无症状的，但子宫内膜息肉是异常子宫出血（AUB）的一个原因

（表 13-1）。子宫内膜息肉可引起异常子宫出血，并且可能与痛经有关[1]。在整个生育期，子宫内膜息肉的发病率随着年龄的增长而增加。诊断基于宫腔镜或超声宫腔造影的可视化，或通过在门诊进行活检或刮宫标本获得的组织镜下评估。一项子宫超声造影的研究发现，年龄 > 29 岁伴有异常出血症状的绝经前妇女中 33% 存在子宫内膜息肉，而 10% 的无症状妇女存在息肉[2]。

表 13-1 异常子宫出血（AUB）的 PALM-COEIN 分类

器质性原因 (PALM)		非器质性原因（COEIN）	
息肉	AUB-P	凝血相关疾病	AUB-C
子宫腺肌病	AUB-A	排卵障碍	AUB-O
子宫平滑肌瘤	AUB-L	子宫内膜（调	AUB-E
• 黏膜下	AUB-L	节局部子宫内	
• 其他	SM	膜止血机制的	
	AUB-LO	原发性疾病）	
恶性增生	AUB-M	不明医源性原	AUB-I
		因	AUB-N

纳伦德拉·马尔霍特拉尼廷·沙阿
印度阿格拉全球彩虹医疗中心
邮箱：n.malhotra@rainbowhospitals.org

在这项研究中，息肉也与平滑肌瘤相关，包括黏膜下肌瘤和肌壁间肌瘤，分别有 13% 和 58% 的有出血症状的妇女患有平滑肌瘤。子宫内膜息肉可自发消退。

在一项研究中，无症状的妇女在 2.5 年后接受经子宫超声造影复查，7 个息肉中有 4 个痊愈；这些息肉往往比那些没有消退的息肉小[3]。较大的息肉更容易导致异常子宫出血。对切除息肉病理学的回顾性研究表明，发生恶性肿瘤的可能性 < 5%，可能接近 0.5%[1]。在一个大的队列中，在绝经前妇女的子宫内膜息肉中很少发现异型性或癌[4]。

服用他莫昔芬的妇女可观察到子宫内膜息肉及其他异常情况。这些息肉更可能涉及腺体的囊性扩张、腺体周围的基质凝结和被覆上皮的鳞状化生[5]。尽管子宫内膜恶性肿瘤也可能通过这种药物刺激发生，但这些息肉与子宫内膜恶性肿瘤是有区别的，息肉可以是良性的。与他莫昔芬无关的子宫内膜息肉的发病率在生育年龄随年龄增长而增加；然而，目前尚不清楚发病率是在绝经后几年达到峰值还是下降[1]。绝经后妇女子宫内膜息肉更可能是恶性的，高血压与恶性风险增加有关[4]。

即使在没有异常子宫出血的情况下，不孕妇女也可能发现子宫内膜息肉。据报道，不孕症妇女无症状子宫内膜息肉的发病率在 10%~32%[6,7]。由于循环中雌激素对子宫内膜息肉发生了影响，不孕人群中出现的较高发病率可能与先前 COH 周期相关的高雌激素血症有关。一项对 224 名接受宫腔镜检查的不孕妇女进行的前瞻性研究表明，息肉切除术的妊娠率为 50%[8]。COH 前进行的定期宫腔镜评估和治疗已被证明是有益的[9]。相反，在 83 名在体外受精 COH 期间被诊断

为子宫内膜息肉并在取出卵母细胞后立即接受宫腔镜检查的患者中，只有 58% 的患者得到了组织病理学证实[10]。尽管这些妇女的妊娠率与其他 IVF 患者相似，但息肉患者的自发性流产率似乎更高[10]。

一些参数的阈值，如息肉的大小和数量对不孕或流产风险升高的影响尚未得到很好的描述及证实。尽管如此，迄今为止的证据表明，有针对性地切除子宫内膜息肉以优化生育的结果需谨慎。

13.1　诊断

如果检查结果不理想或怀疑卵巢肿物，盆腔超声检查可能有助于诊断解剖异常。盆腔超声检查是评估子宫轮廓、子宫内膜厚度和卵巢结构的最佳技术[11]（图 13-1 和图 13-2）。对于肥胖妇女而言，使用阴道探头传感器更能够评估子宫内膜和卵巢疾病。由于子宫内膜厚度随月经周期的变化而变化，子宫内膜厚度的测量在绝经前女性明显低于绝经后女性[12]。子宫超声造影尤其有助于发现宫腔内异常，如息肉或黏膜下肌瘤[12]。尽管这些超声技术有助于显示宫内病理，但需要进行组织学评估以排除恶性肿瘤[12]。

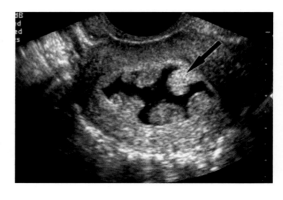

图 13-1　超声子宫造影显示多发性息肉

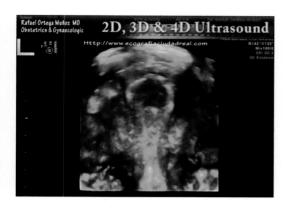

图 13-2 子宫内膜息肉的三维超声图像

子宫内膜息肉是不孕症患者最常见的宫腔内表现。

13.2　管理

虽然子宫内膜息肉可以通过盲刮术去除，但许多息肉会被遗漏[13-16]。因此，已知或可疑的子宫内膜息肉可以通过宫腔镜引导进行更好地治疗，这通常可以在诊所或门诊使用局部麻醉进行。宫腔镜可用于评估盲刮术或使用抓钳的结果，或最好使用适当的操作鞘，以使用小口径剪刀或抓钳进行定向切除。对于较大的息肉，可使用子宫切除镜切断息肉根部或粉碎息肉。

13.3　宫腔镜检查与息肉切除术

事实证明，刮宫术是一种低效率的盲法。宫腔镜下息肉切除术带来了极大的方便和效率。

与在手术室或门诊手术中心使用全身麻醉相比，在门诊使用小口径宫腔镜进行息肉切除为患者提供了清醒手术的好处和更低的风险。然而，宫腔镜手术需要超出基本诊断程序所需的手术技能。

13.4　息肉切除术

13.4.1　手术器械定位

将手术器械放置在视野中，可以根据息肉附着于子宫壁的大小和位置确定最佳操作角度。一般来说，最好的方法是与子宫壁平行，手术器械与息肉根部成直角。这种方法最大限度地增加了器械可接触到的组织数量，并为宫腔镜远离子宫壁的移动创造了最佳支点。务必记住的一点是必须将器械和宫腔镜一起移动（图 13-3）。

当手术器械横切息肉底部时，通过使用器械/宫腔镜并平行和远离子宫壁伸展附着部位，可以暴露剩余的附着组织。此操作将于附着处横切露出底部。

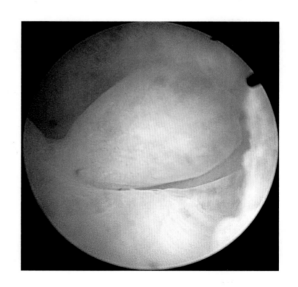

图 13-3 带蒂侧壁子宫内膜息肉

13.4.2　息肉大小

　　如果息肉明显大于宫颈内口、宫颈管或宫颈外口的直径，则从子宫分离后移除息肉可能具有挑战性。因此，息肉切除术的方案制定必须包括组织取出方法。理想情况下，如果息肉被完整地分离，在切除时保持其完整是病理评估的首选。然而，特殊的情况下要根据实际情况最终决定如何完全切除息肉。

　　如有必要，可将大息肉分块切除，这需要将息肉分段横切成单独的部分（图 13-4 和图 13-5）。与子宫完全分离前的近全节段横断使组织在穿过宫颈管时符合宫颈尺寸。拉扯时轻轻地连续旋转组织有时有助于进一步收缩组织以进行切除。

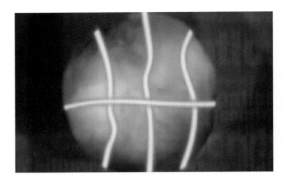

图 13-5　有时需要分隔成更多的节段，以使其在取出时符合宫颈的尺寸

　　使用已知的测量值，如宫腔镜鞘的直径或手术器械尖端之间的距离进行估算。这将在切除过程中直接和渐进性地测量可视化下的息肉大小。大多数息肉从宫腔取出后都可用小毫米尺测量。

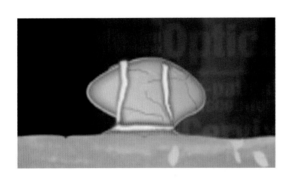

图 13-4　一个大的子宫内膜息肉有时会被分割为几个部分进行切除。高亮的线显示了分段的横断面

13.4.4　息肉质地

　　息肉组织质地在几个方面很重要。致密组织需要更锋利的剪刀等工具才能切除，较钝的器械可能效率不高甚至完全不够用。致密组织通常需要更多的时间进行横切，因为它不像柔软组织那样可以用宫腔镜或器械进行操作。致密组织可能不像类似大小但更柔软、更顺应的组织那样容易顺应宫颈开口（图 13-6）。

　　电钩是抓取致密组织的最佳工具，因为该工具的尖端张开，能够穿透致密组织，以实现牢固的抓握。脆性组织通常是异常的标志，如增生或癌，在切除过程中，应特别注意需保持组织的完整性。脆性的组织或软息肉最好用抓具去除，抓具的锯齿状颚比细齿抓具能更轻柔地握住组织，因为后者的尖端很容易撕裂脆弱或质软的组织。

13.4.3　宫腔镜下息肉大小的评估

　　有几种方法可以估计子宫内膜息肉的大小，但放大视野后可能会不准确。由于放大，息肉大小的估计值通常比实际大得多。可以

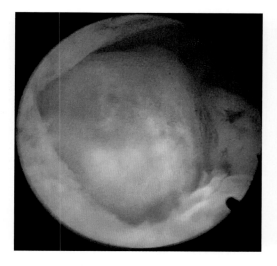

图 13-6 致密型子宫内膜息肉

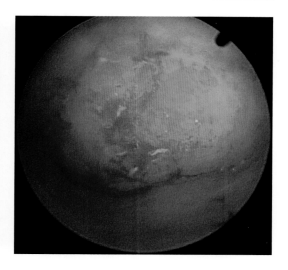

图 13-7 无蒂侧壁息肉

13.4.5 息肉附着

13.4.5.1 无蒂息肉

蒂宽和无蒂息肉通常附着在息肉最宽的部位。与带蒂附着相比，更大面积的附着需要更多的横切（图 13-7）。这种无蒂附着需要一种技术，在横切后从子宫壁提起组织，以持续暴露息肉的蒂部。一旦分离，根据组织密度和尺寸，可依据其他息肉的切除方式将其切除。

13.4.5.2 宽基底息肉

宫底附着的息肉给组织切除带来了额外的困难。因此，宫腔镜的轴线和手术器械应与组织切除平面成直角。与附在侧壁、前壁或后壁上的息肉不同，底壁阻碍了用剪刀横切组织，因此必须使用刀尖。建议使用钝剪刀进行宫底病变组织切除，以避免尖头器械

可能造成不必要的组织损伤。使用宫腔镜 / 器械将息肉根蒂部暴露出来，将组织向下拉离宫底。只需使用剪刀的尖端进行小切口，即可将组织从子宫壁上取下（图 13-8）。

13.4.6 息肉取出

通过以下步骤可以更容易地抓取组织并取出。首先，通过宫腔镜密切控制液体的流入和流出。小的组织块如果与子宫壁完全分离，将在宫腔内的液体中漂浮和旋转，可以显著观察到其移动。通过减少流入或完全关闭通道，减少其流动性，更容易掌握病变组织的清除情况。同时在取出过程中暂时关闭流出液将保持膨宫以便于观察。

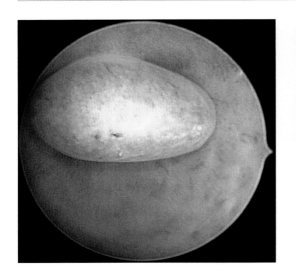

图13-8　带蒂宫底息肉的宫腔镜检查

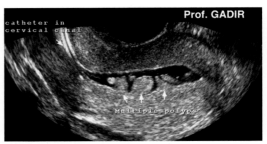

图13-9　超声图像显示宫腔内多发性息肉

13.4.7　多发性息肉

　　如果有多个息肉，建议尽可能多地横切，在每个息肉上留下一个小的附着点。除非确有必要，否则最好不要改变手术通道中的器械类型。

　　在检查过程中，器械可能变为抓取器械。当有许多息肉时，可能需要多次置入和取出宫腔镜。根据息肉的大小和密度，持钳等器械可能有助于一次抓取多个息肉进行切除（图13-9）。

　　第二，让息肉仅由一小块组织附着，将息肉保持在适当位置，以便随后抓取和移除。在这种情况下，息肉与子宫壁的最终分离只需轻轻扭转或拉动取出器械即可。这通常比等待自由漂浮的碎片沉降所需的时间更少。

　　第三，一旦手术器械抓住组织，将组织固定在器械中，取出宫腔镜，并将其作为一个整体从宫腔和宫颈中取出，即可完成。

　　息肉直径小，一般不能通过宫腔镜手术通道取出，还必须考虑息肉的大小与宫颈直径和组织密度的关系，以便组织易于取出。

　　应尽量在息肉最狭窄处抓住并切除息肉。首先将息肉边缘拉入宫颈管。使得息肉在宫颈处拉长，可提高成功切除的可能性。

　　最后，如果流入通道未事先关闭，则应在宫腔镜取出期间关闭。很多时候，由于液体的急流会导致丢失已抓取的样本。

13.5　术后出血

　　息肉切除术后经常出血，但大量出血并不常见。

　　膨宫引起的宫内压力通常为轻微出血提供压迫止血作用。连续流动宫腔镜会平衡流入和流出，以充分提供填塞物，同时保持视野中没有血液。在手术结束时，可以通过减少液体流入和观察检测有无出血等来降低宫内压力。

需要特别注意的是，由于宫腔镜放大，出血量往往被高估。一旦宫腔排出液体并允许其收缩，出血可能不会明显。如果使用电外科器械进行息肉切除，通常可以避免出血。若患者几天内有轻微出血伴有轻度至中度腹痛，建议可以使用非处方止痛药。

要点

1. 子宫内膜息肉是子宫内膜黏膜层的外生长物，潜伏期较长。

2. 即使没有异常子宫出血，不孕妇女也可能存在子宫内膜息肉。

3. 在既往不明原因不孕妇女中，无论息肉的大小和数量如何，息肉切除似乎都能提高生育能力并增加妊娠率。

4. 迄今为止的证据表明，需谨慎进行以生育为目的的选择性子宫内膜息肉切除。

5. 子宫超声造影尤其有助于发现子宫病变，如息肉或黏膜下平滑肌瘤。

6. 尽管子宫内膜息肉可以通过刮宫术去除，但很多都被遗漏了。因此，宫腔镜引导下对已知或疑似子宫内膜息肉的治疗更为成功。

7. 在门诊可以在患者清醒状态下使用小口径宫腔镜进行息肉切除术，比使用全身麻醉的风险更低。

8. 最佳切除病变组织的方法是与子宫壁平行，手术器械以直角进入息肉根部。

9. 如有必要，大息肉须分块切除。这需要将息肉分段横切成单独的碎片。

10. 致密组织通常需要更多的时间进行横切，因为它不像质软组织那样容易通过宫腔镜或器械进行操作。

11. 息肉根蒂部位需要在横切后将组织从子宫壁上提起，以持续暴露息肉根部。

12. 宫底壁阻碍了用剪刀横切组织，因此必须使用刀尖。建议使用钝头剪刀去除宫底息肉。使用宫腔镜 / 器械将息肉根部暴露出来，将组织向下拉离宫底，并连续切割以分离组织。

13. 息肉直径小，一般不能通过宫腔镜手术通道取出。还须考虑息肉的大小与宫颈直径和组织密度的关系，以使息肉易于取出。

14. 如果有多个息肉，则建议尽可能多地横切，使每个息肉上带有小块附着部位的组织。

15. 膨宫引起的宫内压力通常为轻微出血提供压迫止血作用。

16. 由于宫腔镜放大，出血量往往被高估。

17. 告知患者几天内会有轻微出血，可能会有轻度至中度腹痛，可使用非处方止痛药。

参考文献

[1] Ryan GL, Syrop CH, Van Voorhis BJ. Role, epidemiology, and natural history of benign uterine mass lesions. Clin Obstet Gynecol. 2005;48:312–324.

[2] Clevenger-Hoeft M, Syrop CH, Stovall DW, et al. Sonohysterography in premenopausal women with and without abnormal bleeding. Obstet Gynecol. 1999;94:516–520.

[3] DeWaay DJ, Syrop CH, Nygaard IE, et al. Natural history of uterine polyps and leiomyomata. Obstet Gynecol. 2002;100:3–7.

[4] Savelli L, De Iaco P, Santini D, et al. Histopathologic features and risk factors for benignity, hyperplasia, and cancer in endometrial polyps. Am J Obste Gynecol. 2003;188:927–931.

[5] Hann LE, Kim CM, Gonen M, et al. Sonohysterography compared with endometrial biopsy for evaluation of the endometrium in tamoxifen-treated women. J Ultrasound Med. 2003;22:1173–1179.

[6] Nagele F, O'Connor H, Davies A, et al. 2500 outpatient diagnostic hysteroscopies. Obstet Gynecol. 1996;88:87–92.

[7] Shalev J, Meizner I. Bar–Hava I, et al. predictive value of transvaginal sonography performed before routine diagnostic hysteroscopy for evaluation of infertility. Fertil Steril. 2000;73:412–417.

[8] Shokeir TA, Shalan HM, El–Shafei MM. Significance of endometrial polyps detected hysteroscopically in eumenorrheic infertile women. J Obstet Gynaecol Res. 2004;30:84–89.

[9] Mooney SB, Milki AA. Effect of hysteroscopy performed in the cycle preceding controlled wovarian hyperstimulation on the outcome of in vitro fertilization. Fertil Steril. 2003;79:637–638.

[10] Lass A, Williams G, Abusheikha N, et al. The effect of endometrial polyps on outcomes of in vitro fertilization (IVF) cycles. J Assist Reprod Genet. 1999;16:410–415.

[11] Dubinsky TJ. Value of sonography in the diagnosis of abnormal vaginal bleeding. J Clin Ultrasound. 2004;32:348–353.

[12] Goldstein SR. Menorrhagia and abnormal bleeding before the menopause. Best Pract Res Clin Obstet Gynaecol. 2004;18:59–69.

[13] Gimpelson RJ, Rappold HO. A comparative study between panoramic hysteroscopy with directed biopsies and dilatation and curettage: a review of 276 cases. Am J Obstet Gynecol. 1988;158:489–492.

[14] Loffer FD. Hysteroscopy with selective endometrial sampling compared with D&C for abnormal uterine bleeding: the value of a negative hysteroscopic view. Obstet Gynecol. 1989;73:16–20.

[15] Crescini C, Artuso A, Repetti F, et al. Hysteroscopic diagnosis in patients with abnormal uterine hemorrhage and previous endometrial curettage. Minerva Ginecol. 1992;44:233–235.

[16] Brooks PG, Serden SP. Hysteroscopic findings after unsuccessful dilatation and curettage for abnormal uterine bleeding. Am J Obstet Gynecol. 1988;158:1354–1357.

译者：邸丝雨
校译：李　娜

子宫黏膜下肌瘤与宫腔镜 14

尼罗什·乌内什·巴尔卡瓦德

14.1 概述

平滑肌瘤，通常称为肌瘤，是女性生殖系统最常见的良性肿瘤[1]。目前认为该病是由雌激素和孕激素引起的，因为这些激素会促进肿瘤的生长。因此，肌瘤在月经初潮前很少发生，绝经后发病率降低。

肌瘤的确切发病率尚不清楚，因为大多数患者并无症状。美国的一项研究显示，在随机选择的绝经前妇女（既往无肌瘤病史）中约51%的患者超声检查诊断为子宫肌瘤[2]。25%的患者有临床表现，20%~70%的女性（以及80%以上的黑人女性）有无症状肌瘤[3, 4]。

肌瘤是生育年龄妇女最常见的子宫肿瘤，在该年龄段的发病率为20%~50%[5]。20%~40%的育龄妇女和11%~19%的围绝经期妇女患有肌瘤[6]。不同的研究显示，在印度育龄女性肌瘤的患病率为11%~50%[7,8]。在不孕症和RPL患者的患病率较高。

黏膜下肌瘤很可能起源于子宫肌层的交界区（junctional zome, JZ）。JZ厚度在整个月经周期中是变化的。JZ肌细胞的雌激素和孕激素受体呈周期性的变化。

黏膜下肌瘤，尤其是多发性黏膜下肌瘤，可能通过对子宫腔解剖结构的改变来影响胚胎的植入及妊娠结局[9]。直径大于30 mm且位于子宫后壁的肌瘤其妊娠失败率明显增高[10]。

根据欧洲妇科内镜学会（ESGE）的分类系统[11]对黏膜下肌瘤进行术前评估，如图14-1和14-2所示。

0型
- 完全位于子宫腔内
- 无肌层内生长（带蒂）

I型
- < 50% 肌壁间生长（无蒂）
- 肌瘤表面与子宫腔夹角 < 90°

II型
- ≥ 50% 肌壁间生长（无蒂）
- 肌瘤表面与子宫腔夹角 ≥ 90°
- 修改自瓦姆斯特·克（Wamsteker K）等（1993 年）

尼罗什·乌内什·巴尔卡瓦德
印度浦那绿洲生育中心
印度海得拉巴绿洲人类胚胎学和生殖医学学校生殖医学和内窥镜检查中心

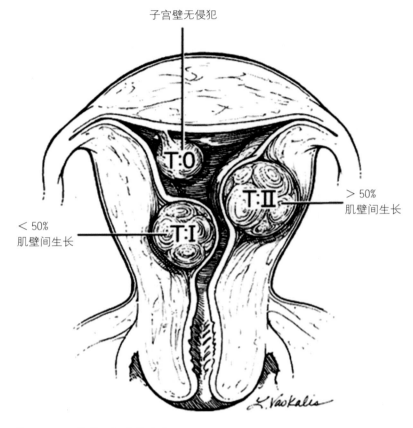

图14-1 黏膜下肌瘤的分类

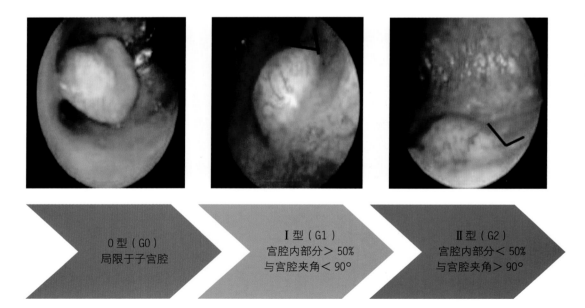

图14-2 不同类型黏膜下肌瘤的宫腔镜下所见

14.2 FIGO 器质性 / 非器质性病因子宫肌瘤分类[12]（图14-3）

拉斯马（Lasmar）的分类系统 – W 分类系统（表 14-1 和表 14-2）：该系统可用于预测围术期的结局，如通过宫腔镜手术完成肌瘤切除的可能性和液体负欠量。使用 STEP W 分类法对黏膜下肌瘤进行分类，与 ESGE 分类法相比，其更能预测宫腔镜手术是否能够完整切除黏膜下肌瘤。

一些研究结果证实，与标准 ESGE 分类相比，新分类方法为宫腔镜子宫肌瘤切除术的困难程度提供了更多有价值的参考[14,15]。目前，没有足够的数据说明哪种分类方法是最好的。然而，这些分类对于临床评估肌瘤、制订手术方式和预测围术期的结局是非常有用的。

14.3 临床特征

一般认为，HMB、不孕症和复发性流产的症状主要是由病灶所引起的宫腔变形所致。患者就医最常见的原因是月经紊乱（37.7%），包括月经过多、周期不规律或闭经[7]。其他症状包括非周期性疼痛、腹部隆起、性交痛或盆腔压迫症状、膀胱或肠道功能障碍[3,16]。

另外还与生育问题有关，包括不孕症、妊娠并发症和流产以及不良的产科结局[17]。

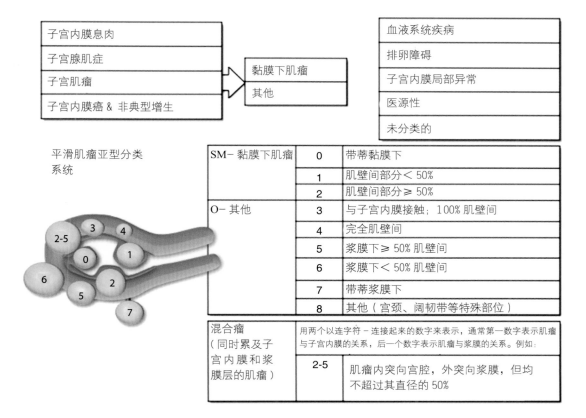

图 14-3 FIGO 器质性 / 非器质性病因分类系统

表 14-1   黏膜下肌瘤的术前分型[13]

分数	最大肌瘤直径 S	肌瘤在内膜表面的延伸 T	沿宫壁的位置（第三） E	肌壁间部分 P	宫壁 W
0	2 cm	1/3	下段	0	A/P
1	2~5 cm	1/3 至 2/3	中段	< 50%	Lat
2	>5 cm	2/3	上段	≥ 50%	
总分					

STEPW（直径，解剖，延伸，肌壁间部分，宫壁）分型系统
总分_____1_____1_____1_____1_____

表 14-2   评分系统[13]

分数	分组		治疗方式选择
0~4	I	低度复杂	宫腔镜肌瘤切除
5~6	II	高度复杂	宫腔镜肌瘤切除
			考虑 GnRH 治疗
			分两次切除肌瘤
7~9	III		考虑宫腔镜手术的替代方案

14.3.1   子宫黏膜下肌瘤与不孕

由于肌瘤的大小、位置和数量会影响生育力，因此肌瘤的发病机制也会影响生育力！

• 物理因素—

目前认为肌瘤对精子、卵子或胚胎运输的物理阻抗是影响生育力的一种机制，但这本身不太可能是唯一的机制。

• 子宫收缩改变—

在卵泡早期从宫底到宫颈的子宫收缩频率增加，而在排卵期和黄体期是从宫颈到宫底的相反方向的收缩[18]。肌瘤影响子宫肌层的收缩性并诱发慢性炎症反应，这两种反应都会导致胚胎植入困难[19]。一项研究表明，MRI 检查为壁内肌瘤的患者，其黄体期子宫蠕动加速（3 分钟内蠕动 ≥ 2 次），该患者进行肌瘤切除术后恢复了生育力[20]。

• 细胞因子—

某些子宫内细胞因子被认为与着床和早期胚胎发育有关。研究表明，取黏膜下肌瘤患者黄体期的宫腔冲洗液，检测到这些细胞因子成分减少[21]。

• 遗传因素—

现已证明子宫内膜 HOXA10、HOXA11 和 BTEB1 的基因表达可调节子宫内膜的容受性。子宫内膜 HOXA10 的减少或缺失会引起胚胎植入失败而导致不孕[22]。拉科（Rackow）等证明在黏膜下肌瘤（FIGO 0-2 型）并发不孕的妇女，其卵泡期这些基因的浓度显著降低。有趣的是，这些基因表达减少存在于整个子宫腔，而不仅仅是在黏膜下肌瘤表面覆盖的子宫内膜[23]。统计学结果提示，经子宫肌瘤切除术治疗后的黏膜下肌瘤患者的生育力显著提高[24]。

14.3.2   子宫黏膜下肌瘤与月经过多

一些研究的观点认为，子宫黏膜下肌瘤或其压迫的对侧子宫内膜上的黏膜溃疡可能是出血的原因。然而，宫腔镜检查时很少见到这种情况。

研究表明，子宫内膜的增生性变化是过量出血的原因[25]。其他原因包括子宫内膜面积增大和肌瘤压迫引起的静脉充血。

在大多数情况下，子宫内膜止血的机械或分子机制似乎受到了干扰。不幸的是，目前还没有对这些假设进行充分的研究。在少数病例中，肌瘤周围的血管系统可能是出血的来源。

14.3.3　子宫黏膜下肌瘤与痛经

已证明继发性痛经与子宫黏膜下肌瘤相关。由于子宫有排出宫腔内异物的功能，由此而引起的宫缩是最有可能引起疼痛症状的原因。

14.3.4　子宫黏膜下肌瘤与流产

子宫黏膜下肌瘤通常与早孕流产的风险增加相关[26]。

确切原因尚不清楚，但从组织学上看，覆盖在子宫黏膜下肌瘤表面及肌瘤对面的子宫内膜显示腺体萎缩，这可能不利于胚胎的着床和营养供给[27]。

14.4　诊断

各种诊断技术可用于子宫黏膜下肌瘤的诊断及治疗方式的确定。一项 Cochrane 系统回顾研究显示超声造影（SIS）和宫腔镜检查对黏膜下肌瘤的诊断是等效的，两者都优于TVUS[28]。

- 经阴道超声（TVUS）—经阴道超声诊断肌瘤的敏感性平均为 94%（范围为 62%~100%），特异性为 98%（PPV 82%~90%，NPV 96%~98%）[29]。
- 超声造影（盐水灌注超声子宫造影—SIS）—在进行超声检查之前，用 0.9%的氯化钠作为造影剂填充子宫腔。这种检查方式可看到更多宫腔和宫壁的情况。可以测量肌瘤和浆膜之间的距离，有助于制订手术方式[30]。
- 宫腔镜检查—认为是诊断宫腔病变的金标准。敏感性和特异性与 SIS 几乎

相同。
- 子宫输卵管造影（HSG）—在检测宫腔异常方面可靠性低，假阳性率高达32%。
- MRI—由于资源有限及成本高额，使MRI 的使用受到了限制。因此，仅在复杂的微创手术（如大的 Ⅱ 型肌瘤）时考虑这个检查方式。

14.5　非手术治疗

- 期待疗法
- 药物治疗
- 子宫动脉栓塞术

这部分内容超出了本章的范围，本章主要的内容是宫腔镜与子宫黏膜下肌瘤。

14.6　宫腔镜下子宫肌瘤切除术

从历史上看，到目前为止，最常用的宫腔镜技术是利用改良的泌尿外科电切镜进行的经宫颈电切镜子宫肌瘤切除术（TCRM），

表 14-3　宫腔镜下切除子宫肌瘤的三种基本方法

机械法	切割柄（主要用于通过宫颈脱出的黏膜下肌瘤）（图 14-5）
电切术（使用电切镜）	使用电切器，通常是双极电能，也可以使用单极能量。用于 Ⅱ 型肌瘤和部分 Ⅲ 型肌瘤（图 14-4）
双极汽化®	双极能量汽化和切除。主要用于小病灶
宫腔镜旋切术	使用快速切割刀片和组织碎片吸出技术
激光切割	汽化
	粉碎
	切割
	溶解

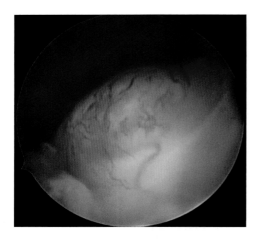

图 14-4　ESGE I 型黏膜下肌瘤

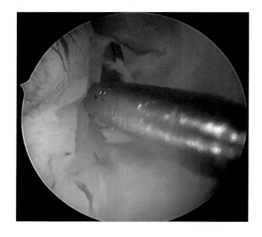

图 14-5　机械性去除一小的 0 型黏膜下肌瘤剪除术

首次报道于 1976 年[31]。

宫腔镜下子宫肌瘤切除术有助于恢复宫腔大小，从而改善生育力。在术前谈话时，必须告知患者子宫内膜损伤和宫腔粘连的风险及其对受孕和妊娠结局的后续影响。

宫腔镜下子宫肌瘤切除术的方式—宫腔镜下切除子宫肌瘤有三种基本方法：粉碎术、电刀环切术和汽化术。

14.6.1　术前准备

- 知情同意，患者权益。

- 病史 / 体格检查、工作史、所有既往的体检及结果。
- 目前及既往药物反应史。
- 确认禁食。
- 气道评估。

14.6.2　术中检查

- 术前核对
- 用药记录
- 每隔 5 分钟记录一次生命体征
- 血压
- 脉搏
- 血氧饱和度
- 吸气末二氧化碳

非甾体抗炎药的使用：双盲安慰剂试验显示使用药物后术后疼痛明显减轻，术中不适感无明显改善。

宫颈成熟：有中等质量的证据表明，在宫腔镜检查前使用米索前列醇进行宫颈成熟比安慰剂或不处理更有效，并且术中并发症更少，包括宫颈撕裂伤和假道形成（Cochrane）。

选择在手术前一晚睡前口服或阴道内放置米索前列醇 200~400 微克。如果怀疑宫颈非常紧，可在术前 2 天开始上述方案[32-34]。

预防性抗生素：除有盆腔炎病史的子宫肌瘤宫腔镜切除术外，通常不使用预防性抗生素[35]。

子宫内膜准备：虽然在大多数情况下，进行子宫内膜准备可能会减少术中出血量，并能更容易、更完整地切除黏膜下肌瘤，但可选择在卵泡期安排手术或通过 MVA 清除子宫内膜来达到子宫内膜准备的目的。

GnRH 主要用于大型黏膜下肌瘤，或在

需要分次切除的黏膜下肌瘤第一次手术后使用[36]。

GnRH 预处理的指征：
- 生育力低下
- 肌瘤直径≥ 4 cm
- 肌瘤位于宫腔中的不利位置，例如宫角。
- 出血导致的贫血。
- Ⅱ型黏膜下肌瘤。

宫颈内注射加压素：加压素是一种神经垂体激素，可引起子宫和其他部位的平滑肌及血管收缩。

RCT 研究显示，宫腔镜检查时，在宫颈 3 点和 9 点处各注射 10 mL（总共 20 mL）的加压素稀释溶液（4U 加压素加入 80 mL 生理盐水中），可显著降低宫颈的张力，但宫颈损伤的发生率无差异，而且加压素可以通过促进子宫收缩来减少液体的吸收[37]。

技术：使用低电压（"切割"）电流激活电极进行环形电外科切除，从而重复切割肌瘤"条带"（图 14-6），定期停顿以去除组织碎片。大体积电外科汽化是由一个大面积电极通过低压电流激活以汽化相对较大体积的组织而形成的。已证明，使用电极汽化

可显著减少液体的吸收[38]。

应只切除肌瘤，而不切除邻近的子宫内膜组织。切除部分肌瘤后，肌瘤的壁内部分突向宫腔。电切环通常可用于将肌瘤与假包膜分离。使用 80~100 W 的切割模式，可顺利切割肌瘤。切除应始终从一侧开始，水平移动至另一侧。切除肌瘤的腔内部分后，壁内部分通常会突向宫腔。反复增加和降低宫内压力通常会将壁内部分推入宫腔，便于切除（静水按摩）。大的黏膜下肌瘤可以分次进行手术，初次手术之后可以使用 GnRH-a 治疗。

电切镜的优点：
- 单极和双极
- 更便宜
- 即使是深部黏膜下肌瘤也可以使用
- 其他疾病，如子宫内膜息肉、子宫纵隔等也可以处理

缺点：
- 学习曲线比较长
- 大的黏膜下肌瘤需要反复进出宫腔
- 进入、切割、取出、再进入（ICRRI）的循环操作是造成宫颈管狭窄的一个主要原因
  – 更新的方法

14.6.3　Versapoint 系统

优点：
- 盐水环境自动将电外科电流从活性电极转移到分散电极，以防止意外的能量通路。
- 提高切除速度和双极技术的安全性。
- 4.0 mm 的双极电切环比 2.5 mm 的环在切割模式下切除的组织可多 77%。

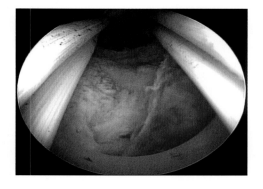

图 14-6　宫腔镜下双极切除子宫黏膜下肌瘤

14.6.4 并发症

多发性子宫黏膜下肌瘤切除术后宫腔粘连更为常见。因此在切除多发黏膜下肌瘤后，若有生育要求，应考虑二次宫腔镜检查和适当的宫腔粘连松解术。

14.6.4.1 创伤

子宫穿孔伴或不伴邻近器官损伤均可发生，尤其是在没有经验的外科医生或黏膜下肌瘤较大的情况下。如果使用能源电极操作时出现子宫穿孔，则必须排除肠道损伤，除非可证明无肠管损伤，否则建议进行腹腔镜或开腹手术[39]。

14.6.4.2 液体潴留

子宫穿孔和宫颈损伤的发生率为0.7%~0.8%，通常发生在宫颈扩张期间，有时发生在切除纵隔、宫腔粘连或大型黏膜下肌瘤。危险因素包括宫颈狭窄、严重的子宫前倾或后屈、肌瘤引起的宫颈管变形和粘连。

尖锐的或电外科器械造成的损伤可能需要诊断性腹腔镜检查，以确定出血或内脏的损伤。应使用1-0可吸收线缝合出血的裂孔，以预防未来怀孕期间潜在的子宫破裂风险。用电外科器械操作时的穿孔需要立即进行腹腔镜或开腹探查。含电解质的液体很少出现液体超负荷。非电解质、低张介质是非导电的，可能与低钠血症、高血容量、低血压、肺水肿、脑水肿和心血管衰竭有关[40]。

每1 L低渗介质可致血清钠降低10 mmol/L。如果患者的血清钠水平低于120 mmol/L，则有脑水肿、癫痫发作甚至死亡的风险。

如果液体出入量相差超过1 500 mL或血清钠水平低于125 mg/L，应停止手术。

预防—

无论使用单极或双极，压力应保持在100~120 mmHg以下，以避免过度的水吸收。

目标：

- 防止过度吸收；
- 早期识别液体过度吸收；
- 选择最不可能引起液体过度吸收的膨宫介质。

14.6.4.3 出血

如果术后持续出血，可使用12号Foley导管球囊填充15~20 mL液体进行宫腔填塞，做好子宫动脉栓塞准备。

14.6.4.4 感染

盆腔疼痛、发热、局限性下腹部疼痛和宫颈举摆痛。可用头孢菌素＋阿米卡星＋甲硝唑进行治疗。

14.7 建议

14.7.1 基础理论

引起宫腔变形的黏膜下肌瘤对生育有不利影响。宫腔镜下子宫肌瘤切除术后的妊娠率为17%~77%。对于反复流产和黏膜下肌瘤的患者，手术增加了存活妊娠结局的概率。

14.7.2 建议

（摘自全球宫腔镜大会的共识声明）[41]
对于有生育需求或目前有不孕的妇女，当有

3 个或 3 个以上黏膜下肌瘤时，或者其他的进行宫腔镜下肌瘤切除术可能损害大部分子宫内膜（B 级）的情况下，应考虑进行经腹的黏膜下肌瘤切除术。

对于近期有生育需求，并且有 ≥ 1 个的无症状子宫黏膜下肌瘤直径 ≥ 15 毫米，建议宫腔镜下子宫肌瘤切除术。

0 型和 I 型黏膜下肌瘤可能一次手术完全切除；而 II 型黏膜下肌瘤可能需要进行多次手术。

宫腔镜下子宫肌瘤切除术治疗黏膜下肌瘤之前，对于肌瘤直径 ≥ 15 毫米的患者，可考虑采用药物治疗，以诱导子宫内膜萎缩和缩小肌瘤的大小[41]。

14.8　禁忌证

14.8.1　绝对禁忌证

- 缺乏经验的外科医生
- 妊娠
- 不熟悉设备的医生
- 急性盆腔炎
- 生殖道恶性肿瘤
- 完全壁内或浆膜下的肌瘤

14.8.2　相对禁忌证

肌瘤 >3 cm 以及 >50% 在肌壁间。

14.9　宫腔镜粉碎器

2005 年，Emanuel 和 Wamsteker 报道了使用机械性宫腔镜粉碎器去除子宫内膜息肉和子宫肌瘤。FDA 已批准的是 TruClear、MyoSure 和 Symphion[42]。

14.9.1　优点

- 在理论上防止了电外科和低黏度非电解质膨宫介质的风险。
- 克服了肌瘤切除术中组织取出的问题。
- 可作为避免电外科能量及可能出现的灼伤并发症的选择。
- 防止组织取出器械需要进入和重新进入的周期（ICRRI 周期）。
- 学习曲线缩短。
- 适用于"即看即做"的宫腔镜检查。

14.9.2　缺点

- 相对笨重的"偏置式"宫腔镜手术设备。
- 宫腔镜粉碎机会受到侧切窗的限制，侧切窗的设计比较适合在宫腔的下 2/3 段进行操作，宫底和宫角部的操作会受限。
- 机械系统与宫腔压力降低有关。
- 价格昂贵。

MyoSure：MyoSure®（图 14-7）组织切割系统使用的是带有小型刀片的探头，刀片由机电驱动系统供电，可同时旋转和往复移动切割器，快速切除肌瘤和息肉。它具有每分钟 1.5 g 的快速切割速度，可以在真空罐中完整切除组织（因为没有使用射频能量）。这种独特的切割器连接一个真空源，该真空源可连续抽吸切除的组织。通过外管中的侧向切割窗口完成，该窗口限制了组织切除的

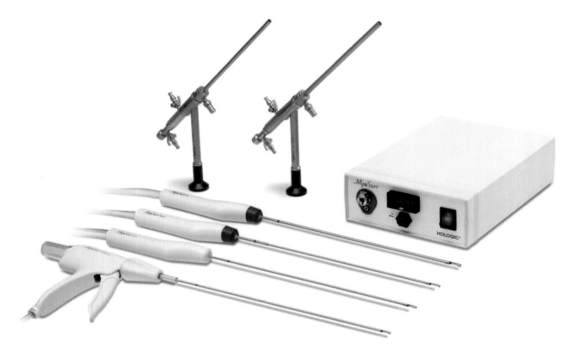

图14-7 MyoSure 装置

深度，因此减少了子宫穿孔的机会。当设备未切割时，切割窗口自动关闭，以防止膨宫压力的消失。

14.10 激光

使用宫腔镜激光能量切除黏膜下肌瘤是一种新的治疗选择[43]。

当不能取出组织时，宫腔镜下用激光剜除整个黏膜下肌瘤，使肌瘤游离于宫腔内是一种可行且安全的治疗选择。

患者于术前至少6周口服去氧孕烯75 μg/d，促使子宫内膜萎缩。肌瘤切除采用高功率980 nm半导体激光，1 000 μm金刚石探针。该手术操作可在门诊进行，无须麻醉。切除的肌瘤无血运，逐渐开始坏死，变得光滑从而排出，不会引起严重的不适症状。宫腔镜检查后的60~90天内进行经阴道超声

检查，以评估宫腔内是否存在肌瘤。这项研究显示患者的满意度非常高，证明在不久的将来是一种很好的治疗模式[43]。

要点

- 子宫黏膜下肌瘤占所有平滑肌瘤的5%。

- 对于子宫黏膜下肌瘤，经阴道超声是目前最好和最常用的一线影像技术（B）。在计划进行手术的患者，超声造影在某些情况下可能会有所帮助。

- 宫腔镜切除术是治疗症状性子宫黏膜下肌瘤的金标准。特别是直径<4 cm的子宫黏膜下肌瘤应优先考虑通过宫腔镜手术切除（B）。

- 术前GnRHa可用于较大的子宫黏膜下肌瘤（A2）。也可用于Ⅱ型子宫黏膜下肌瘤、位置不利的肌瘤、贫血和生育能力低下的患者。

- 当使用低黏度膨宫介质时，应使用自动泵系统计算液体出入量。相差不应超过 1 500 mL。
- 可预防性应用抗生素（C）。
- 严重出血时可考虑使用气囊导管进行宫腔填塞（D）。
- 因为研发了直径更小、更安全的设备，并改进了操作经验，因此越来越多的宫腔镜子宫肌瘤切除术已作为门诊手术进行。
- 宫腔镜下切除子宫黏膜下肌瘤可提高辅助生殖技术的成功率。

参考文献

[1] Lumsden MA, et al. Fibroids: diagnosis and management. BMJ. 2015;h4887:351.

[2] Baird D, et al. High cumulative incidence of uterine leiomyoma in black and white women: ultrasound evidence. Am J Obstet Gynecol.2003;188(1):100–107.

[3] Stewart EA. Uterine fibroids. Lancet. 2001;357(9252):293–8. 5.

[4] Day BD, Dunson DB, Hill MC, et al. High cumulative incidence of uterine leiomyoma in black and white women: ultrasound evidence. Am J Obstet Gynecol. 2003;188(1):100–107.

[5] Elugwaraonu O, Okojie AIO, Okhia O, Oyadoghan GP. The incidence of uterine fibroid amongreproductive age women. IJBAIR. 2013;2(3):55–60.

[6] Garg R. Two uncommon presentation of cervical fibroids People's J Sci Res 2012; 5(2).

[7] Srilatha J, et al. Int J Reprod Contracept Obstet Gynecol. 2017;6(12):5247–5250.

[8] Munusamy MM, et al. Int J Reprod Contracept Obstet Gynecol. 2017;6(12):5596–5601.

[9] Parazzini F, Tozzi L, Bianchi S. Pregnancy outcome and uterine fibroids. Best Pract Res Clin Obstet Gynaecol. 2016;34:74–84.

[10] Bettocchi S, Siristatidis C, Pontrelli G, et al. The destiny of myomas: should we treat small submucous myomas in women of reproductive age? Fertil Steril. 2008;90:905–910.

[11] Wamsteker K, et al Emanuel MH, de Kruif JH (1993) Transcervical hysteroscopic resection of submucous fibroids for abnormal uterine bleeding: results regarding the degree of intramural extension. Obstet Gynecol 82(5):736–740.

[12] Munro MG, Critchley HO, Broder MS, Fraser ISFIGO. Working Group on Menstrual Disorders. FIGO classification system (PALM-COEIN) for causes of abnormal uterine bleeding in nongravid women of reproductive age. Int J Gynaecol Obstet. 2011;113:1–2.

[13] Lasmar, et al. Submucous myomas: a new presurgical classification to evaluate the viability of hysteroscopic surgical treatment—preliminary report. J Minim Invasive Gynecol. 2005;12:308–311.

[14] Lasmar RB, Xinmei Z, Indman PD, Celeste RK, Di Spiezio Sardo A. Feasibility of a new system of classification of submucous myomas: a multicenter study. Fertil Steril 2011; 95(6):2073-2077. doi: https://doi. org/10.1016/j.fertnstert.2011.01.147.Epub 2011 Feb 21.

[15] Xu H, Lin J, Chen XZ, Zhang XM. Evaluation of a self-defined classification of uterine submucous myomas for guiding transcervical hysteroscopic electric resection. ZhonghuaYiXue Za Zhi. 2008;88(1):22–24.

[16] Buttram VC Jr, Reiter RC. Uterine leiomyomata: etiology, symptomatology, and management. Fertil Steril. 1981;36:433–445.

[17] Coronado GD, Marshall LM, Schwartz SM. Complications in pregnancy, labor, and delivery with uterine leiomyomas: a population-based study. Obstet Gynecol. 2000;95:764–769.

[18] Lyons EA, et al. Characterization of subendometrial myometrial contractions throughout the menstrual cycle in normal fertile women. Fertil Steril. 1991;55(4):771–774.

[19] Richards PA, Richards PD, Tiltman AJ. The ultra-structure of fibromyomatous myometrium and its relationship to infertility. Hum Reprod Update. 1998;4(5):520–525.

[20] Yoshino O, et al. Decreased pregnancy rate is linked to abnormal uterine peristalsis caused by intramural fibroids. Hum Reprod. 2010;25(10):2475–2479.

[21] Ben-Nagi J, et al. Endometrial implantation factors in women with submucous

uterine fibroids. Reprod Biomed Online. 2010;21(5):610–615.

[22] Cakmak H, Taylor HS. Implantation failure: molecular mechanisms and clinical treatment. Hum Reprod Update. 2011;17(2):242–253.

[23] Rackow BW, Taylor HS. Submucosal uterine leio-myomas have a global effect on molecular determinants of endometrial receptivity. Fertil Steril. 2010;93(6):2027–2034.

[24] Casini ML, Rossi F,Agostini R, Unfer V.Effects of the position of fibroids on fertility. Gynecol Endocrinol. 2006;22(2):106–109.

[25] Lumsden MA, Wallace EM. Clinical presentation of uterine fibroids. Baillieres Clin Obstet Gynaecol. 1998;12(2):177–195.

[26] Pritts EA, Parker WH, Olive DL. Fibroids and infertility: an updated systematic review of the evidence. Fertil Steril. 2009;91:1215–1223.

[27] Deligdish L, Loewenthal M. Endometrial changes associated with myomata of the uterus. J Clin Pathol. 1970;23:676–680.

[28] Farquhar C, Ekeroma A, Furness S, Arroll B. A systematic review of transvaginal ultrasonography, sonohysterography and hysteroscopy for the investigation of abnormal uterine bleeding in premenopausal women. Acta Obstet Gynecol Scand. 2003;493–504(SR):82.

[29] Schwarzler P, Concin H, Bosch H, et al. An evaluation of sonohysterography and diagnostic hysteroscopy for the assessment of intrauterine pathology. Ultrasound Obstet Gynecol. 1998;11(5):337–342.

[30] Dijkhuizen FP, De Vries LD, Mol BW, et al. Comparison of transvaginal ultrasonography and saline infusion sonography for the detection of intracavitary abnormalities in premenopausal women. Ultrasound Obstet Gynecol. 2000;15(5):372–6. 29.

[31] Neuwirth RS, Amin HK. Excision of submucus fibroids with hysteroscopic control. Am J Obstet Gynecol. 1976;126:95–99.

[32] Preutthipan S, Herabutya Y. A randomized controlled trial of vaginal misoprostol for cervical priming before hysteroscopy. Obstet Gynecol. 1999;94:427–430.

[33] Crane JM, Healey S. Use of misoprostol before hysteroscopy: a systematic review. J Obstet Gynaecol Can. 2006;28:373–379.

[34] Ribeiro A. Use of misoprostol prior to hysteroscopy in postmenopausal women: a randomized, placebocontrolled clinical trial. J Minim Invasive Gynecol. 2008;15:67–73.

[35] ACOG Committeeon Practice Bulletins-Gynecology. ACOG practice bulletin No. 104: antibiotic prophylaxis for gynecologic procedures. Obstet Gynecol. 2009;113:1180–1189.

[36] Donnez J, Schrurs B, Gillerot S, Sandow J, Clerckx F. Treatment of uterine fibroids with implants of gonadotropin-releasing hormone agonist: assessment by hysterography. Fertil Steril. 1989;51:947–950.

[37] Phillips DR, Nathanson HG, Milim SJ, Haselkorn JS. The effect of dilute solution on the force needed for cervical dilatation: a randomized controlled trial. Obstet Gynecol. 1997;89:507–511.

[38] Vercellini P, Oldani S, Yaylayan L, Zaina B, De Giorgi O, Crosignani PG. Randomized comparison of vaporizing electrode and cutting loop for endometrial ablation. Obstet Gynecol. 1999;94:521–527.

[39] Bradley LD. Complications in hysteroscopy: prevention, treatment and legal risk. Curr Opin Obstet Gynecol. 2002;14:409–415.

[40] Ayus JC, Wheeler JM, Arieff AI. Postoperative hyponatremic encephalopathy in menstruant women. Ann Intern Med. 1992;117:891–897.

[41] Laganà AS, et al. Management of asymptomatic sub-mucous myomas in women of reproductive age: A Consensus Statement from the Global Congress on Hysteroscopy Scientific Committee. J Minim Invasive Gynecol. 26(3):381–338.

[42] Emanuel MH, Wamsteker K. The intra uterine morcellator: a new hysteroscopic operating technique to remove intrauterine polyps and myomas. J Minim Invasive Gynecol. 2005;12:62–66.

[43] Haimovich S, et al. Office hysteroscopic laser enucleation of submucous myomas without mass extraction: a case series study. Biomed Res Int. 2015;2015:905204.

译者：张红媛
校译：李　圃

宫腔镜子宫肌瘤电切术： 保留假包膜的生物学及临床影响

15

安德里亚·蒂内利

15.1 概述

子宫肌瘤是女性最常见的生殖道良性肿瘤，发病率较高[1]。在 19~82 岁的女性中，发病率约为 25%，育龄女性的发病率为 20%~30%（图 15-1），妊娠期发病率持续升高，妊娠早期孕妇的发病率约 10.7%[1]。

从解剖学上看，子宫肌层有平滑肌细胞，由动脉、静脉和淋巴管组成的精细网络。肌瘤由紊乱的平滑肌细胞束和不同数量的纤维组织组成[2]（图 15-2）；肌瘤在结构上是坚硬的，其特征是细胞外基质（ECM）的无序成分过度沉积，尤其是 Ⅰ、Ⅲ 和 Ⅳ 型胶原、蛋白多糖和纤维连接蛋白[3]（图 15-3）。在其生长过程中，由于周围组织受到压迫，肌瘤周边逐渐形成一层假包膜，将肌瘤与正常的子宫肌层分开[2]（图 15-4）。

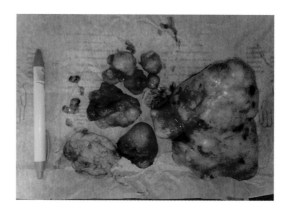

图 15-1 多次开腹肌瘤剔除术中切除的多个大小不等的肌瘤，肌瘤大小可参照笔的长度

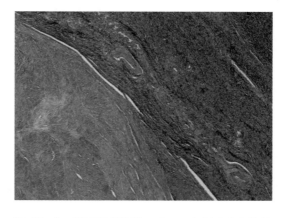

图 15-2 肌瘤组织切片，4×，由左下方紊乱的平滑肌细胞束组成，具有不同数量的纤维组织；右上角显示为子宫肌层

安德里亚·蒂内利

意大利莱切维托法齐医院内镜手术、成像、技术和微创治疗科

意大利斯科拉诺市德利庞蒂医院妇产科

俄罗斯莫斯科多尔戈普律德尼莫斯科物理与技术研究所（国立大学）生物与医学物理学院生物医学学院人体生理学实验室

中国西安交通大学医学院附属第二医院

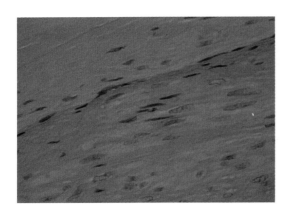

图15-3 以细胞外基质（ECM）的无序成分（尤其是I、III和IV型胶原、蛋白多糖和纤维连接蛋白）过度沉积为特征的肌瘤组织切片（40倍）

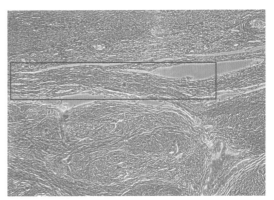

图15-5 组织切片（10倍），肌瘤假包膜（红色框中）位于顶部的子宫肌层和底部的肌瘤中间。

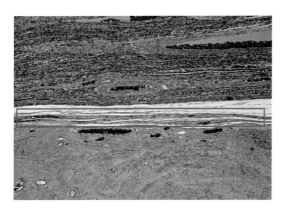

图15-4 组织切片（4倍），肌瘤假包膜（红色框中），位于顶部肌层中部，底部为肌瘤。

15.2 肌瘤假包膜的解剖和生物学

在透射电镜观察的超微结构水平上，假包膜细胞具有类似于肌层的平滑肌细胞特征，表明假包膜是肌瘤压迫的子宫肌层部分（图15-5）[4]。

这种假性包膜会导致子宫肌层发生错位，但不会被破坏，因为子宫结构的完整性和收缩性没有改变[5]。

假包膜富含胶原纤维、神经纤维和血管。将肌瘤固定到肌层的胶原纤维和血管桥偶尔会打破假包膜表面的连续性。这些现象导致肌瘤和假包膜（图15-6）之间以及假包膜和周围肌层之间形成清晰的界限[6]。

在子宫肌层和ECM的微观结构研究中发现，在肌瘤存在的情况下，肌瘤通过结缔组织桥固定在假包膜上（图15-7），但缺乏其自身真正的血管蒂[4-7]，血管网围绕在肌瘤周围进入假包膜（图15-8）。

对假包膜血管中的生化及生长因子进行评估，结果显示在假包膜中有明显的血管生长，可能是肌瘤本身促进血管生成[6]。

肌瘤假包膜作为一种神经血管束，富含神经肽和神经转运体。研究表明，肌瘤假包膜富含活性神经肽和神经递质[8-10]。目前认为这些物质在伤口愈合和神经支配修复中起

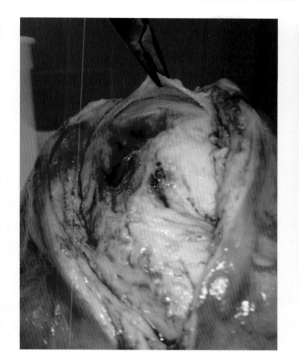

图 15-6 子宫内大肌瘤的解剖图片；外科钳突出显示了假包膜及肌瘤和假包膜之间清晰的分界面。

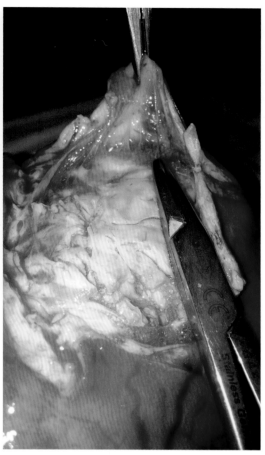

图 15-7 子宫肌瘤的解剖图片；外科钳突出显示肌瘤通过结缔组织桥固定在假包膜上

着至关重要的作用，可能对生殖和性功能都很重要[11]。文献资料表明，在与保留假包膜相关的再生过程中，神经肽和神经递质参与伤口愈合。科学证据表明，神经系统及其神经递质，即 P 物质（SP）、血管活性肠肽（VIP）、神经肽 Y（NPY）、催产素（OXT）、加压素（VP）、PGP9.5、降钙素基因相关肽（CGRP）和生长激素释放激素（GHRH），在调节炎症和伤口愈合方面发挥作用。如Mettler 等人所述，这些因子涉及子宫肌层组织的瘢痕生理学，保留这些物质可促进子宫切开术伤口的愈合[11]。

在许多文献中均报道了这些物质存在于肌瘤假包膜中[8-12]，并对肌层伤口的愈合产生了积极的影响，这是一个相互作用的动态的过程，涉及神经调节剂、血管生成因子、神经肽、血液细胞及细胞外基质，遵循三个复杂的重叠阶段：炎症、组织形成和组织重塑[6, 11, 13-15]。

对肌瘤假包膜中的基因表达进行研究显示假包膜中存在血管生成[17,18]，因此认为肌瘤假包膜中的生长因子可诱导子宫肌层周围的血管生成，并且肌瘤本身可增强该效应。

图 15-8 肌壁间肌瘤的超声图像，彩色多普勒超声扫描，突出显示假包膜内肌瘤周围的血管网，像"火环"一样

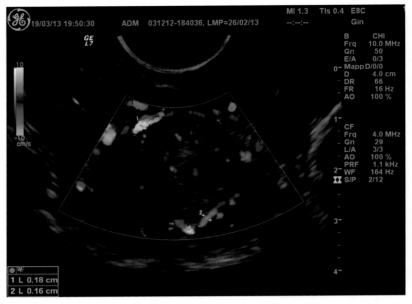

图 15-9 一位有妊娠需求的年轻患者在多次腹腔镜子宫肌瘤切除术中切除了多个不同的肌瘤

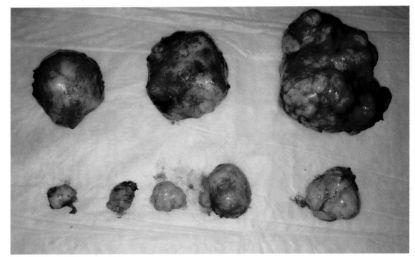

15.3 外科学中关于肌瘤假包膜的科学研究

肌瘤切除术仍然是最有效和主要的保留生育功能的治疗方法[2,13]（图 15-9）。正确的子宫肌瘤切除术，除了改善临床症状和生活质量外，还可以提高子宫肌瘤患者的生育率和生育结局[16,19]。据我们所知，文献缺乏关于手术技术原理的数据，因此我们详细解释了手术的所有步骤，如图所示。通过这种方式，我们解释了生殖道手术操作的基本原理，旨在进行保留假包膜的肌瘤剜除术[13,20]（图 15-10）。

妇科医生和泌尿科医生对肌瘤假包膜与前列腺包膜的相似性进行了广泛的研究，得出的结论认为在假包膜内的肌瘤周围存在神

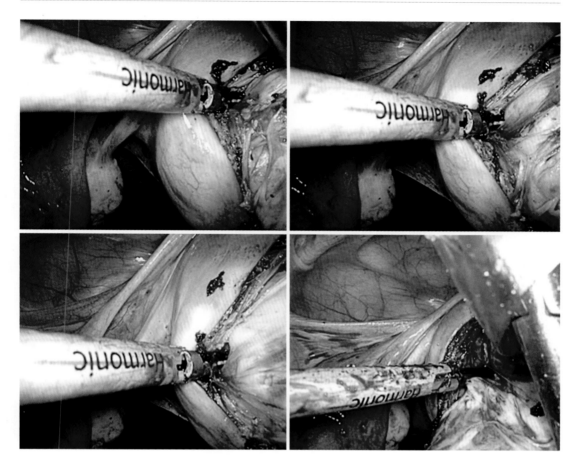

图 15-10 使用 Harmonic shears 手术器械在无出血的情况下对假包膜进行暴露及靶向切割的腹腔镜成像

经血管束[13,21]。

前列腺癌手术需要保留前列腺周围的神经血管束，以减少术后阳痿和尿失禁的发病率[13,21]。

这些神经血管束位于前列腺周围。因此，进行腹腔镜和机器人辅助的前列腺切除术都是很有用的，因为镜下的放大视野可以确保创伤较小的进行剥离，特别是在机器人辅助手术的情况下效果更佳[21]。

考虑到前列腺包膜的重要性和保留神经手术的临床意义，因此对肌瘤假包膜及其神经血管束的数据进行了重新评估，并将其应用于生殖外科[22]。

因此，就发展起来一种独特的外科技术，称为"囊内肌瘤切除术"，意思是从假包膜中切除肌瘤[20]（图 15-11）。

首先，通过凝固、切割和破坏假包膜的纤维桥，然后直接从纤维肌性组织周围的切口处牵拉并取出肌瘤。这种子宫肌瘤切除术所遵循的是"每次手术切除子宫肌瘤都需要轻柔操作，以促进子宫肌层组织有更好的愈合过程，并促进其解剖功能的恢复"[13, 15, 21, 22]。

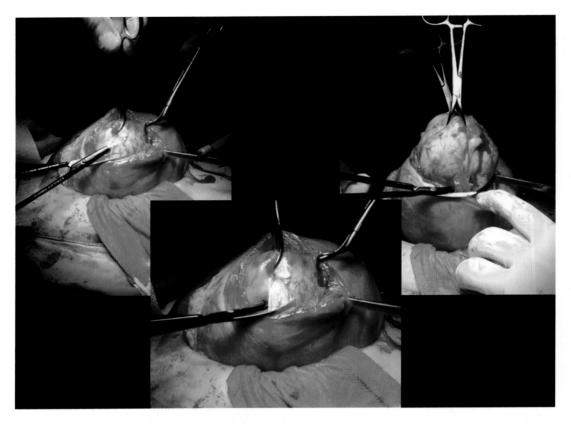

图 15-11　包膜内肌瘤切除术的开腹手术图像，使用可止血的双极剪刀剪开假包膜，提拉肌瘤，进入假包膜和肌瘤之间（左侧及中间的图片），暴露右侧图片所示的假包膜，可见术中无出血。

　　包膜内子宫肌瘤切除术符合子宫肌瘤切术的基本原则：尽可能精细、无血地进行所有操作。因此，如果肌瘤完全通过假包膜切口进行解剖，提拉肌瘤，并对假包膜的血管进行仔细的止血，肌瘤切除之后，周围的肌层就会塌陷，出血量很少[13, 20]。

　　包膜内肌瘤切除术的手术原理可应用于所有肌瘤的切除术，从而延伸至所有的手术入路，包括宫腔镜、阴式（图 15-12 和图 15-13）、腹腔镜和开腹肌瘤切除术以及剖宫产肌瘤切除术[21,22]。

15.4　保留假包膜的宫腔镜子宫肌瘤切除术

　　目前，宫腔镜子宫肌瘤切除术是治疗黏膜下肌瘤的金标准[23]。然而，黏膜下肌瘤的宫腔镜手术，也可能面临较高的手术并发症风险，从宫颈撕裂到可能致命的电切环下的子宫穿孔或医源性水中毒[24,25]。

　　由于宫腔镜子宫肌瘤切除术的高度变异性，包括肌瘤的病理学特征、外科医生技能和手术设备，所以很难评估手术并发症的准确发生率[26]。

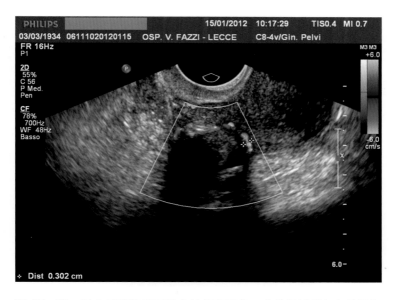

图 15-12 子宫后壁浆膜下肌瘤的超声图像，术前通过彩色多普勒扫描，突出显示"火环"样血流信号

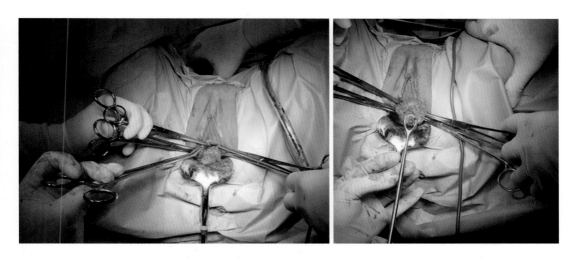

图 15-13 经阴道对子宫后壁浆膜下肌瘤行包膜内肌瘤切除术的图像

对于宫腔镜手术的外科医生来说，治疗位于肌层内延伸 50% 或以上的黏膜下肌瘤（图 15-14）一直是一个挑战，因为术中并发症的风险增加，需要分次手术，多发肌瘤的手术风险更高[27, 28]。

宫腔镜电切仍然是治疗黏膜下肌瘤最广泛使用的技术，可能正因为如此，子宫肌瘤切除术代表了并发症发生率较高的宫腔镜手术。此外，即使在专家手中，经典的电切技术（图 15-15）在术后保留假包膜和子宫肌层方面也受到限制。在切除肌瘤肌壁间部分的过程中，可以在整个切除区域看到"假

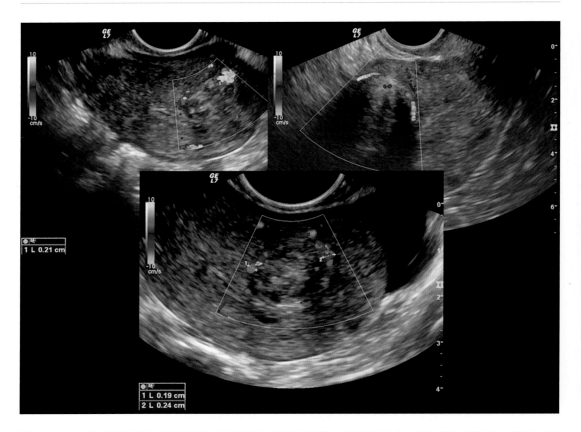

图 15-14 黏膜下肌瘤的超声图像，通过彩色多普勒扫描，突出显示"火环"样血流信号，肌层内延伸 50% 或以上

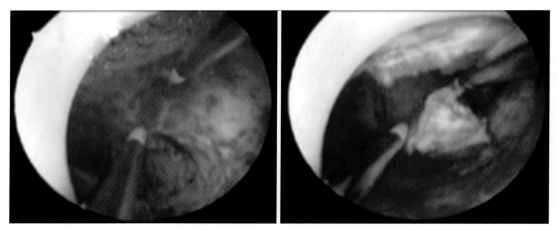

图 15-15 传统电切技术下的宫腔镜子宫肌瘤切除术

包膜组织"，但在肌层内看不到[29]（图 15-16）。

要将肌瘤组织与假包膜（图 15-17）和

健康的子宫肌层区分开来，对于经验不丰富的外科医生和大出血的患者来说可能非常困难。此外，通过电切环对肌瘤进行电切的过

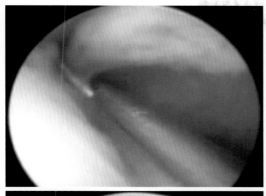

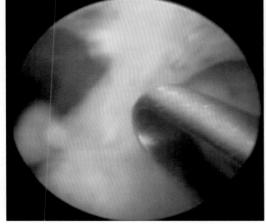

图 15-16　宫腔镜子宫肌瘤切除术中突出显示的"假包膜组织"

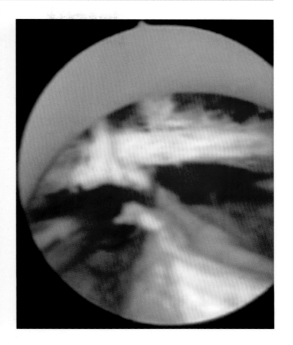

图 15-17　宫腔镜下子宫肌瘤切除术在术中突出显示的中心白色的"假包膜组织"

程中，解剖结构经常会发生改变，几乎不可避免的出现肌层纤维的损伤，从而导致假包膜和周围正常肌层的直接（切割）和间接（热）损伤[30]。

这一手术操作与宫腔镜子宫肌瘤切除术中的所有并发症，如电切环的子宫穿孔、出血和医源性水中毒均密切相关[30]。

此外，在宫腔镜手术中，手术创伤对宫腔粘连形成的作用也是众所周知的，在前文已有描述[31]。

理想的宫腔镜子宫肌瘤切除术应该是一种简单、耐受性好、安全、有效的手术，最好是一次手术完整切除[32]。在过去的几十年中，为了克服传统电切术在治疗黏膜下肌瘤肌壁间部分的局限性，已经开发了好几种技术[2,23]。

这些技术的目的是分离肌瘤的基底部，以促进肌瘤从子宫肌层突向宫腔。有学者报道了包括手法按摩[33]、药物[34,35]或改变宫内压力[36]而引起的子宫收缩等方法的优势。还介绍了多种技术和超声监测相结合的方式[37,38]。还有人报道了通过电切将肌瘤锚定在假包膜上的纤维结缔组织桥，来分离肌瘤的肌壁间部分[39,40]。

为了克服经典电切术的局限性，报道了许多新的技术。首先是 1995 年报道的冷环宫腔镜子宫肌瘤切除术[41]。该方法将传统的电切术转变为另一种方法，即利用子宫肌层的生理收缩性，从假包膜中机械性的摘除肌瘤（图 15-18）。该方法的提出者马宗（Mazzon）将该技术命名为"冷环肌瘤切除

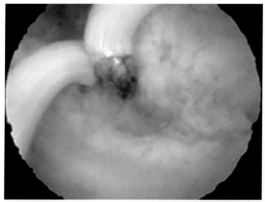

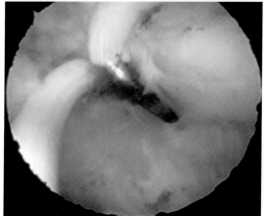

图 15-18　宫腔镜下冷环子宫肌瘤切除术：外科医生用一个冷环切开假包膜（顶部高亮），进入肌瘤和假性包膜之间的无血管平面；然后肌瘤被逐步向下推，使其向宫腔内突出来

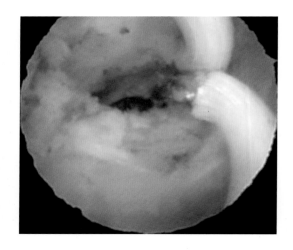

图 15-19　冷环宫腔镜子宫肌瘤切除术：根据子宫肌肉组织的解剖结构，冷环可穿透子宫肌层和肌瘤之间的间隙

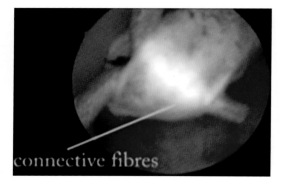

图 15-20　冷环宫腔镜子宫肌瘤切除术：环部位突出了将肌瘤固定在假包膜上的纤维结缔组织桥

术"，它代表了宫腔镜治疗黏膜下肌瘤的一场革命。冷环宫腔镜子宫肌瘤切除术可以正确地区分解剖平面，保护子宫肌层和假包膜的解剖和功能的完整性（图 15-19），同时确保了手术的安全有效。

简单来说，手术方式是通过冷环机械地将肌瘤与假包膜之间的纤维结缔组织桥断开（图 15-20），摘除肌瘤的肌壁间部分，而不会对周围健康的子宫肌层造成任何破坏。

肌瘤和假包膜之间的冷环切割可以避免电切环所导致的子宫穿孔和腹腔内器官或血管的严重损伤。此外，如果冷环操作出现了子宫穿孔，其损伤和宫颈扩张棒导致的穿孔是相同的 [30,41]。

肌层的保护也增加了游离肌层边缘的厚度 [42]。此外，子宫收缩和对肌层肌纤维的保护也降低了出血的风险和膨宫介质的吸收，提高了在单次手术完整切除肌瘤的可能性。假包膜可增强子宫肌层的生理愈合，显著减少瘢痕和粘连，对保护生育力是有利的，并可降低子宫破裂的风险。因此，在宫腔镜下子宫肌瘤切除术中保留假包膜似乎是治疗黏膜下肌瘤的一种理想的选择[2, 23]，因为它是一种安全有效的方法，可保留肌瘤的假包膜，保证大多数病例仅在一次手术中便可完成治疗[28,43]。

15.5 总结

肌瘤切除术中保留假包膜是一种基于肌层生理学和解剖学的技术[44,45]。可通过不同的入路技术（开腹、腹腔镜、阴式和宫腔镜）摘除肌瘤，并保护周围的组织结构。在切除肌瘤的过程中，随着出血的减少和解剖平面的充分暴露，这种益处是显而易见的。此外，在子宫肌层愈合方面也具有很大的优势。与非妊娠患者的子宫肌瘤切除术后瘢痕相比，保留假包膜子宫肌瘤切除术后瘢痕部位的临床和超声研究表明，子宫肌层的功能完整性更好。研究还表明，即使在剖宫产的同时进行假包膜内子宫肌瘤切除术后，由妊娠诱导的免疫系统激活所引起的良好愈合环境，也能在随后的妊娠中实现安全的阴道分娩（图15-21）。

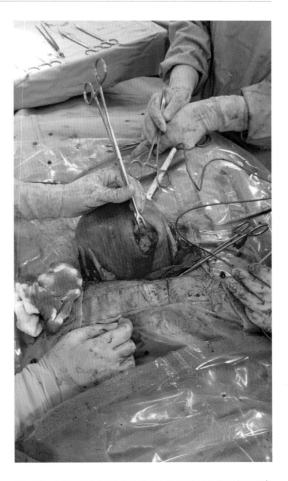

图 15-21 剖宫产术中同时行子宫后壁肌间肌瘤切除术，在胎儿和胎盘取出后，缝合子宫切口后通过假包膜内技术摘除肌瘤

参考文献

[1] Sparic R, Mirkovic L, Malvasi A, Tinelli A. Epidemiology of uterine myomas: a review. Int J Fertil Steril. 2016;9(4):424–435.

[2] Tinelli A, Sparic R, Kadija S, Babovic I, Tinelli R, Mynbaev OA, et al. Myomas: anatomy and related issues. Minerva Ginecol. 2016;68(3):261–273.

[3] Tinelli A, Mynbaev OA, Mettler L, Hurst BS, Pellegrino M, Nicolardi G, et al. A combined ultrasound and histologic approach for analysis of uterine fibroid pseudocapsule thickness. Reprod Sci. 2014;21(9):1177–1196.

[4] Tinelli A, Malvasi A, Rahimi S, Negro R, Cavallotti C, Vergara D, et al. Myoma pseudocapsule: a distinct endocrino-anatomical entity in gynecological surgery. Gynecol Endocrinol. 2009;25(10):661–667.

[5] Tinelli A, Resta L, Sparic R, Stefanovic A, Malvasi A. Pathogenesis, classification, histopathology and symptomatology of fibroids. In: Moawad NS, editor. Uterine fibroids, a clinical casebook. Berlin: Springer; 2018. p. 1–47.

[6] Tinelli A, Malvasi A. Uterine fibroid pseudocapsule. In: Tinelli A, Malvasi A, editors. Uterine myoma, myomectomy and minimally invasive treatments. Berlin: Springer; 2015. p. 73–93.

[7] Malvasi A, Cavallotti C, Morroni M, Lorenzi T, Dell'Edera D, Nicolardi G, et al. Uterine fibroid pseudocapsule studied by transmission electron microscopy. Eur J Obstet Gynecol Reprod Biol. 2012;162(2):187–191.

[8] Malvasi A, Cavallotti C, Nicolardi G, Pellegrino M, Vergara D, Greco M, et al. The opioid neuropeptides in uterine fibroid pseudocapsules: a putative association with cervical integrity in human reproduction. Gynecol Endocrinol. 2013;29(11):982–988.

[9] Malvasi A, Cavallotti C, Nicolardi G, Pellegrino M, Dell'Edera D, Vergara D, et al. NT, NPY AND PGP 9.5 presence in myometrium and in fibroid pseudocapsule and their possible impact on muscular physiology. Gynecol Endocrinol. 2013;29(2):177–181.

[10] Malvasi A, Tinelli A, Cavallotti C, Morroni M, Tsin DA, Nezhat C, et al. Distribution of substance P (SP) and vasoactive intestinal peptide (VIP) neuropeptides in pseudocapsules of uterine fibroids. Peptides. 2011;32(2):327–332.

[11] Mettler L, Tinelli A, Hurst BS, Teigland CM, Sammur W, Dell'Edera D, et al. Neurovascular bundle in fibroid pseudocapsule and its neuroendocrinologic implications. Expert Rev Endocrinol Metab. 2011;6(5):715–722.

[12] Sun Y, Zhu L, Huang X, Zhou C, Zhang X. Immunohistochemical localization of nerve fibres in the pseudocapsule of fibroids. Eur J Histochem. 2014;58(2):2249.

[13] Tinelli A, Malvasi A, Hurst BS, Tsin DA, Davila F, Dominguez G, et al. Surgical management of neurovascular bundle of uterine fibroid pseudocapsule during myomectomy. JSLS. 2012;16(1):119–129.

[14] Malvasi A, Tinelli A, Rahimi S, D'Agnese G, Rotoni C, Dell'Edera D, et al. A three-dimensional morphological reconstruction of uterine leiomyoma pseudocapsule vasculature by the Allen-Cahn mathematical model. Biomed Pharmacother. 2011;65(5):359–363.

[15] Tinelli A, Hurst BS, Mettler L, Tsin DA, Pellegrino M, Nicolardi G, et al. Ultrasound evaluation of uterine healing after laparoscopic intracapsular myomectomy: an observational study. Hum Reprod. 2012;27(9):2664–2670.

[16] Mettler L, Deenaday A, Alkatout I. Uterine myomas and fertility. In: Tinelli A, Malvasi A, editors. Uterine myoma, myomectomy and minimally invasive treatments. Berlin: Springer; 2015. p. 53–72.

[17] Di Tommaso S, Massari S, Malvasi A, Bozzetti MP, Tinelli A. Gene expression analysis reveals an angiogenic profile in uterine leiomyoma pseudocapsule. Mol Hum Reprod. 2013;19(6):380–387.

[18] Di Tommaso S, Massari S, Malvasi A, Vergara D, Maffia M, Greco M, Tinelli A. Selective geneticanalysis of myoma pseudocapsule and potential biological impact on uterine fibroid medical therapy. Expert Opin Ther Targets. 2015;19(1):7–12.

[19] Mettler L, Schollmeyer T, Tinelli A, Malvasi A, Alkatout I. Complications of uterine fibroids and their management, surgical management of fibroids, laparoscopy and hysteroscopy versus hysterectomy, haemorrhage, adhesions, and complications. Obstet Gynecol Int. 2012;2012:791248.

［20］Tinelli A, Hurst BS, Hudelist G, Tsin DA, Stark M, Mettler L, et al. Laparoscopic myomectomy focusing on the myoma pseudocapsule: technical and outcome reports. Hum Reprod. 2012;27(2):427–435.

［21］Tinelli A, Mynbaev OA, Vergara D, Di Tommaso S, Gerli S, Favilli A, Mazzon I, Sparic R, Eliseeva M, Simakov SS, Danilov AA, Malvasi A. Uterine-preserving operative therapy of uterus myomatosus. In: Ibrahim A, Liselotte M, editors. Hysterectomy—a practical guide. Berlin: Springer; 2017. p. 429–466.

［22］Tinelli A, Mynbaev OA, Sparic R, Vergara D, Di Tommaso S, Salzet M, et al. Angiogenesis and vas-cularization of uterine leiomyoma: clinical value of pseudocapsule containing peptides and neurotrans-mitters. Curr Protein Pept Sci. 2017;18(2):129–139.

［23］Tinelli A, Kosmas I, Mynbaev OA, Favilli A, Gimbrizis G, Sparic R, Pellegrino M, Malvasi A. Submucous fibroids, fertility, and possible correlation to Pseudocapsule thickness in reproductive surgery. Biomed Res Int. 2018;2018:2804830.

［24］Sullivan B, Kenney P, Seibel M. Hysteroscopicresection of fibroid with thermal injury to sigmoid. Obstet Gynecol. 1992;80:546–547.

［25］Howe RS. Third-trimester uterine rupture following hysteroscopic uterine perforation. Obstet Gynecol. 1993;81:827–829.

［26］Murakami T, Tamura M, Ozawa Y, Suzuki H, Terada Y, Okamura K. Safe techniques in surgery for hysteroscopic myomectomy. J Obstet Gynaecol Res. 2005;31:216–223.

［27］Lasmar RB, Barrozo PR, Dias R, Oliveira MA. Submucous myomas: a new presurgical classi-fication to evaluate the viability of hysteroscopic surgical treatment—preliminary report. J Minim Invasive Gynecol. 2005;12:308–311.

［28］Mazzon I, Favilli A, Grasso M, Horvath S, Bini V, Di Renzo GC, Gerli S. Risk factors for the completion of the cold loop hysteroscopic myomectomy in a onestep procedure: a post hoc analysis. Biomed Res Int. 2018;2018:8429047.

［29］Tinelli A, Mynbaev OA, Sparić R, Kadija S, Stefanović A, Tinelli R, Malvasi A. Physiology and importance of the myoma's pseudocapsule. In:Tinelli A, Alonso L, Haimovich S, editors. Hysteroscopy. Berlin: Springer; 2017. p. 337–356.

［30］van Herendael BJ, Malvasi A, Zaami S, Tinelli A. Complications during hysteroscopy. In: Tinelli A, Alonso L, Haimovich S, editors. Hysteroscopy. Berlin: Springer; 2017. p. 563–578.

［31］Healy MW, Schexnayder B, Connell MT, Terry N, DeCherney AH, Csokmay JM, Yauger BJ, Hill MJ. Intrauterine adhesion prevention after hysteroscopy: a systematic review and meta-analysis. Am J Obstet Gynecol. 2016;215(3):267–275.e7.

［32］Pakrashi T. New hysteroscopic techniques for submucosal uterine fibroids. Curr Opin Obstet Gynecol. 2014;26:308–313.

［33］Hallez JP. Single-stage total hysteroscopic myomectomies: indications, techniques, and results. Fertil Steril. 1995;63:703–708.

［34］Darwish A. Modified hysteroscopic myomectomy of large submucous fibroids. Gynecol Obstet Investig. 2003;56:192–196.

［35］Murakami T, Hayasaka S, Terada Y, et al. Predicting outcome of one-step total hysteroscopic resection of sessile submucous myoma. J Minim Invasive Gynecol. 2008;15:74–77.

［36］Bernard G, Darai E, Poncelet C, Benifla JL, Madelenat P.Fertility after hysteroscopic myomectomy: effect of intramural myomas associated. Eur J Obstet Gynecol Reprod Biol. 2000;88:85–90.

［37］Korkmazer E, Tekin B, Solak N. Ultrasound guidance during hysteroscopic myomectomy in G1 and G2 submucous Myomas: for a safer one step surgery. Eur J Obstet Gynecol Reprod Biol. 2016;203:108–111.

［38］Ludwin A, Ludwin I, Pityński K, et al. Transrectal ultrasound-guided hysteroscopic myomectomy of submucosal myomas with a varying degree of myometrial penetration. J Minim Invasive Gynecol. 2013;20:672–685.

［39］Litta P, Vasile C, Merlin F, et al. A new technique of hysteroscopic myomectomy with enucleation in toto. J Am Assoc Gynecol Laparosc.2003;10:263–270.

［40］Lasmar RB, Barrozo PR. Histeroscopia: uma abor-dagem prática, vol. 1. Rio de Janeiro: Medsi; 2002. p. 121–142.

［41］Mazzon I. Nuova tecnica per la miomectomia isteroscopica: enucleazione con ansa fredda (Chap XXXIIIb). In: Cittadini E, Perino A, Angiolillo M, Minelli L, editors. Testo-Atlante di Chirurgia Endoscopica Ginecologica. Palermo:

COFESE; 1995.

[42] Casadio P, Youssef AM, Spagnolo E, et al. Should the myometrial free margin still be considered a limiting factor for hysteroscopic resection of submucous fibroids? A possible answer to an old question. Fertil Steril. 2011;95:1764–8.e1.

[43] Mazzon I, Favilli A, Grasso M, et al. Predicting success of single step hysteroscopic myomectomy: a single Centre large cohort study of single myomas. Int J Surg. 2015;22:10–14.

[44] Zhong SL, Zeng LP, Li H, Wu RF. Development and evaluation of an improved laparoscopic myomectomy adopting intracapsular rotary-cut

procedures. Eur J Obstet Gynecol Reprod Biol. 2018;221:5–11.

[45] Zhao X, Zeng W, Chen L, Chen L, Du W, Yan X. Laparoscopic myomectomy using "cold" surgical instruments for uterine corpus leiomyoma: a preliminary report. Cell Biochem Biophys. 2015;72(1):141–146.

[46] Tinelli A, Malvasi A, Mynbaev OA, Barbera A, Perrone E, Guido M, Kosmas I, Stark M. The surgical outcome of intracapsular cesarean myomectomy. A match control study. J Matern Fetal Neonatal Med. 2014;27(1):66–71.

译者：张红媛
校译：李　圃

子宫腺肌瘤与宫腔镜 16

塞哈尔·奈克和斯韦塔·帕特尔

16.1 概述

子宫腺肌瘤是子宫内膜及腺体在子宫肌层内的良性过度生长；大的腺肌瘤可能导致与肌瘤相同的宫腔容积扩张，从而导致月经过多、痛经、不孕、反复流产、反复胚胎植入失败等。随着 MRI 和经阴道 3D 超声等非侵入性成像技术的开展，尽管子宫腺肌瘤不是很常见，但目前报道的病例还是越来越多。大多数病例（80%）年龄在 40~50 岁。随着结婚年龄和首次妊娠年龄的增大，患者生育能力降低的病例报道也越来越多。据报道，子宫腺肌病发病率高达 38.2%[1,2]，而在既往 ART 的患者中，失败率为 34.7%。子宫腺肌病不仅对生育有很大影响，在体外受精/卵胞浆内单精子注射（IVF/ICSI）时临床妊娠的成功率降低 28%，而且子宫腺肌病的存在也会增加流产的风险（超过 2 倍），分娩活产婴儿的可能性总体降低 30%。在供体周期中也观察到流产率的上升，流产率与卵母

塞哈尔·奈克
印度苏拉特贝利和爱女子护理中心
斯韦塔·帕特尔
印度苏拉特女子第一医院

细胞和胚胎质量无关[3,4]。

组织学上，由被覆宫内膜样上皮的腺体构成，有时被覆宫内膜样上皮，可以形成充满血液的囊腔，显微镜下有助于与类似的其他肿瘤相鉴别。

16.2 宫腔镜在子宫腺肌瘤诊断中的应用

宫腔镜对子宫腺肌病的诊断更具特异性，但敏感性较低。可以看到子宫腺肌病的各种表现，因此可能出现漏诊或过度诊断。宫腔镜具有直接显示宫腔的优点，并可在直视下采集组织活检样本（图 16-1、图 16-2 和图 16-3）。

以下是子宫腺肌病诊断的不同模式：

- 增生期和分泌期子宫内膜表面均可见有微小腺体开口的不规则子宫内膜。
- 50% 的病例在增殖期和分泌期都有异常的血管增生。
- 子宫内病灶可见纤维囊性外观。
- 子宫内膜呈现为"草莓样外观"。
- 呈深蓝色或巧克力色外观的出血性囊性病变。

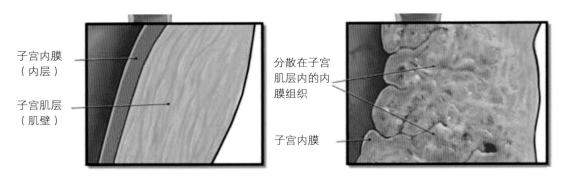

子宫内膜
（内层）

子宫肌层
（肌壁）

分散在子宫
肌层内的内
膜组织

子宫内膜

图 16-1 异常的子宫内膜下肌层

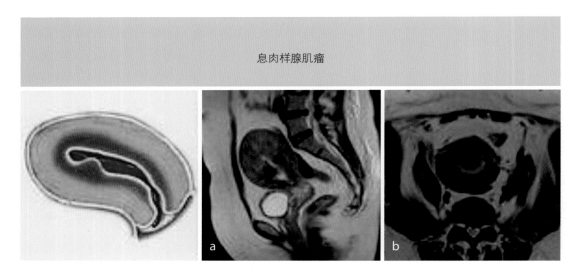

息肉样腺肌瘤

a

b

图 16-2 息肉样腺肌瘤的图像和 MRI 表现

16.3 子宫腺肌瘤的宫腔镜治疗

16.3.1 电切镜下的活检取样

为了评估子宫腺肌病的严重程度，使用带电切环的宫腔镜进行深入性的活检。为了用这种方法获得足够的活检标本，一个标本须同时具有子宫内膜和下面的子宫肌层组织，然后在第一次活检留下的凹痕中进行第二次活检。在电切镜活检取样时，以下情况

提示子宫腺肌病的可能性非常大：

- 子宫内膜下不规则的肌层（螺旋状 / 纤维性）（图 16-1）。
- 在切除过程中，正常子宫肌层结构明显扭曲（图 16-2）。
- 肌壁间肌瘤内有子宫内膜（图 16-3）。

16.3.2 螺孔

该设备有两个装置：远端带有螺旋切割

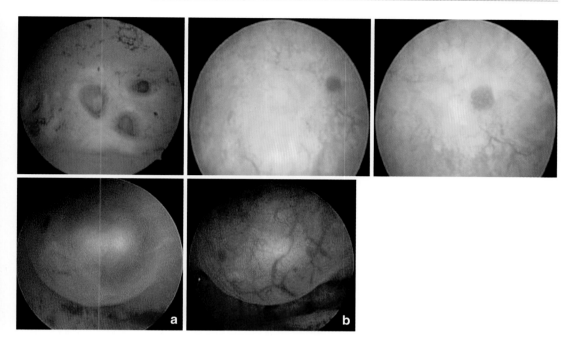

图 16-3 子宫腺肌病、点状征、出血性囊肿及滤泡的宫腔镜检查结果。(a, b): 子宫腺肌病的出血性囊肿

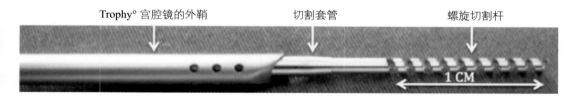

Trophy° 宫腔镜的外鞘　　　　切割套管　　　　螺旋切割杆

1 CM

图 16.4 螺旋状穿刺器

的活检针和作为外鞘的切割套管。螺旋穿刺点的正确方向和位置必须在连续超声成像和宫腔镜下监测进行（图 16-4）。

因此，螺旋切割术可直接用于任何肌壁间的局部病变，如囊性子宫腺肌病。在超声引导下，螺旋穿刺术是一项非常有用的创新技术，可进入肌壁间的囊性病变，通过切除或双极电凝进行治疗[6]。

16.3.3 电切镜消融技术

如果黏膜下囊性子宫腺肌病病灶或子宫腺肌瘤突向宫腔，可直接进行宫腔镜检查。在宫腔镜检查期间使用 5-Fr 剪刀可以清楚地从周围的子宫肌层剥离囊肿壁。

除了用剪刀剥除囊肿，还可以采用一种消融技术破坏囊肿壁。对于直径 >1.5 cm 的浅表性子宫腺肌病结节以及弥漫性浅表性子宫腺肌病，可以进行子宫内膜切除术，同时对于未来无妊娠需求的妇女可以同时进行病灶底部子宫肌层的切除。

宫腔镜检查无法治疗深部弥漫性子宫腺肌病。在这种情况下，电切镜治疗不仅不能减轻症状，甚至还可能产生副作用，因为它掩盖了子宫内膜瘢痕组织下方的深部子宫腺肌病，而子宫内膜瘢痕组织可能容易发生恶变。

突出子宫腔的局灶性子宫腺肌瘤采用带切割环的电切镜进行切割、取出和切除。如果病变植入比较深，可以首先使用各种技术将其移动至宫腔，然后用切割环对其进行切割，直到完全切除。通过电凝凝结病变植入处的基底部来完成手术。

手术的目的是在不损害周围正常肌层纤维的情况下切除所有子宫腺肌病组织。由于和正常子宫肌层组织之间缺乏明显的界限使得该手术非常具有挑战性（图 16-5 和图 16-6）。

浅表的弥漫性子宫腺肌病可通过电极或

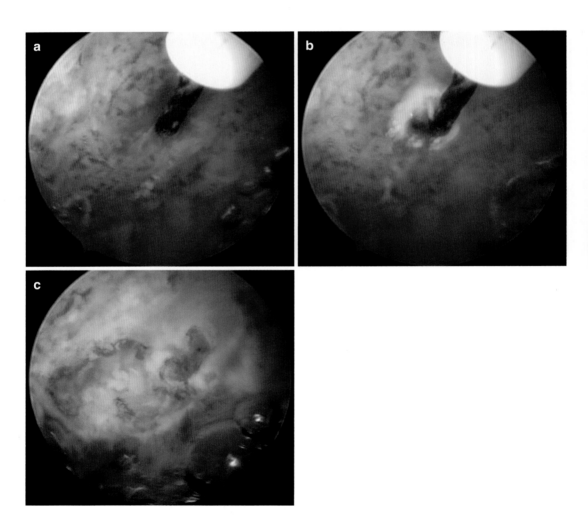

图 16-5　用 5-Fr 双极电极清除浅表腺肌病囊肿（KARL STORZ，德国）。小囊性病变的全景图像（a）。囊性病变的切开和引流（b，c）。

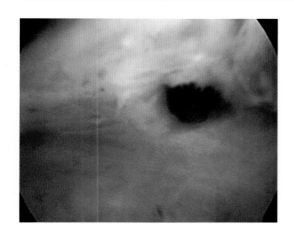

图 16-6 使用双极电极切开后，宫腔镜图像显示弥漫性子宫腺肌病影响的子宫底部囊性子宫腺肌病病变（定位活检病理组织学确认）。

Versapoint 进行肌层内消融治疗，它不同于传统的子宫内膜消融方法，传统的切除方法不深入至子宫内膜下及深度达 2~3 mm 的浅肌层，这种方法会继续向下切割子宫肌层，直至看到正常的肌层，并通过子宫内膜凝固完成该手术。如果疾病持续和 / 或复发，可进行二次手术。其局限性在于没有组织能够用于病理学检查。

16.4 优势与局限性

宫腔镜检查为囊性子宫腺肌病提供了另一种检查方法，使组织损伤最小。但只有在局部或弥漫性浅表型的病例中可以作为一种可行的选择。对于浅表局灶性腺肌瘤或直径 < 1.5 cm 的囊性出血病灶，可使用机械器械和 / 或双极电极进行病灶切除。但是这些治疗只有在宫腔镜下可以直接识别出病变的情况下才能进行，病变会突向宫腔，从而有利于微创切除。

16.5 并发症

并发症与宫腔镜下子宫肌瘤切除术相似，并发症可能会更为严重和频繁，因为在正常和病理性子宫肌层之间缺乏清晰的包膜和分界，这会增加妊娠或分娩期间出血、穿孔和破裂的概率。

16.5.1 术中

16.5.1.1 创伤

宫腔镜手术中创伤性损伤更为常见。包括宫颈裂伤、扩棒扩张宫颈时的宫颈裂伤。宫颈和子宫穿孔是宫腔镜扩张或操作过程中最常见的并发症，尤其是在过度前倾或后屈的子宫和宫颈狭窄的患者。可以通过在直视下置入宫腔镜来避免这种情况。如果怀疑活动性出血，可考虑进行腹腔镜检查。

使用器械钳、剪刀、电切镜和电外科器械会发生复杂性的穿孔。应积极进行腹腔镜检查，以防止或立即发现穿孔的发生。肠、膀胱或大血管也可能发生热损伤。

16.5.1.2 原发性出血

术中的止血有时可能比较困难，术前应做好计划以尽量减少失血。GnRHa 预处理可减少宫腔镜子宫肌瘤切除术中的出血量。关于其在子宫腺肌瘤中的应用几乎没有报道，但其效果应该是相似的，因为 GnRHa 会引起雌激素依赖性肿瘤的子宫肌层收缩和肌瘤缩小。

原发性出血是宫腔镜检查的第二常见并发症，发生率约为 0.25%。切除或消融治疗期间原发性出血的主要原因在于子宫肌层内进行手术操作或切除过深，并在靠近宫颈或子宫动脉的侧壁进行切除。单个血管的出血应单独进行凝血。如果继续出血，应停止手术。在产科出血中经常会用到止血球囊。关于球囊和 Foley 导管控制出血，在宫腔镜手术和宫颈及切口妊娠中也应用得越来越广泛。通过宫腔内填塞及压迫，在宫腔切除肿瘤或息肉的情况下，可以进行有效的止血。将 Foley 导管插入宫腔内并充气，通常可以控制出血，并且可以在 6 小时后取出。可宫颈注射加压素（20 IU 加入 20 mL 生理盐水中），以减少子宫下段的出血。如果有子宫动脉栓塞的设备，可在子宫切除术之前尝试进行介入治疗。

手术结合术后药物治疗似乎能有效降低症状复发率，比较适合近期无生育需求的妇女[7]。

16.5.1.3　空气栓塞

空气栓塞是宫腔镜检查中一种罕见致死性的并发症。Brooks 回顾了 7 例空气栓塞的病例，其中 5 例死亡。空气栓塞的第一个可识别的变化是呼气末二氧化碳分压的下降，接着是缺氧、心动过速、呼吸过速、低血压，然后是心血管衰竭，伴有心动过缓、低血压和随后的心脏停搏。心前区听诊为典型的磨轮杂音。当诊断为气体栓塞时，应采取以下处理：

- 取出宫腔镜停止操作；确保阴道封闭或用湿纱布进行堵塞。
- 将患者转向左侧卧位，头低脚高位，促进气体向右心室迁移，从而减少出现反常栓塞的机会。
- 考虑心胸按压粉碎气栓。
- 静脉滴注生理盐水。
- 可行超声心动图来识别，尝试从右心室穿刺吸出气体。

必须将患者转移到重症监护病房，因为肺水肿和成人呼吸窘迫综合征可能是空气栓塞的后遗症。

16.5.2　术后及晚期并发症

16.5.2.1　感染
最常见的感染是单纯性膀胱炎、子宫内膜炎或子宫旁组织炎。性病、阴道分泌物异常或复发性急性盆腔炎时，最好避免手术。预防性抗生素可降低术后感染的风险。

16.5.2.2　宫腔粘连
子宫腺肌瘤切除术后子宫粘连的确切发生率尚不清楚，但目前认为其发生率高于宫腔镜下子宫肌瘤切除术。图布尔（Touboul）等发现宫腔镜下子宫肌瘤双极电切后宫腔粘连的发生率为 7.5%。在塔斯肯（Taskin）等的一项研究中，单极系统使用后粘连的发生率较高：单个黏膜下肌瘤患者为 31.3%，多发性黏膜下肌瘤患者为 45.5%。

双极系统的粘连发病率较低可能是因为双极系统可预防侧向热损伤和杂散电流通过周围结构，从而防止瘢痕组织和粘连的形成。宫内放置铜质避孕环或使用数周的雌孕激素，可用于防止粘连。对于近期内无生育要求的患者，曼月乐也是一个选择。

16.5.2.3　妊娠期子宫破裂
目前有关于宫腔镜下子宫肌瘤切除术后在妊娠期出现子宫破裂的报道。高危因素包括机械性或电外科造成的子宫穿孔。最近一篇关于宫腔镜下子宫肌瘤切除术的外科技术的综述，列举了两例宫腔镜下子宫肌瘤切除术后妊娠期子宫破裂的病例。

16.6　术后的结局

宫腔镜下子宫肌瘤切除术后的宫腔形态是正常的，相反的，将突向宫腔的腺肌病囊肿进行切除或消融术后会导致子宫肌层的明显缺损。

宫腔镜技术的优点是保持子宫外肌层完整，避免腹部瘢痕。有研究报道，对占位性宫内病变进行适当治疗后，7 例（77.8%）成功妊娠，2 例（22.2%）再次发生流产。在正常宫腔镜检查组中，8 例（57.1%）患者反复流产，2 例（14.3%）患者不孕，4 例（28.6%）患者在无进一步治疗的情况下成功妊娠。

宫腔镜已经彻底改变了子宫腺肌病的诊断和治疗方法。腹腔镜子宫腺肌瘤切除术只能在反复胚胎植入失败（RIF）或复发性流产（RPL）的患者进行，以减少症状或腺肌瘤体积，平均 PR（50%）和 LBR（36.2%）。

由于子宫腺肌病的发病率随着年龄的增长而增加，而且目前妇女的生育年龄逐渐增大，因此在接受不孕症治疗的患者中，子宫腺肌病的发病率是上升的。因此，在进行子宫探查时，不仅应注重对子宫内膜腔的仔细检查，还应包括对子宫壁的评估，并特别注意子宫结合带位置。可以在门诊使用经阴道3D 超声和宫腔镜进行常规检查。

要点

1. 子宫腺肌病的发病率随着诊断技术的发展和对各种临床和镜下表现的理解而增加。子宫腺肌病不孕症的发病率也在上升，这与结婚和生育年龄增加有关。在进行三维超声检查发现早期疾病时，应逐渐形成检查宫腔和子宫壁的习惯。

2. 宫腔镜对子宫腺肌病的诊断更具特异性，但敏感性较低。宫腔镜检查只能发现突向宫腔或子宫深部的病变。其中，血管增生改变是最常见的表现。

3. 有经验的医生可以尝试各种技术进行宫腔镜下子宫腺肌病病灶消融，并提供类似的护理和准备，如宫腔镜下子宫肌瘤切除术（通过电切镜）、Spirotome、Versapoint 等，并发症发生率非常低。

参考文献

[1] Azziz R. Obstet Gynecol Clin N Am. 1989;16:221–35.

[2] Vercellini P. Hum Reprod. 2014;29(5):964–977.

[3] Tasuka H. The impact of adenomyosis on Women's fertility. Obstet Gynecol Surv. 2016;71:9.

[4] Ventolini G, Zhang M, Gruber J. Hysteroscopy in the evaluation of patients with recurrent pregnancy loss: a cohort study in a primary care population. Surg Endosc. 2004;18(12):1782–1784. Epub 2004 Oct 26.

[5] Gordts S, Campo R, Brosens I. Hysteroscopic diagnosis and excision of myometrial cystic adenomyosis. Gynecol Surg. 2014;11:273–278.

[6] Rose D, Ofuasia E, Aziz U. Surgical management of adenomyoma with hysteroscopy and laparoscopy. Gynecol Surg. 2019;7:149–151.

[7] park C w, et al. Pregnancy rate in women with adenomyosis undergoing fresh or frozen embryo transfer cycles following gonadotropin-releasing hormone agonist treatment. Clin Exp Reprod Med. 2016;43(3):169–173.

译者：张红媛
校译：李　圃

宫腔粘连及术后管理

卡琳·马特沃西安和阿拉蒂·乔尔盖里

子宫粘连或宫腔粘连（IUA）经常会被漏诊，这两种疾病可导致不孕和月经异常，最常见于宫腔操作之后。通常，宫腔粘连的基础病理生理学是子宫内膜基底层损伤[1]。这导致可能具有腺体组织的纤维结缔组织带形成[2]。粘连范围从轻微粘连到宫腔完全闭塞。粘连可以是薄膜状或致密的。大多数情况下，粘连位于宫腔内，但也可能发生在宫颈管。在组织学上，粘连可以是纤维组织、子宫内膜组织、子宫肌层组织或结缔组织。预后最差的是无内膜腺体的致密粘连[2]。

17.1 高危因素

妊娠期刮宫术是子宫粘连最常见的原因，30%的宫腔粘连是在稽留流产后刮宫而形成的[3]。产后刮宫是另一个主要的危险

卡琳·马特沃西安
美国伊利诺伊州帕克里奇路德会总医院妇产科
阿拉蒂·乔尔盖里
美国伊利诺伊州帕克里奇路德会总医院妇产科
美国伊利诺伊州芝加哥市高级妇科外科研究所

因素，尤其是在产后2~4周[4]。此外，2%的宫腔粘连是由于手取胎盘导致的[4]。其他一些妊娠相关风险包括剖宫产史、胎盘植入和产后子宫内膜炎[5]。

宫腔镜手术，包括子宫内膜切除术和电切术，都可能导致宫腔粘连。研究表明，在切除黏膜下肌瘤时，使用双极比单极导致粘连形成的概率低[6]。粘连的其他原因包括非妊娠妇女的宫颈扩张和刮宫、严重的子宫内膜炎或纤维化、盆腔照射和子宫内膜结核[2]。子宫肌瘤切除术和宫腔内手术均可形成宫腔粘连[2]。

17.2 症状

IUAs患者可出现一系列的症状。一些患者可能月经周期无异常，但会由于输卵管口梗阻（图17-1和图17-2）或宫颈内膜部分梗阻（图17-3和图17-4)而出现继发性不孕。患者也可能出现反复流产[7]。通常，患者会出现月经不规则或闭经[2]，大约三分之二的女性会出现闭经[8]。然而，月经紊乱

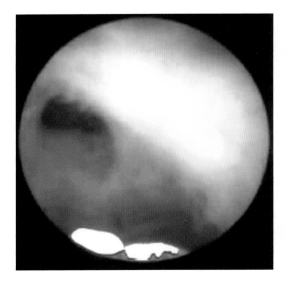

图 17-1 粘连性宫颈管狭窄

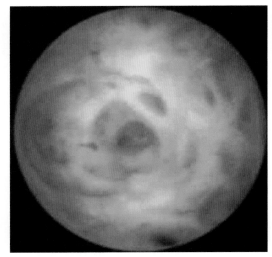

图 17-3 子宫内膜切除术后宫角部的瘢痕形成

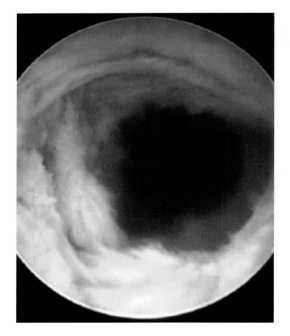

图 17-2 粘连松解后矫正的宫颈管

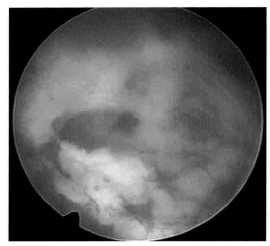

图 17-4 宫角部瘢痕粘连松解后暴露出右侧输卵管开口

的严重程度并不一定与粘连的程度相关[7]。2%~3% 的重症患者不会出现月经不调或疼痛[8]。

在一些患者中，宫颈或子宫下段的瘢痕形成，可能由于粘连瘢痕组织上方的功能性子宫内膜和血液流出受阻而引起周期性疼痛。如果这些患者不及时接受治疗，则可能通过未闭输卵管发生经血逆流，导致子宫内膜异位症[7]。

17.3　诊断

子宫粘连的真正发病率尚不清楚。一项研究发现接受子宫输卵管造影术（HSG）的女性中宫腔粘连的发病率为 1.5%[9]。另一项研究发现，接受常规不孕症检查的患者中宫腔粘连的发生率为 13%。

宫腔粘连的诊断应首先对易感危险因素和子宫内膜损伤原因的病史进行全面评估。应该排除闭经和月经不规律的其他原因，比如妊娠。宫腔镜检查是诊断的金标准。直视下可以评估子宫内膜情况以及粘连的程度和类型。体格检查常常不能诊断宫腔粘连。然而，经宫颈触诊可感受到宫颈口附近的粘连梗阻[11]。

影像学检查在诊断宫腔粘连方面不如宫腔镜检查。二维经阴道超声可以评估子宫内膜厚度和是否存在血块（图 17-5 和图 17-6）[8]。盐水灌注超声子宫造影（SIS）在诊断宫腔粘连以及其他宫内异常方面具有高度的准确性。据报道，其诊断宫腔粘连的敏感性和特异性分别高达 82% 和 99%[8]。这两种方法都可以显示子宫内膜局部或部分粘连而造成的"跳跃性病变"[8]。HSG 对诊断宫腔粘连相当敏感（75%~ 81%），特异性为 80%[8]。然而，它的假阳性率非常高（39%），阳性预测值为 50%[8]。

一些专家建议在宫腔镜检查前进行 HSG 检查，可用于确定输卵管的通畅性，更具成本效益，并可用于制订手术方案。当 HSG 准确进行后就可以排除 IUA[7]。三维超声对粘连的诊断更为有效，敏感性为 87%，特异性为 45%[8]。不建议将磁共振成像用于宫腔粘连的诊断[8]。

目前有几种宫腔粘连的分类系统，但没有一个公认的标准。第一个分类系统是由马尔什（March）等根据宫腔镜检查结果提出的。表 17-1 总结了宫腔粘连的几种分类系统。

图 17-5　宫腔内血块（经阴道超声的矢状位图像）

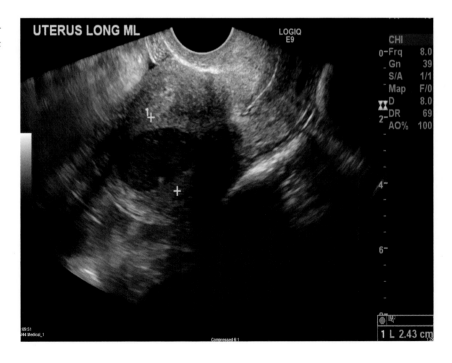

图 17-6 经阴道超声显示的宫腔内血块的图像（红色圈内）

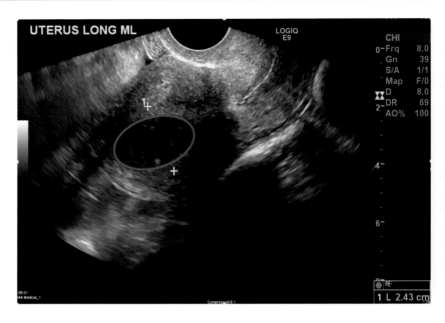

表 17-1 子宫粘连的分类

来源	特点	方式
马尔什（March）等[12]	根据宫腔粘连的类型和范围，分为轻度、中度或重度	宫腔镜检查
欧洲宫腔镜学会 IUA 分类[13]	根据粘连类型、部位和临床症状将宫腔粘连分为 I~IV 级	宫腔镜检查、HSG、症状
纳斯尔（Nasr）等[14]	临床宫腔镜评分系统预测宫腔镜粘连松解术后的预后	宫腔镜检查与月经和妊娠史
美国生育学会[15]	根据宫腔粘连的范围、粘连类型和月经史进行分类史	宫腔镜检查、HSG、月经
瓦勒（Valle）和西亚拉（Sciarra）[16]	根据粘连的类型和宫腔阻塞的程度分为轻度、中度或重度	宫腔镜检查
唐纳（Donnez）和尼索尔（Nisolle）[17]	根据粘连的位置（中央与边缘）和类型将宫腔粘连分为 I~III 级	宫腔镜检查或 HSG

17.4 治疗

手术是治疗宫腔粘连的理想方法。宫腔镜下粘连松解术可使宫腔恢复正常形状，并暴露输卵管开口。手术是非常有效的，80% 的患者在一次宫腔镜粘连松解术后能恢复正常的宫腔[8]。大约 70% 的患者恢复了正常的月经周期[18]。对于薄膜状粘连，可以进行钝性分离。对于更严重的粘连，可用宫腔镜剪刀、电外科或激光进行粘连松解。粘连应分离到恢复正常解剖结构，并显示两个输卵管开口。

感觉质硬的致密粘连可能需要电外科手术才能去除[10]。用单极或双极来操作。双极是有优势的，因为可以使用生理盐水，降低液体吸收的风险。双极还可以降低热效应[7]。

一般来说，最好不用电外科进行宫腔粘

连的松解术，以尽量减少对健康子宫内膜的损伤并防止粘连复发。

此外，已证实电外科手术可降低妊娠率[8]。但是也有证据表明，使用电外科手术可减少出血[7]。然而，由于难以区分正常组织和粘连带，容易发生子宫肌层的意外破裂，而导致出血增加[1]。

另一种技术是使用 YAG 激光器。激光可以快速切除侧壁粘连。但是比较昂贵而且资源有限。此外，激光可因热扩散造成高达1 厘米的热损伤，并产生气泡，妨碍手术视野的暴露[10]。

大多数患者可以在门诊进行宫腔镜粘连松解术。门诊手术的最佳适应证是轻度至中度粘连，预期手术时间为 15 分钟或更短，且无颈管狭窄[8]。门诊宫腔镜检查不需要静脉麻醉，大多数病例可使用非甾体消炎药，避免与麻醉相关的风险。

粘连的严重程度与穿孔的风险增加相关。每次粘连的松解均伴随着风险的增加。严重粘连在宫颈扩张期间有 7% 的穿孔风险，在分离粘连期间有 1%~3% 的穿孔风险[10]。如果发生穿孔，电外科手术有可能对周围器官和组织造成热损伤[8]。术中经腹超声引导有助于识别因粘连而变形的解剖结构，降低穿孔风险。

部分严重的粘连也可使用影像学引导。穿刺针与宫腔镜同时进入宫腔，注入造影剂，可同时对输卵管通畅性进行定位和评估[10]。腹腔镜联合宫腔镜检查可以降低穿孔的风险。但是目前鉴于风险和并发症的增加，并不常规推荐宫腹腔镜联合检查。

还有几种非宫腔镜的方式可以选择。第一种是压力灌注法，在超声引导下将生理盐水注入宫腔，以扩大宫腔并分离一些轻度至中度的薄膜状粘连[19]。另一种是使用充满碘造影剂的授精导管进行钝性分离，可持续进行 HSG，最终达到粘连的完全分解[19]。

最后，如果粘连阻止宫腔镜进入宫颈管和子宫下段，可以进行子宫切开术。当然只有在术前影像学评估宫腔内某些区域有正常的子宫内膜且宫腔未完全消失时，才可以进行此操作[7]。

17.5 术后管理

已经提出了多种方法来预防术后粘连的复发。术前的粘连越严重，术后的效果可能会越好。大多数患者术后会立即给予大剂量雌激素（加或不加孕激素）刺激萎缩和受损的子宫内膜生长。最常见的是，给予雌激素 3 个月，如果需要诱导月经，可行孕激素实验[10]。在接受激素治疗的患者中，64%~100% 的患者的月经会有所改善[20]。在我们的临床实践中，我们给予雌二醇 2 mg，每天两次，持续 30 天，并在第 26~30 天添加微粒化黄体酮。

一种观点不太一致的方法是放置宫内节育器（IUD），以保持子宫壁之间的分离。铜质的和左旋快诺孕酮 T 形 IUDs 可能由于其局部炎症反应而破坏正常子宫内膜组织的发育。因此，首选的宫内节育器是惰性环，但在许多地方已经淘汰[21]。这个方式在轻度到中度粘连中有一定的效果。重要的是要小心取出宫内节育器，以避免损伤子宫内膜[10]。最近研究将 IUD 由防粘连膜包裹后再置入宫腔，比如 Interceed，是一种氧化的再生纤维素。然而，仅使用 IUD 和带有 Interceed 的 IUD 的患者复发率均超过 75%。仅放置 IUD 的患者组需要进行中位数为 4 次的重复手术，而 Interceed 组需要 3 次[22]。

另一种机械方法是使用宫内球囊或 Foley 导管[1]。宫腔镜检查后立即放置并保留在宫腔内。大多数临床医生将导管放置 7~14 天。如果长期使用，将需要应用预防性的广谱抗生素，如强力霉素[2]。一些外科医生同时给患者服用雌激素[2]。

目前已研发出的几种屏障材料仍处于实验阶段。防粘连薄膜（Seprafilm）是一种生物可吸收膜，由化学修饰的透明质酸和羧甲基纤维素制成。在随机对照和双盲法研究中，证实 Seprafilm 是非常有效的。在使用 Seprafilm 治疗的既往无刮宫史的患者中，100% 在 8 个月内怀孕，而对照组仅为 54%。对于有一次或多次刮宫病史的患者，90% 的患者再次宫腔镜检查时没有粘连，而对照组为 50%[23]。另一项技术是使用自动交联透明质酸凝胶（ACP）。在一项关于宫腔镜电切术后宫腔粘连形成的研究中，证实 ACP 能显著减少粘连的发展和粘连的严重程度[24]。

一项比较宫内球囊、宫内节育器和透明质酸凝胶的回顾性研究发现，宫内球囊和宫内节育器在预防复发性粘连方面更有效。透明质酸凝胶组的复发率与对照组相似[25]。

目前关于羊膜移植干细胞用于子宫内膜再生的研究已有报道。然而，目前的随机对照研究表明其使用并没有显著降低粘连的复发[8]。研究人员也在尝试用 CD133+ 骨髓来源的干细胞进行自体细胞治疗观察是否有助于治疗难治性的病例，结果显示可恢复月经并可成功受孕，但样本数较小[26]。

月经干净后可至门诊进行二次宫腔镜检查，以评估复发情况。或者也可以进行 HSG 检查。一些专家建议在初次手术后的 2 周内进行第二次宫腔镜检查，以便在新形成的粘连变得致密之前直接将粘连分离[8]。第 4 周时再次进行宫腔镜检查，以评估粘连的复发情况[8]。在重复进行宫腔镜检查或粘连松解术时，要注意保护而不能损伤正常的子宫内膜，这一点很重要。

17.6　对生育的影响

宫腔粘连术后的受孕率与粘连严重程度有关。这也可能取决于月经是否能恢复正常以及粘连的复发。一项回顾性研究发现，在粘连松解术后，轻度、中度和重度粘连妇女的受孕率分别为 64.7%、53.6% 和 32.5%[27]。与普通人群相比，这些患者的活产率略低，为 64.1%，流产率较高，为 20.5%[27]。另一项回顾性研究发现，粘连松解术后平均受孕时间为 12.8 个月。轻度、中度和重度粘连的受孕率分别为 58%、30% 和 33.3%。月经改善后受孕的可能性增加，为 44.3%，而闭经者为 10%。总的来说，97.2% 的患者在 24 个月内可自然受孕。本研究中的活产率较高，为 86.1%，流产率较低，为 11.1%[28]。既往的研究表明，宫腔粘连术后增加了因宫颈机能不全引起的胎盘植入和因宫颈机能不全引起的中期妊娠流产的风险[1]。

要点

1. 子宫粘连可导致不孕、月经周期异常和妊娠并发症。

2. 诊断的金标准是宫腔镜检查，但也可以使用子宫输卵管造影和生理盐水灌注超声子宫造影检查。

3. 最好的治疗方法是宫腔镜下粘连松解术，可以在门诊进行。术后可以进行第二次宫腔镜检查以评估复发情况。

4. 大多数医生在术后使用激素治疗。已证实惰性宫内节育器和宫内球囊在预防复发方面是有效的。

5. 总体而言，无严重粘连的患者预后良好，月经周期恢复率高，活产率高。

参考文献

[1] Fedele L, Bianchi S, Frontino G. Septums and synechiae: approaches to surgical correction. Clin Obstet Gynecol. 2006;49(4):767–788.

[2] Berman J. Intrauterine adhesions. Semin Reprod Med. 2008;26(4):349–355.

[3] Lobo R, Gershenson D, Lentz GM, Valea FA. Comprehen Gynecol. 2017:837–888.

[4] Golan A, Raziel A, Pansky M, Bukovsky I. The role of manual removal of the placenta in forming intrauterine adhesions. J Am Assoc Gynecol Laparosc. 1995;2(Suppl 4):S18.

[5] Capella-Allouc S, Morsad F, Rongier-Bertrand C, Taylor S, Fernandez H. Hysteroscopic treatment of severe Asherman's syndrome and subsequent fertility. Hum Reprod. 1999;14(5):1230–1233.

[6] Fernandez H, Capmas P, Nazac A. Uterine synechiae after hysteroscopic myomectomy: should we use bipolar or monopolar energy? J Minim Invas Gynecol. 2016;23(Suppl):S1–252.

[7] March CM. Management of Asherman's syndrome. Reprod Biomed. 2011;23:63–76.

[8] Salazar CA, Isaccson K, Morris S. A comprehensive review of Asherman's syndrome: causes, symptoms and treatment options. Curr Opin Obstet Gynecol. 2017;29(4):249–256.

[9] Dmowski WP, Greenblatt RB. Asherman's syndrome and risk of placenta accreta. Obstet Gynecol. 1969;34:288–299.

[10] Panayotidis C, Weyers S, Bosteels J, van Herendael B. Intrauterine adhesions (IUA): has there been progress in understanding and treatment over the last 20 years? Gynecol Surg. 2009;6:197–211.

[11] AAGL Elevating Gynecologic Surgery. AAGL practice report: practice guidelines on intrauterine adhesions developed in collaboration with the European Society of Gynaecological Endoscopy (ESGE). Gynecol Surg. 2017;14:6.

[12] March CM, Israel R, March AD. Hysteroscopic management of intrauterine adhesions. Am J Obstet Gynecol. 1978;130:653–657.

[13] Wamsteker K, De Blok SJ. Diagnostic hysteroscopy: technique and documentation. Endos Surg Gynecol. 1995:263–276.

[14] Nasr AL, Al-Inany H, Thabet S, Aboulghar M. A clinicohysteroscopic scoring system of intrauterine adhesions. Gynecol Obstet Investig.2000;50:178–181.

[15] The American Fertility Society classifications of adnexal adhesions, distal tubal occlusion, tubal occlusion secondary to tubal ligation, tubal pregnancies, mullerian anomalies and intrauterine adhesions. Fertil Steril. 1988;49:944–955.

[16] Valle RF, Sciarra JJ. Intrauterine adhesions: hysteroscopic diagnosis, classification, treatment, and reproductive outcome. Am J Obstet Gynecol. 1988;158:1459–1470.

[17] Donnez J, Nisolle M. Hysteroscopic lysis of intrauterine adhesions (Asherman syndrome). In: Donnez J, editor. Atlas of laser operative laparoscopy and hysteroscopy. New York: Parthenon; 1994. p.305–322.

[18] Socolov R, Anton E, Butureanu S, Socolov D. The endoscopic management of uterine synechiae: a clinical study of 78 cases. Chirurgia. 2010;105:515–518.

[19] Ikeda T, Morita A, Imamura A, Mori I. The separation procedure for intrauterine adhesions (synechia uteri) under roentgenographic view. Fertil Steril. 1981;36:333–338.

[20] Johary J, Xue M, Zhu X, et al. Efficacy of estrogen therapy in patients with intrauterine adhesions: systematic review. J Minim Invasive Gynecol. 2014;21:44–54.

[21] Yu D, Wong YM, Cheong Y, Xia E, Li TC. Asherman syndrome: one century later. Fertil Steril. 2008;89:759–779.

[22] Cai H, Qiao L, Song K, He Y. Oxidized, regenerated cellulose adhesion barrier plus intrauterine device prevents recurrence after adhesiolysis for moderate to severe intrauterine adhesions. J Minim Invasive Gynecol. 2017;24:80–88.

[23] Tsapanos VS, Stathopoulou LP, Papathanassopoulou VS, Tzingounis VA. The role of Seprafilm bioresorbable membrane in the prevention and therapy of endometrial synechiae. J Biomed Mater Res. 2002;63(1):10–14.

[24] Acunzo G, Guida M, Pellicano M, et al. Effectiveness of auto-crosslinked hyaluronic acid gel in the prevention of intrauterine adhesions

after hysteroscopic surgery: a prospective, randomized, controlled study. Hum Reprod. 2004;19:1461–1464.

[25] Lin X, Wei M, Li TC, et al. A comparison of intrauterine balloon, intrauterine contraceptive device and hyaluronic acid gel in the prevention of adhesion reformation following hysteroscopic surgery for Asherman syndrome: a cohort study. Eur J Obstet Gynecol Reprod Biol. 2013;170(2):512–516.

[26] Santamaria X, Cabanillas S, Cervello I, et al. Autologous cell therapy with CD133+ bone marrow-derived stem cells for refractory Asherman's syndrome and endometrial atrophy: a pilot cohort study. Hum Reprod. 2016;31(5):1087–1096.

[27] Yu D, Li TC, Huang X, et al. Factors affecting reproductive outcome of hysteroscopic adhesiolysis for Asherman's syndrome. Fertil Steril. 2008;89(3):715–722.

[28] Roy KK, Baruah J, Sharma JB, et al. Reproductive outcome following hysteroscopic adhesiolysis in patients with infertility due to Asherman's syndrome. Arch Gynecol Obstet. 2010;281:355–361.

译者：张红媛
校译：李　圃

子宫内膜结核与宫腔镜 18

阿尔卡·库马尔和阿图尔·库马尔

18.1 生殖器结核（GTB）

据统计，在印度每五人中就有两人感染了结核杆菌，其中至少有 10% 在其一生中极有可能患上结核病[1,2]。

结核是育龄妇女死亡的主要原因之一。肺结核仍然是最常见的类型，但肺外结核，如生殖道和泌尿道结核，在年轻人群中越来越普遍[3,4]。

据报道，全球不孕症的人群中女性生殖道结核的发病率为 5%~7%[5,6]，在美国约 1% 以下，而印度为 10% 左右[7]。

由于 GTB 诊断困难，往往延迟诊断，因此尽管进行了治疗，但妊娠结局不佳。

原发性生殖道结核很少见，但在性伴侣患有活动性泌尿生殖道感染的女性中已有报道[8]。

传播方式通常为血源性或淋巴性，偶尔通过与腹腔内或腹膜病灶直接接触的方式传播[9,10]。肺部的病灶通常会愈合，病变可能潜伏在生殖道中，晚期会重新激活。肺外结核（EPTB）一词用于描述肺以外部位的孤立性结核病。据估计，所有肺结核患者中有 5%～13% 的患者发生生殖道受累。

受肺结核影响的生殖道器官按发病率依次为输卵管（95%~100%）、子宫内膜（60%~70%）、卵巢（20%~30%）、宫颈（5%~10%），阴道和外阴很少（1%~2%）。其症状很容易隐匿在其他妇科疾病中，并且经常在不孕症的检查过程中被无意发现。

因此，在诊断疾病时临床医生对于 GTB 需要有高度的警惕性，尤其是在发生不可逆的器官损害之前。

主要症状为不孕、盆腔疼痛、一般健康状况不佳以及月经紊乱，如月经过多、月经过少和闭经[11,12]。

子宫内膜结核往往表现为不孕和 / 或下腹痛。子宫内膜结核可能对自然和体外受精周期中的生育力产生严重影响。GTB 的后果如下。

阿尔卡·库马尔
意大利佛罗伦萨佛罗伦萨大学高级宫腔镜手术培训中心
意大利佛罗伦萨 Centro di cherugia Ambulatoriale 高级宫腔镜手术培训中心
法国巴黎高级宫腔镜手术培训中心
阿图尔·库马尔
印度斋浦尔女性健康中心

不孕症：在 GTB 是原发性和继发性不孕症主要病因的患者中，不孕是 GTB 最常见的临床表现（40%~80%）。

- 输卵管阻塞、结核性输卵管内膜炎和输卵管周围炎导致输卵管功能丧失、粘连和肿块形成。
- 卵巢受累引起无排卵、卵巢脓肿和结构的破坏。
- 引起结核性子宫内膜炎。
  - 粘连
  - 颗粒性溃疡性病变
  - 输卵管开口纤维化
  - 宫腔闭塞
  - 子宫内膜中免疫活性 LGL（大颗粒淋巴细胞）的变化导致炎症，由于 TH1 占优势使细胞因子失衡，导致滋养细胞侵袭被抑制以及胚胎植入失败而流产。

生育力减退：生殖道结核患者受孕率很低，即使怀孕，流产或宫外孕的概率也很高。

结核性子宫内膜炎：是一种影响子宫内膜容受性的慢性子宫内膜炎。由于子宫内膜固有的问题，即使是高质量的胚胎也无法植入。在 GTB 中，子宫内膜容受性受到影响有以下三种机制：（a）对免疫生理"标记物"或免疫因子的不利影响，这些因子是使子宫内膜接受胚胎植入所必需的；（b）免疫调节机制导致的子宫内膜血管化紊乱，导致血管血栓形成，抗磷脂抗体激活。以及通过子宫内膜基底动脉血行播散致结核侵袭子宫内膜基底层，从而导致子宫内膜下血流量减少；（c）子宫内膜萎缩和粘连形成。作为一种少杆菌型疾病，并非所有病例都能检测到结核分枝杆菌。各种血液检测、非特异性

检测、血清学（如 PCR）和超声放射学检查（如 USG、HSG 和 MRI）都用来对该疾病进行诊断。

在绝经后妇女中，生殖器结核可能表现为绝经后出血、白带异常、子宫积脓或子宫增大、张力大及压痛[13]。

超声检查（USG）：USG 在子宫内膜结核诊断中的作用非常有限。但是一些经阴道超声检查（TVS）的表现可提示结核的可能性。超声可显示子宫内膜粘连、宫腔积液、子宫内膜形态不规则、卵巢内有卵泡生长但子宫内膜很薄或无内膜声像。多普勒可能显示 hCG 触发和胚胎移植时子宫动脉灌注较低，阻力指数较高[14]。

子宫输卵管造影（HSG）：是一种非常有用的评估宫腔内部结构的方法。在宫内粘连的情况下，有助于了解宫腔的轮廓和不规则性。在子宫输卵管造影的指导下进行宫腔镜检查，并处理严重的子宫粘连。

- 在子宫内膜结核中，粘连和宫腔粘连的特征是不规则、成角或星状，边界清晰。
- 单侧瘢痕可导致一侧宫腔闭塞，形成假单角子宫。
- TB 中的瘢痕可能导致三角形子宫腔变为 T 形宫腔。宫腔变小且不对称通常是由结核引起的。

宫腔镜检查：许多既往研究认为液体宫腔镜检查是诊断子宫内膜结核的可靠有效的检查[14-21]。

月经前期在宫腔镜直视下进行子宫内膜刮除，特别是从两个宫角获得的组织，应送去进行 AFB 涂片、在 Lowenstein–Jensen 培养基中进行 AFB 培养或 BACTEC 培养、豚鼠接种或聚合酶链反应（PCR）。由于结核

性子宫内膜炎仅出现在 60%~70% 的生殖器结核病例中，阴性结果并不能排除生殖器结核。

如果细菌数量超过 1000 个，则可以看到菌落。

然而，即使菌落数量为 100 个，将培养基进行改进后仍可使菌落生长。

18.2 宫腔镜

宫腔镜检查是诊断子宫内膜结核的有效方法。子宫内膜结核的经典宫腔镜检查图像为粗糙、脏污、怪异、苍白的子宫内膜，腺体开口不可见，并有白色沉积物[14-19,21]和粘连（图 18-1）。然而，在同一个患者可能看不到所有这些表现，或者其表现可能有所不同。为了诊断必须仔细评估所有结核的标志物。白色沉积物是结核最常见的特征；然而，由于子宫内膜的表层每 28 天脱落一次，上述沉积物也会随着子宫内膜脱落，因此并不是总可以看到[22]。因此，进行宫腔镜检查的最佳时间是在月经前期，以免遗漏任何覆盖的沉积物。高倍镜下的典型子宫内膜沉积物如图 18-2 所示。大结节也常见（图 18-3）。通过 PCR 和 BACTEC 培养确认结核的诊断。

子宫内膜结核的宫腔镜标志性图像包括：

1. 奇怪的子宫内膜结构。
2. 结核沉积（微观到宏观大结构）。
3. 子宫内膜腺体开口不清。
4. 粘连。

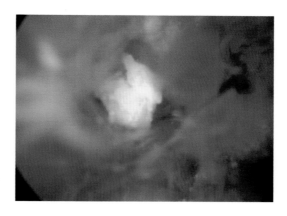

图 18-2 高倍镜下可见孤立的子宫内膜结核沉积

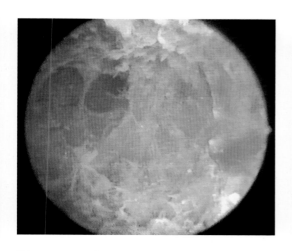

图 18-1 宫腔镜下见子宫内膜呈现出奇怪的、苍白的、有瘢痕的、薄的、脏污的外观，有白色沉积物和薄弱的粘连，子宫内膜腺体开口不可见

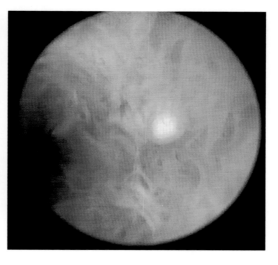

图 18-3 宫颈管左侧壁瘢痕上有白色结节

　　子宫内膜瘢痕是子宫内膜结核的病理特征之一，尤其是在子宫内膜上有白色沉积物时。子宫内膜结核也常出现宫颈管内的瘢痕。在子宫内膜结核中，输卵管间质部的管腔内粘连通常可以在宫腔镜检查时通过将显微宫腔镜尖端放在离输卵管口很近的位置，并用25倍放大镜进行观察[17]。

　　有时，白色沉积物不会覆盖在子宫内膜上，而是会通过在同一部位浸渍而固定在薄弱的粘连上[18]（图18-4）。这些薄弱的粘连不会随着月经而脱落；因此，即使在月经后也可以看到这些沉积物。

　　在某些情况下，宫腔镜检查时在子宫内膜上看不到白色沉积物。用亚甲蓝染料染色后即可看到这种沉积物。在这种情况下，可取出宫腔镜，置入显色插管并注入亚甲蓝染料，然后再重新置入宫腔镜。在深蓝色子宫内膜的背景下观察到闪闪发光的白色高反射沉积物，类似于"星空"外观[18]（图18-5）。我们在21年的临床工作中，多次用星空外观来诊断子宫内膜结核。亚甲蓝染料似

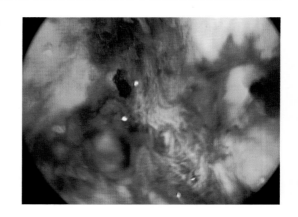

图 18-5　宫腔前壁星空状外观

乎不被干酪样结核沉积物吸收，而是被周围的子宫内膜吸收。未染色的干酪样沉积物反射白光，与周围深蓝色的子宫内膜形成对比，从而呈现出星空般的外观。

　　有时，使用常规宫腔镜（27005 BA，Karl Storz GmbH&Co.，图特林根，德国）进行放大1倍的全景宫腔镜检查，发现子宫内膜除了细微瘢痕外其他都不明显，这也可以忽略。然后使用Hamou 微宫腔镜Ⅱ（26157 BT，KarlStorz）[17,20]在20倍放大的全景图中观察子宫内膜，显示出粗糙的子宫内膜，好像被撒上了一种粗糙的白色粉末。子宫内膜表面凹凸不平，有散在分布的小锥形乳头状突起，子宫内膜腺体不可见[20]。

　　经抗结核治疗后再次进行宫腔镜检查，可见到子宫内膜黏膜形态的改善。放大倍率下更近距离的观察有助于显示抗结核治疗治愈后的组织病变残余[19]。抗结核治疗后重新检查宫腔镜可指导外科医生了解治疗的结果和预后。

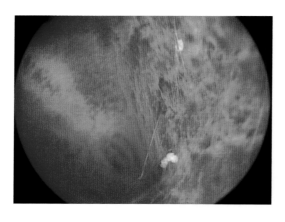

图 18-4　结节状沉积物浸润在薄弱的粘连上

参考文献

[1] RNTCP Performance Report, India Third Quarter. Central TB Division, Govt of India; 2008.

[2] The WHO/IUATLD Global Project on Anti-tuberculosis. Drug Resistance Surveillance. 2002-2007. Anti-tuberculosis drug resistance in the world. Fourth Report. World Health Organization; 2008.

[3] Kumar S. Female genital tuberculosis. In: Sharma SK, Mohan A, editors. Tuberculosis. 1st ed. New Delhi: Jaypee; 2001. p. 311–324.

[4] Jahromi BN, Parsanezhad ME, Ghane-Shirazi R. Female genital tuberculosis and infertility. Int J Obstet Gynecol. 2001;75:269–272.

[5] Deshmukh LL, Lopez JA, Naidu TAK, Gaurkhede MD. Place of laparoscopy in pelvic tuberculosis in infertile women. Arch Gynecol. 1985;237(9 suppl):197–200.

[6] Chhabra S. Genital tuberculosis—a baffling disease. J Obstet Gynaecol India. 1990;40:569–573.

[7] UN Jindal. Genital tuberculosis: an important cause of Asherman's syndrome in India. Int J Tuber Lung Dis, 2006.

[8] Sutherland AM, Glean ES, Ma-Farlane JR. Transmission of genitourinary tuberculosis. Health Bull. 1982;40:87–91.

[9] Schaefer G. Female genital tuberculosis. Clin Obstet Gynecol. 1976;19:223.

[10] Siegler AM, Kontppoulous V. Female genital tuberculosis and the role of hysterosalpingography. Semin Roentgenol. 1979;14:295.

[11] Tripathy SN, Tripathy SN. Epidemiology and clinical features of genital tuberculosis-current concept. In: Frontiers in OBGYN. 2nd ed. New Delhi: Jaypee; 1999.

[12] Sharma JB, et al. Laparoscopic findings in female genital TB. Arch Gynaecol Obst. 2008;277(1):37–41.

[13] Samad S, Gupta U, Agarwal P. Menstrual disordersin genital TB. J Ind Med Asssoc.2000;98:126–127.

[14] Cicinelli, et al. Tubercular endometritis: a rare condition reliably detectable with fluid hysteroscopy. J Minim Invasive Gynecol. 2008;15(6):752.

[15] Kumar A, Kumar A. Endometrial tuberculosis. J Am Assoc Gynecol Laparosc. 2004;11:2.

[16] Kumar A, Kumar A. Unusual appearing tubercular deposits at hysteroscopy. J Minim Invasive Gynecol. 2004;14:144.

[17] Kumar A, Kumar A. Intraluminal tubal adhesions. Fertil Steril. 2008;89(2):434–435.

[18] Kumar A, Kumar A. Hysteroscopic findings of starry sky appearance and impregnated cobwebs in endometrial tuberculosis. Int J Gynecol Obstet. 2014;126:280–281.

[19] Kumar A, Kumar A. Relook hysteroscopy after anti tubercular therapy. Fertil Steril. 2008;89(3):701–702.

[20] Kumar A, Kumar A. Surface architecture in endo-metrial tuberculosis. J Minim Invasive Gynecol. 2014;21(5):727–728.

[21] Kumar A, Kumar A. Endometrial tuberculosis in a unicornuate uterus with a rudimentary horn. J Minim Invasive Gynecol. 2014;21(6):974–975.

[22] Sherman ME, Mazur MT, Kurman RJ. Benign diseases of the endometrium. In: Kurman RJ, editor. Blaustein's pathology of the female genital tract. New York: Springer; 2002.

译者：张红媛
校译：李 圃

宫腔镜在慢性子宫内膜炎中的应用

19

塞尔吉奥·海莫维奇和尼利·拉兹

缩略词

CE	慢性子宫内膜炎
IUA	宫腔粘连
LBR	活产率
OPR	持续妊娠率
PC	浆细胞
RIF	反复移植失败
RPL	复发性流产
TCRA	经宫颈粘连切除术
UI	不明原因不孕

塞尔吉奥·海莫维奇
西班牙巴塞罗那德尔马大学医院宫腔镜检查室
以色列哈代拉希勒亚夫医学诊疗中心
以色列海法鲁思和布鲁斯·拉帕波特医学院
尼利·拉兹
以色列哈代拉希勒亚夫医学诊疗中心妇产科
以色列海法鲁思和布鲁斯·拉帕波特医学院

19.1 定义、流行病学及病因

慢性子宫内膜炎是子宫内膜的一种持续性炎症，其特征是子宫内膜间质的浆细胞浸润[1]。

在临床疑似宫颈炎妇女中有 8% 的患者在子宫内膜标本中检测到慢性子宫内膜炎，异常子宫出血进行子宫内膜活检的妇女中有 3%~10% 在组织学上检测到慢性子宫内膜炎。另外，在不孕症患者中进行宫腔镜引导下的子宫内膜活检，有 12%~46% 检测到慢性内膜炎[1-4]。

有报道子宫内膜异位症和慢性子宫内膜炎之间有密切联系[5]。有研究在健康无症状妇女的宫腔中检测到微生物，即子宫微生物组，从而挑战了既往关于子宫内膜无菌的模式[6-9]。目前尚不清楚 CE 是继发于急性子宫内膜炎还是由其他因素引起，但有研究表明抗生素治疗可能是 CE 的有效治疗方法，这个发现表明它具有感染源[10]。CE 患者宫腔中发现的细菌包括葡萄球菌属、大肠杆菌、粪肠球菌、肺炎克雷伯菌、棒状杆菌和支原体/脲原体属[6, 11, 12]。关于子宫微生物群起源的理论包括阴道（通过上行性途径）、

147

腹膜（通过输卵管）和口腔牙龈炎（通过血源扩散）[7,9,10,13]。易患 CE 的条件是子宫内平滑肌瘤、近期的子宫内膜活检或刮宫术和宫内节育器的使用[14,15]。母体对胚胎的免疫耐受性改变、着床机制的免疫效应以及有缺陷的滋养层侵袭，所有这些都受到免疫细胞分布改变的影响，如不孕症 CE 患者子宫内膜黏膜中的自然杀伤细胞，可能是 CE 对生殖功能影响的病理生理机制之一。例如，慢性子宫内膜炎可改变子宫内膜细胞因子和趋化因子的产生（如 IL11、CCL4 exe），减少 CD56 淋巴细胞，增加 CD16 淋巴细胞[16]和 B 细胞浸润，并聚集在子宫内膜功能层的基质中和上皮细胞内，与子宫内膜中黏附分子和细胞因子的异常表达有关[17]。这些机制可导致子宫内膜对胚胎的容受性降低以及其他的相关症状。

19.2　症状

急性子宫内膜炎表现为腹痛、发热、阴道分泌物，有时伴有白细胞升高。CE 大多无症状，因此临床上经常被忽略[11]。CE 与异常子宫出血[14]、盆腔疼痛、性交困难、白血病[10,18]、复发性流产、RIF 以及不孕症相关[19,20]。

19.3　诊断

CE 大多无症状，而且大多数的诊断性检测均无法确诊。

诊断的金标准是子宫内膜活检的病理学检查，主要是识别子宫内膜间质中的浆细胞[21]。1981 年，Greenwoods 和 Moran 描述

了对 CE 诊断有价值的形态学特征：浅表性间质水肿、间质密度增加和以淋巴细胞为主的多样性间质炎性浸润，经前期无改变或任何其他明显的病理性子宫内膜病变。当出现这些变化时，总是会发现浆细胞浸润[14]。与慢性炎症相关的更多组织学特征为淋巴细胞百分比异常、腺体和间质白细胞浸润、间质细胞高增殖、上皮和间质成熟不同步、明显的前蜕膜反应以及嗜酸性粒细胞或巨噬细胞的存在[10, 14, 22-24]。

寻找浆细胞可能会受到其他条件的干扰或混淆，如单核炎性细胞浸润、间质细胞增殖、间质细胞的浆细胞样外观或晚分泌期子宫内膜中的明显的前蜕膜反应[14,23]。通过常规苏木精–伊红（H&E）染色（图 19-1）鉴定浆细胞有一定的困难，因为浆细胞数量有时较少，并且被其他间质细胞覆盖[25]。

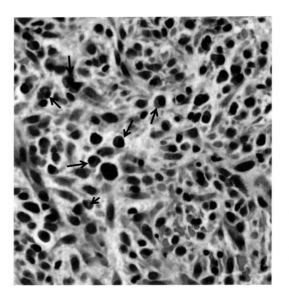

图 19-1　慢性子宫内膜炎。高倍视野显示间质中的浆细胞（黑色箭头）。H&E，400×［经希勒亚夫医疗中心病理科李·谢特曼（Lea Shekhtman）许可］

卡修斯（Kasius）等指出由于观察者的高度不一致性，仅 H&E 不足以进行 CE 的诊断，在 100 例不孕症患者的活检中有 88% 的患者在观察者之间得到了类似的诊断（无 CE、可能 CE 和明显 CE）。观察者间诊断一致性的 kappa 值为 0. 546（95% 可信区间：0.351 ～ 0.741），仅代表中等一致性。在 H&E 中添加另一种免疫组化染色（通过 CD138 单独或与其他浆细胞染色结合，如 CD20 和 CD79a），可将观察者一致性的 kappa 值提高到 0.659（95% 可信区间：0.463~0.855），这代表了高度的一致性[1]。CD138 是浆细胞的标记物，它可以标记出浆细胞的细胞膜（图 19-2），因此易于应用[23]。CD138 作为标记物的缺点是间质腺体也会出现背景染色，并且难以显示浆细胞的细胞核细节。最近，MUM1 免疫染色在诊断 CE 方面优于 CD138（图 19-3）。除了背景干净外，MUM1 在检测子宫内膜浆细胞时比 CD138 更敏感。MUM1 是一种转录因子，因此可以将细胞核染色[25]。

奇奇内利（Cicinelli）等建议使用宫腔镜检查、标准微生物培养和子宫内膜活检三种方法来对 CE 进行最佳的评估[6]（图 19-1、图 19-2 和图 19-3）。

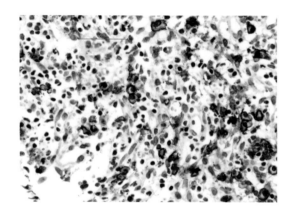

图 19-2 CD138 免疫染色突出显示浆细胞，400×［经希勒亚夫医疗中心病理科李·谢特曼（Lea Shekhtman）许可］

表 19-1 慢性子宫内膜炎的宫腔镜特征[6, 34-37]（图 19-4 ~ 图 19-9）

1. 黏膜水肿
2. 局灶性或弥漫性子宫内膜充血
3. 存在微小息肉（<1 mm）

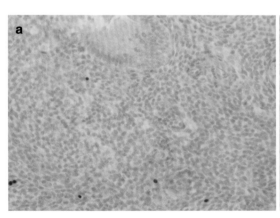
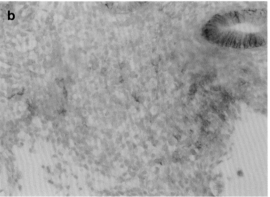

图 19-3 比较 MUM1（a）和 CD138（b）免疫染色突出显示的浆细胞，X200（同一患者）［经希勒亚夫医疗中心病理科李·谢特曼（Lea Shekhtman）许可］

19.4　慢性子宫内膜炎和不孕症

CE 在不孕症患者中非常普遍：12%~46% 的不孕症患者在行宫腔镜引导下的子宫内膜活检中发现存在 CE[3,11,19]。14%~67.5% 的 RIF 妇女[10,26-29] 和 9%~56% 的复发性流产妇女[10,28-30] 也诊断出 CE。在接受 IVF 治疗的 RIF 患者中，诊断为 CE 的患者的植入率低于无 CE 的患者[3]。慢性子宫内膜炎在不明原因不孕的患者中非常普遍。奇奇内利（Cicinelli）等使用宫腔镜和活组织检查对 97 名不明原因不孕的妇女进行了评估。发现宫腔镜检查中有 57% 患有 CE，组织学检查有 56% 患有 CE[26]。这些数据表明 CE 与着床异常及早期胚胎发育之间存在相关性。奇奇内利等在几项研究中也证明，对 RIF 患者和复发流产患者进行抗生素治疗可改善生殖结果[26,30,31]。陈（Chen Y）等描述在 82 名接受宫腔镜粘连松解术（TCRA）的中重度 IUAs[即阿什曼（Asherman）综合征] 妇女中，CE 的患病率为 35% 以上。比较患有 CE 和无 CE 的患者，二次宫腔镜检查发现患有 CE 的患者宫腔粘连的复发率（45%）高于无 CE 的患者（21%），因此 CE 可能是粘连复发率较高的一个相关因素[32]。

19.5　CE 的宫腔镜检查

CE 的诊断比较困难，既往史、症状、体格检查、血液检查和超声检查均无特异性。虽然组织学是诊断的金标准，但由于前面所讨论的情况类似，尤其是分泌晚期子宫内膜，因此具有挑战性。这就强调了宫腔镜在 CE 诊断中的重要性。宫腔镜检查是诊断慢性子宫内

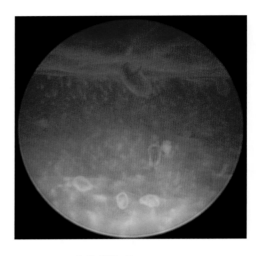

图 19-4　草莓样外观

膜炎的一种有用且可靠的技术。宫腔镜检查对 CE 的诊断非常可靠，并且与组织学结果高度吻合。一项研究显示宫腔镜诊断 CE 的敏感性较低，但其仅纳入了 6 名 CE 患者[6,11,26,31,33-35]。

宫腔镜检查对 CE 的诊断基于对宫腔的直接观察和微息肉、间质水肿和局灶性或弥漫性充血的宫腔表现，最好是在卵泡期进行检测，因为此时子宫内膜最薄[34-36]。见图 19-4 ~ 图 19-10。

在 2008 年的出版物中，奇奇内利等指出，当宫腔镜检查中使用充血、黏膜水肿和微息肉作为 CE 的诊断参数时，宫腔镜检查对 CE 的诊断准确率为 93.4%[6,37]。Zargar 等人报道对于 RIF 或 RPL 的 IVF 患者行宫腔镜诊断 CE 的敏感性和特异性分别为 86% 和 87%，PPV 和 NPV 分别为 70% 和 95%[29]。宋（Song D.）等比较宫腔镜检查结果与慢性子宫内膜炎之间的相关性。他们分析了 322 例 CD138 细胞存在的活检组织，发现子宫内膜充血、子宫内膜间质水肿和微息肉的患病率分别为 52.5%、8.4% 和 3.4%。观察者内部和观察者之间关于是否存在 CE 的宫腔镜特征一致性的 κ 值分别为 0.86 和 0.73。一项或多项宫腔镜检查的 CE 特征表现的敏感性、特异

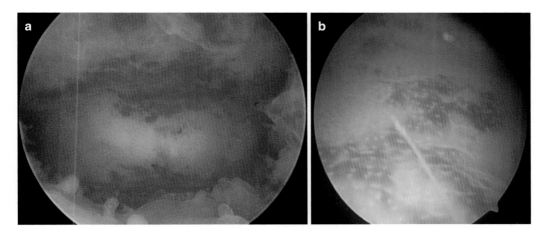

图 19-5 (a, b) 局灶性充血

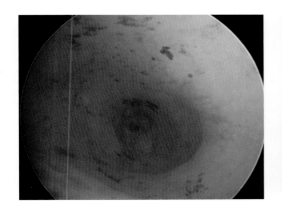

图 19-6 出血点

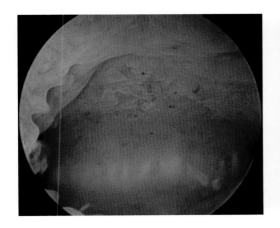

图 19-7 稀疏微小息肉

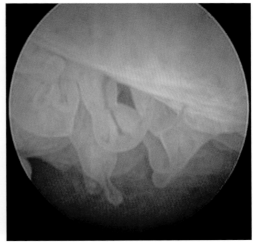

图 19-8 弥漫性微小息肉

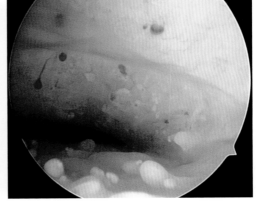

图 19-9 由于间质水肿，卵泡期子宫内膜增厚且发白

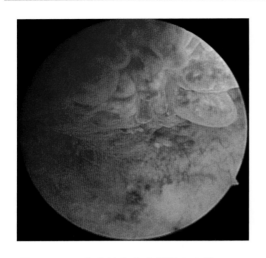

图 19-10　充血性和息肉样子宫内膜

性、阳性和阴性预测值以及诊断准确性分别为 59.3%、69.7%、42.1%、82.8% 和 6.9%[38]。克雷韦·洛（Cravello L）等确定了与 CE 相关的"草莓征"；宋（Song D）等还将"草莓征"描述为充血的子宫内膜，其上有白色点状物[38,39]（图 19-4）。

总之，不孕症患者中 CE 的高发病率，尤其是 UI 患者的治疗效果，表明宫腔镜检查应该是 ART 术前诊断性检查的重要组成部分，尤其是 UI、RIF 和反复流产的患者[26]（图 19-10）。

19.5.1　治疗

随着越来越多的证据表明 CE 对生育力的负面影响，医生将面临的问题是：抗生素（ABX）是一种有效的治疗选择吗？CE 患者的 ABX 治疗（TX）会恢复正常的子宫内膜组织学并改善生殖结局吗？

为了解决这些难题，有研究表明 RIF 患者抗生素治疗的治愈率非常高，单个抗生素疗程后治愈率高达 92%，二线 ABX-TX 治愈率高达 99%。在这些研

究中，TX 方案不同。方案 1：一线是强力霉素 100 mg，每天 2 次，持续 14 天。二线是口服甲硝唑 250 mg，每天 2 次，持续 14 天，以及盐酸环丙沙星 200 mg，每天 2 次，持续 14 天。方案 2：在以下奇奇内利研究[26,40-42]中详细说明。奇奇内利等人对 53 例经宫腔镜检查和组织学诊断为 CE、ABX 的 UI 患者进行了治疗，并在 AXB-TX 后进行了重复宫腔镜检查和活检。在 82% 的患者中，抗生素治疗后慢性子宫内膜炎组织学消退，而在 17.6% 的患者持续培养阳性。UI 患者慢性子宫内膜炎治愈后的妊娠率和活产率均高于 ABX-TX 治疗后 CE 持续存在的妇女以及无 CE 的妇女（自然妊娠率分别为 76.3%、20% 和 9.5%；活产率分别为 65.8%、6.6% 和 4.8%）。本研究中使用的 ABX 方案为：对于革兰阴性感染使用环丙沙星 500 mg，每天 2 次，共 10 天；对于革兰阳性细菌使用阿莫西林 + 克拉维酸盐 1 g，每天 2 次，共 8 天；对于支原体和脲原体感染使用交沙明（交沙霉素）1 g 或米诺环素 100 mg 或强力霉素 100 mg，每天 2 次，共 12 天，单剂量头孢曲松 250 mg 静脉注射 + 口服强力霉素 100 mg，每天 2 次，共 14 天；培养阴性妇女口服甲硝唑 500 mg，每天 2 次，共 14 天[24]。与持续性 CE 患者相比，在接受 ABX 治疗并已治愈的 RIF 和 CE 患者中，IVF 结局得到改善，包括 OPR、LBR、CPR 和 IR。CE 治愈妇女的 IVF 结局（OPR/LBR、CPR 和 IR）与无 CE 妇女相当。两组之间的流产率没有显著差异[40]。ABX 治疗后可恢复正常子宫内膜组织学的现象表明 CE 和子宫内膜容受性缺陷之间存在因果关系[26]。关于复发性流产，奇奇内利等人发现，使用抗生素治愈 CE 的 RM 患者的自然妊娠率（78%）显著高于宫腔镜检查时仍存在 CE 的患者（15%~17%）[30]。

总之，CE 对胚胎植入及生育均有负面影响。抗生素治疗有效。治疗可以很容易地在门诊进行。当本章提到的不孕症患者（RIF、IU）的 CE 通过抗生素治愈时，妊娠率以及一些患者的活产率显著提高。

要点

1. CE 是一种常见的但不易诊断的疾病。

2. CE 大多无症状，但与 AUB、盆腔疼痛和不孕症有关。

3. 宫腔镜和子宫内膜活检最常用于诊断 CE。诊断的金标准是组织学中是否存在浆细胞。

4. 宫腔镜检查对 CE 的诊断标准是黏膜水肿、局灶性或弥漫性子宫内膜充血以及是否存在微小息肉。

5. ABX 治疗通常可以治愈 CE。

6. CE 与不孕症密切相关，主要是 RIF、RPL 和 UI，ABX–TX 治疗 CE 与生育能力的显著改善有关（自然受孕和 ART）。

参考文献

[1] Kasius JC, Broekmans FJ, Sie-Go CD, Bourgain MJ, Eijkemans RJ, Fauser BC, Devroey P, Fatemi HM. The reliability of the histological diagnosis of endometritis in asymptomatic IVF cases: a multicenter observer study. Hum Reprod.2012;27(1):153–158. https://doi.org/10.1093/humrep/der341.

[2] Michels TC. Chronic endometritis. Am Fam Physician. 1995;52(1):217–222.

[3] Johnston-MacAnanny EB, Hartnett J, Engmann LL, Nulsen JC, Sanders MM, Benadiva CA. Chronic endometritis is a frequent finding in women with recurrent implantation failure after in vitro fertilization. Fertil Steril. 2010;93(2):437–441.

[4] Bayer-Garner IB, Nickell JA, Korourian S. Routine syndecan-1 immunohistochemistry aids in the diagnosis of chronic endometritis. Arch Pathol Lab Med. 2004;128(9):1000–1003.

[5] Takebayashi A, Kimura F, Kishi Y, Ishida M, Takahashi A, Yamanaka A, Takahashi K, et al. The association between endometriosis and chronic endo-metritis. PLoS One. 2014;9(2):e88354.

[6] Cicinelli E, De Ziegler D, Nicoletti R, Colafiglio G, Saliani N, Resta L, Rizzi D, De Vito D. Chronic endo-metritis: correlation among hysteroscopic, histologic, and bacteriologic findings in a prospective trial with 2190 consecutive office hysteroscopies. Fertil Steril. 2008;89:677–684.

[7] Chen C, Song X, Wei W, Zhong H, Dai J, Lan Z, et al. The microbiota continuum along the female repro-ductive tract and its relation to uterine-related diseases. Nat Commun. 2017;8(1):875–884.

[8] Hemsell DL, Obregon VL, Heard MC, Nobles BJ. Endometrial bacteria in asymptomatic, nonpregnant women. J Reprod Med. 1989;34:872–874.

[9] Mitchell CM, Haick A, Nkwopara E, Garcia R, Rendi M, Agnew K, Fredricks DN,Eschenbach D. Colonization of the upper genital tract by vaginal bacterial species in nonpregnant women. Am J Obstet Gynecol. 2015;212(5):611.e1-9.

[10] Kimura F, Takebayashi A, Ishida M, Nakamura A, Kitazawa J, Aina MorimuneA, et al. Review: chronic endometritis and its effect on reproduction. J Obstet Gynaecol Res. 2019;45(5):951–960.

[11] Polisseni FI, Bambirra EA, Camargos AF. Detection of chronic endometritis by diagnostic hysteroscopy in asymptomatic infertile patients. Gynecol Obstet Investig. 2003;55(4):205–210.

[12] Haggerty CL, Hillier SL, Bass DC, Ness RB. Bacterial vaginosis and anaerobic bacteria are associated with endometritis. Clin Infect Dis. 2004;39(7):990–995.

[13] Fardini Y, Chung P, Dumm R, Joshi N, Han YW. Transmission of diverse oral bacteria to murine placenta: evidence for the oral microbiome as a potential source of intrauterine infection. Infect Immun Infect Immun. 2010;78(4):1789–1796.

[14] Greenwood SM, Moran JJ. Chronic endometritis: morphologic and clinical observations. Obstet Gynecol. 1981;58(2):176–184.

[15] Kitaya K, Yasuo T. Immunohistochemistrical and clinicopathological characterization of chronic endo-metritis. Am J Reprod Immunol.2011;66(5):410–415.

[16] Matteo M, Cicinelli E, Greco P, Massenzio F, Baldini D, Falagario T, et al. Abnormal pattern of lymphocyte subpopulations in the endometrium

of infertile women with chronic endometritis. Am J Reprod Immunol. 2009;61(5):322–329.

［17］ Kitaya K, Yasuo T. Aberrant expression of selectin E, CXCL1, and CXCL13 in chronic endometritis. Mod Pathol. 2010;23(8):1136–1146.

［18］ Yorukoglu K, Kuyucouglu F. Chronic nonspecific endometritis. Gen Diagn Pathol. 1998;143:287–290.

［19］ Cicinelli E, Matteo M, Tinelli R, Lepera A, Alfonso R, Indraccolo U, Marrocchella S, Greco P,Resta L. Prevalence of chronic endometritis in repeated unexplained implantation failure and the IVF success rate after antibiotic therapy. Hum Reprod. 2015;30(2):323–330.

［20］ Romero R, Espinoza J, Mazor M. Can endometrial infection/inflammation explain implantation failure, spontaneous abortion, and preterm birth after in vitro fertilization? Fertil Steril. 2004;82(4):799–804.

［21］ Kasius JC, Fatemi HM, Bourgain MJ, Sie-Go CD, Eijkemans RJ, Fauser BC, Devroey P, Frank JM, Broekmans FJ. The impact of chronic endometritis on reproductiveoutcome. FertilSteril. 2011;96(6):1451–1456.

［22］ Déchaud H, Maudelonde T, Daurès JP, Rossi JF, Hédon B. Evaluation of endometrial inflammation by quantification of macrophages, T lymphocytes, and interleukin-1 and -6 in human endometrium. J Assist Reprod Genet. 1998;15(10):612–618.

［23］ Adegboyega PA, Pei Y, McLarty J. Relationship between eosinophils and chronic endometritis. Hum Pathol. 2010;41(1):33–37.

［24］ Smith M, Hagerty KA, Skipper B, Bocklage T. Chronic endometritis: a combined histopathologic and clinical review of cases from 2002 to 2007. Int J Gynecol Pathol. 2010;29(1):44–50.

［25］ Parks RN, Kim CJ, Al-Safi ZA, Armstrong AA, Zore T, Moatamed NA. Multiple myeloma 1 transcription factor is superior to CD138 as a marker of plasma cells in endometrium. Int J Surg Pathol. 2019;27(4):372–379.

［26］ Cicinelli E, Matteo M, Trojano G, Mitola PC, Tinelli R, Vitagliano A, Crupano FM, Lepera A, et al. Chronic endometritis in patients with unexplained infertility: prevalence and effects of antibiotic treatment on spontaneous conception. Am J Reprod Immunol. 2018;79(1).

［27］ Makled AK, Farghali MM, Shenouda DS. Role of hysteroscopy and endometrial biopsy in women with unexplained infertility. Arch Gynecol Obstet. 2014;289:187–192.

［28］ Liu Y, Chen X, Huang J, Wang CC, Yu MY, Laird S, Li TC. Comparison of the prevalence of chronic endometritis as determined by means of different diagnostic methods in women with and without reproductive failure. Fertil Steril. 2018;109(5):832–839.

［29］ Zargar M, Ghafourian M, Nikbakht R, Hosseini VM, Choghakabodi PM. Evaluating chronic endometritis in women with recurrent implantation failure and recurrent pregnancy loss by hysteroscopy and immu-nohistochemistry. J Minim Invasive Gynecol. 2019;6. pii: S1553–4650;(19)30116–5.

［30］ Cicinelli E, Matteo M, Tinelli R, Pinto V, Marinaccio M, Indraccolo U, De Ziegler D, Resta L. Chronic endometritis due to common bacteria is prevalent in women with recurrent miscarriage as confirmed by improved pregnancy outcome after antibiotic treatment. Reprod Sci. 2014;21(5):640–647.

［31］ Park HJ, Kim YS, Yoon TK, Lee WS. Chronic endometritis and infertility. Clin Exp Reprod Med. 2016;43(4):185–192.

［32］ Chen Y, Liu L, Luo Y, Chen M, Huan Y, Fang R. Prevalence and impact of chronic endometritis in patients with intrauterine adhesions: a prospective cohort study. J Minim Invasive Gynecol. 2017;24(1):74–79.

［33］ Cicinelli E, Tinelli R, Lepera A, Pinto V, Fucci M, Resta L. Correspondence between hysteroscopic and histologic findings in women with chronic endometritis. Acta Obstet Gynecol Scand. 2010;89(8):1061–1065.

［34］ Cicinelli E, Resta L, Nicoletti R, Tartagni M, Marinaccio M, Bulletti C, Cola lio G. Detection of chronic endometritis at fluid hysteroscopy. J Minim Invasive Gynecol. 2005;12(6):514–518.

［35］ Cicinelli E, Resta L, Nicoletti R, Zappimbulso V, Tartagni M, Saliani N. Endometrial micropolyps at fluid hysteroscopy suggest the existence of chronic endometritis. Hum Reprod. 2005;20(5):1386–1389.

［36］ Cicinelli E, Tinelli R, Colafiglio G, Pastore A, Mastrolia S, Lepera A, Clevin L. Reliability of narrow-band imaging (NBI) hysteroscopy: a comparative study. Fertil Steril. 2010;94(6):2303–2307.

［37］ La Sala GB, Montanari R, Dessanti L, Cigarini C, Sartori F. The role of diagnostic hysteroscopy and endometrial biopsy in assisted reproductive technologies. Fertil Steril. 1998;70(2):378–380.

［38］ Song D, Li TC, Zhang Y, Feng X, Xia E, Huang X, Xiao Y. Correlation between hysteroscopy findings and chronic endometritis. Fertil Steril. 2019;111(4):772–777.

［39］ Cravello L, Porcu G, D'Ercole C, Roger V,Blanc

B. Identification and treatment of endometritis. Contracept Fertil Sex. 1997;25(7–8):585–586.

[40] Vitagliano A, Saccardi C, Noventa M, Di Spiezio Sardo A, Saccone G, Cicinelli E, Pizzi S, et al. Effects of chronic endometritis therapy on in vitro fertilization outcome in women with repeated implantation failure: a systematic review and meta-analysis. Fertil Steril. 2018;110(1):103–112.e1. https://doi. org/10.1016/j.fertnstert.2018.03.017.

[41] Kitaya K, Matsubayashi H, Takaya Y, Nishiyama R, Yamaguchi K, Takeuchi T, Ishikawa T. Live birth rate following oral antibiotic treatment for chronic endo-metritis in infertile women with repeated implantation failure. Am J Reprod Immunol 2017;78(5).

[42] Ness RB, Soper DE, Holley RL, Peipert J, Randall H, Sweet RL, et al. Effectiveness of inpatient and outpatient treatment strategies for women with pelvic inflammatory disease: results from the pelvic inflammatory disease evaluation and clinical health (PEACH) randomized trial. Am J Obstet Gynecol. 2002;186(5):929–937.

译者：张红媛
校译：李　圃

宫内节育器、异物和息肉的宫腔镜取出术 **20**

内哈里卡·马尔霍特拉·博拉、纳伦德拉·马尔霍特拉和阿努·夏尔马

20.1 历史

宫腔镜是一个源自希腊语单词"宫腔镜"的术语，它的意思是子宫，skopeo 的意思是"观看"。1869 年，潘塔隆（Pantaleoni）使用带有外部光源的管子在活体人体上在没有扩张宫颈的情况下成功地完成了宫腔检查。

宫腔镜检查通常是一种低风险技术，内窥镜通过宫颈管（人体的自然通道）进入宫腔。直观的进行宫腔检查和精确的病变定位。

- 宫腔镜在不孕症治疗中的作用随着其功能的增强而不断变化。
- 传统上，宫腔镜用于子宫内膜息肉、黏膜下肌瘤、宫腔粘连和子宫纵隔的诊断和手术治疗。
- 它还可用于先天性宫颈解剖结构异常的诊断和评估。
- 评估宫腔的其他方式包括子宫内膜活检、子宫造影、超声、超声子宫造影、磁共振成像以及腹腔镜辅助检查。

英国妇科内窥镜检查学会于 2018 年 12 月发表了以下声明：

诊断性宫腔镜是一种常用的检查方法；安全并且持续时间短。大多数女性可以不受麻醉限制进行门诊手术，方便易接受。重要的是，女性可以选择在全身或区域麻醉下进行日间手术。一些中心还能够在安全监测的情况下提供清醒镇痛服务。重要的是，如果患者发现门诊治疗太痛苦而无法继续，则应停止该手术。这可能是应患者或护理人员要求的，也可能是由进行手术的临床医生决定的[1]。

20.2 宫腔镜检查仪器

选择合适的器械是手术成功的关键之一[2]。内窥镜传输光线照明视野，并将图像传送到术者的眼中。

内哈里卡·马尔霍特拉·博拉、纳伦德拉·马尔霍特拉和阿努·夏尔马
印度阿格拉全球彩虹医疗中心
邮箱：n.malhotra@rainbowhospitals.org

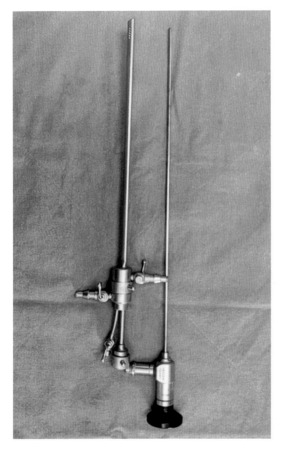

图 20-1 刚性宫腔镜

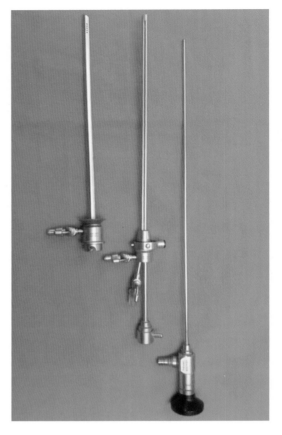

图 20-2 Rigid Hysteroscope

内窥镜的部件如下所示：

- 放大功能的目镜。
- 透镜系统。
- 物镜。

有一系列宫腔镜可供选择，包括 2.5 mm 套管的直径 1.2 mm 软性宫腔镜及带 5 mm 套管的直径 4 mm 的标准宫腔镜。

20.2.1 刚性宫腔镜

标准的刚性宫腔镜（霍普金斯宫腔镜）

直径为 4 mm，带 5 mm 套管。这个尺寸成像清晰。内窥镜具有不同角度：0、12° 和 30°（图 20-1）。通常，30° 镜用于诊断，12° 镜用于子宫内膜切除等手术。然而，30° 镜也可用于子宫内膜切除术。在手术过程中，麻醉和扩张宫颈后，使用直径 4 mm 内窥镜头与直径为 7~8.5 mm 的手术套管手术[3]（图 20-2）。

20.2.2 Bettocchi 宫 腔 镜（Karl Storz&Company）

基于 Hopkins 的棒状透镜系统的标准 Bettocchi 宫腔镜是著名的 Hamou 2 宫腔镜的微型版本（图 20-3）。

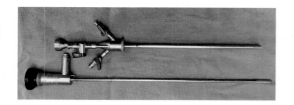

图 20-3 Bettocchi 宫腔镜

20.2.3 柔性宫腔镜

Versascope 系统（强生公司 Gynecare 分部）是一种灵活的宫腔镜，外径为 1.8 mm，长度为 28 cm。

20.2.4 接触式宫腔镜

现代接触式宫腔镜与其原始祖先相比，是一种精致而精密的仪器。获得的图像质量非常好。它可以区分两个仅相距 20 mm 的点。

20.2.5 全景内窥镜

望远镜是内窥镜系统最重要的组成部分。望远镜的光学特性包括透镜、棱镜、玻璃窗和光纤。使用了三种不同的光学系统：珠状透镜系统、棒状透镜系统和梯度折射率系统。珠状透镜由厚度不超过其直径的玻璃制成，而在 Hopkins 设计的棒状透镜系统中，透镜的厚度大于实际直径，两者之间差距非常小，这是通过一个由优质光学玻璃组成的长圆柱阵列传输的[3]，从而视角更大，图像更亮。一种使用光纤成像技术的新系统已经问世，该系统可以更好地利用光，从而可以减小望远镜的尺寸，但并不影响分辨率，材料的耐火指数越高，视野越小。

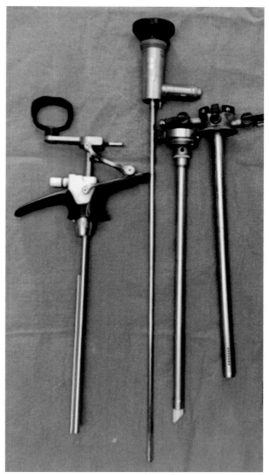

图 20-4 套管

20.3 套管（图 20-4）

在进入像子宫这样的中空器官之前，内窥镜必须安装在套管上，通过套管可以注入膨宫液，膨宫以便全面观察到子宫内各部分[3]。

用于诊断的套管直径为 3.3 mm 至 5 mm，手术套管直径通常为 7 mm 至 8 mm。

典型的护套直径为 5 mm，可容纳 4 mm 内窥镜。一种新型小直径宫腔镜已经问世，这种宫腔镜套管可有持续的膨宫液流通，并具有 5-Fr 手术通道。诊断套管只有一个远

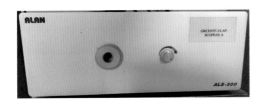

图 20-5 光源 – 氙气

端安装端口。

　　大多数现代提供连续流动膨宫介质的系统都有隔离的流入和流出通道，可以冲洗宫腔。宫腔镜手术套管要求具有持续冲洗装置。该系统使用内套管将干净的液体输送至子宫腔，使用外套管将混浊或变色的液体排出宫腔[4]。

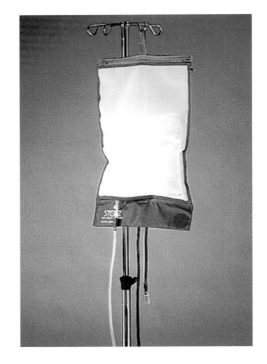

图 20-6 液体加压装置

20.4　光源

　　有各种各样的光源可以用来照明。高质量光源（如氙气光源）的效果最好（图 20-5）。

- 卤素：这种 150~250 W 的冷光源能够提供足够的视觉效果，并使图像呈现淡红色。
- 氙气：175 W 光源提供的照明效果很卓越，但这可能会导致患者热损伤，长时间接触会灼伤纸帘或衣物。

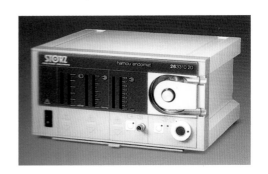

图 20-7 内窥镜用冲洗吸引系统

电子吸灌泵包括：

- 内窥镜用冲洗吸引系统（图 20-7）。
- 内垫。
- 总流入流出系统（图 20-8）。
- Endomet 是一种尤其适用于宫腔镜检查的理想系统，它可以准确地将宫内压力维持在 70 mmHg 左右，从而防止腹腔反流，避免产生不适。然而价格较高。

20.5　膨宫系统

　　宫腔镜检查包括检查子宫内膜及宫腔情况，这是一个潜在的空间，需要膨宫以进行全面检查。常用的膨宫介质包括气体和液体。

20.5.1　液体膨宫系统

- 重力。
- 压力套袖（图 20-6）。

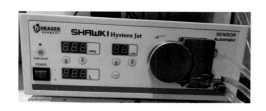

图 20-8 内窥镜用冲洗吸引系统

20.5.2 气体膨宫系统

可以使用 CO_2 气体膨宫。

20.5.3 膨宫介质的类型

可用的不同类型的介质如下所示：
- 气体→ 二氧化碳气体。
- 流体→ 低黏度 / 高黏度。

20.6 低黏度液体

低黏度液体主要用于宫腔镜手术，因为可以对手术期间形成的血块和组织碎片进行冲洗[5,6]。

20.6.1 电解质 / 离子扩张介质

最常用的离子介质有：
- 生理盐水（0.9% 氯化钠）
- 5% 和 10% 葡萄糖
- 4% 和 6% 葡聚糖溶液
- 50% 盐水（0.45% 氯化钠）
- 乳酸林格溶液
- 非电解质 / 非离子扩张介质
- 3% 山梨醇
- 1.5% 甘氨酸
- 5% 甘露醇
- 2.8% 山梨醇和 0.5% 甘露醇的组合。

20.7 高黏度流体

最常用的是 32% 高分子量葡聚糖溶液（70000 Da）。
- 高黏度，由于其高难降解指数且不与血液混合，因此作为膨宫液，视野较清晰。
- 昂贵且易于在仪器上"焦糖化"。

20.8 能源

- 机械能：采用 2 mm 半刚性锋利 / 钝剪刀、活检钳和肌瘤钻。
- 单极（图 20-9）。
- 标准双极电极（图 20-10）。
- 双极点：双极烧灼术（图 20-11）。
- 激光。

用于宫腔镜检查的主要激光传输系统是 ND：YAG 和 KTP532。

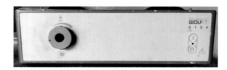

图 20-9 能源

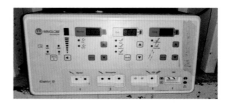

图 20-10 单极

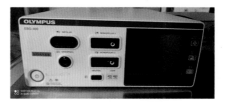

图 20-11 双口标准电极

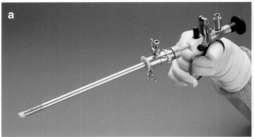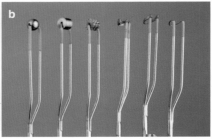

图 20-12　电切镜

20.9　电极

1. 单极。
2. 双极。
3. 双极针状电极。

20.10　电切镜

　　专为异常宫内组织的切除和取出，以及子宫内膜消融和纵隔切开而设计。包括一个经典的 4 mm 内窥镜，120° 角度为最佳，以将电极置于视野内，安装有切割环和两个同心套管，用于持续的膨宫液冲洗[6]（图 20-12）。

20.11　患者的准备

- 双方的详细病史和完整体检。
- 最好在月经刚干净后进行该手术。
- 知情同意。
- 患者处于截石位。
- 准确的双合以评估子宫（位置、形态、大小）。

20.12　技术

- 消毒宫颈。
- 将宫颈钳放置在前唇上。
- 光源和二氧化碳气体供应与仪器相连。
- 将内窥镜插入手术电切镜套管。
- 用膨宫介质冲洗套管。
- 通过恒定的水流排出空气。
- 在直视下将宫腔内窥镜置入宫腔。
- 扫描子宫腔并记录标志物，即输卵管开口、子宫角深度、病变位置以及与宫颈内口的距离。
- 获得宫腔全景的清晰视图。
- 引入操作装置，并与子宫内膜碰触以定位。
- 如果需要，可同时进行腹腔镜检查。

20.13　最佳时机

- 宫腔镜检查。
- 月经周期的前半期。
- 子宫峡部张力小。
- 子宫内膜增殖阶段。
- 宫颈黏液较少。
- 意外怀孕的风险较小。
- 体位：膀胱截石位。
- 必须进行宫颈准备。

20.14　宫腔镜检查的适应证[3,4]

适应证大致分为诊断组和治疗组。

20.14.1　诊断性宫腔镜检查的条件

- 评估异常子宫出血。
    - 子宫内膜息肉。
    - 子宫内膜增生。
    - 黏膜下肌瘤。
    - 子宫腺肌病。
    - 子宫内膜癌。
    - 子宫粘连（宫腔粘连）。
    - 宫颈息肉。
- 联合腹腔镜检查作为常规不孕症检查的一部分，尤其是输卵管造影或者超声检查异常。
- 在 IVF/ICSI 周期之前。
- 诊断苗勒管异常。
- 用于评估反复流产。
- 术后评估：宫腔镜下肌瘤切除术、息肉切除术和纵隔切除术后。
- 宫内节育器（IUD）放置不当。
- 慢性盆腔疼痛。
- 血管瘤和动静脉畸形的诊断。

20.14.2　宫腔镜手术的条件

- 宫内节育器嵌顿和宫内异物的定位和取出。
- 息肉切除术。
- 黏膜下肌瘤切除术。
- 宫腔镜粘连松解术。
- 子宫内膜消融术。
- 子宫内膜切除术。
- 宫腔镜下子宫成形术。
- 直视下可疑子宫内膜活检。
- 输卵管插管。
- 绝育。
- 无出血的子宫内膜血管瘤和子宫畸形的激光凝固治疗。

20.15　取出宫内节育器的方法

宫内节育器遗失，首先通过超声定位，如果在宫腔内发现，可尝试在超声引导下取出。盲取有创伤，并且易失败。宫腔镜可以作为取出避孕环或者异物的首选方法，也可以作为最后手段，这取决于医疗条件可行性和外科医生的专业知识。如果宫内节育器不在宫腔内，建议进行盆腔 X 光检查[7,8]。

ACOG 委员会（2016）提出以下建议：

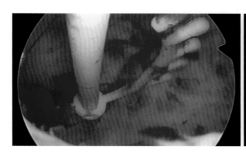
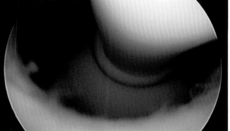

图 20-13　IUCD

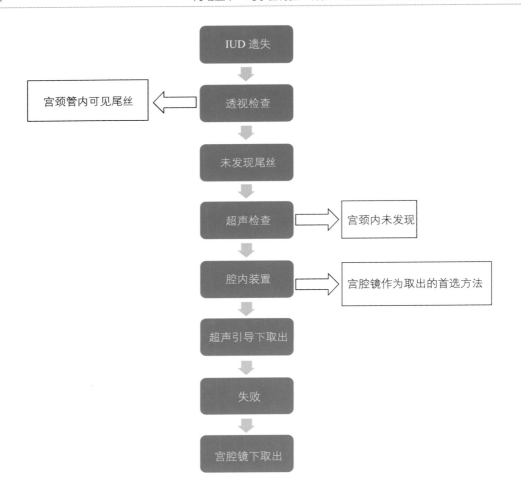

- 当未发现 IUCD 时，必须排除妊娠，在确定 IUCD 前，建议采用避孕措施。
- 非宫底 IUCD 的管理取决于其位置和患者的症状。
- 如果女性带环受孕，则只有在子宫颈口可见尾丝时才应取出宫内节育器。
- 当未发现避孕装置具体位置时，在确定位置之前不应尝试移除（图 20-13）。

20.16　宫腔镜息肉切除术

息肉是子宫内膜腺体和间质的局部增生性过度生长，从子宫腔的子宫内膜表面形成突起，原因不明，息肉可以是良性的，也可以是恶性的[9,10]。

虽然息肉发生恶性转化的风险很低，但当发现息肉时仍应将其切除，因为切除既可用于组织学诊断，也可用于有效治疗异常子宫出血和月经过多的症状。绝经后妇女也必须切除息肉，如果出现症状，更有可能发生息肉的恶性转化（图 20-14）。

AAGL 实践指南采用以下搜索方法编制；电子资源包括 Medline、PubMed、CINAHL、Cochrane 图书馆（包括 Cochrane 系统评价数据库）、当前目录和 EMBASE，用于搜索与子宫内膜息肉相关的所有出版物（图 20-15）。

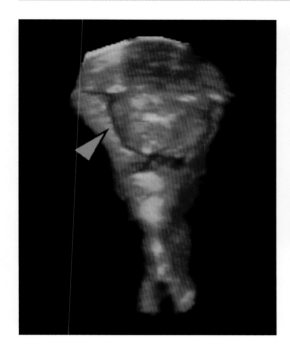

图 20-14 子宫内膜息肉的 3D 图像

子宫内膜息肉治疗指南（AAGL）[8]：

- 保守治疗是合理的，尤其是无症状的小息肉（A 级）。
- 目前不推荐对息肉进行医疗处理（B 级）。
- 宫腔镜息肉切除术仍然是治疗的金标准（B 级）。
- 不同宫腔镜息肉切除术技术（C 级）的临床结果似乎没有差异。
- 绝经后有症状（B 级）的妇女宜切除进行组织学评估。
- 经宫腔镜息肉切除术优于经腹子宫切除术，因为其侵入性小，成本低，对患者的风险降低（C 级）。

要点

1. 对于门诊手术，硬性宫腔镜优于软性宫腔镜。

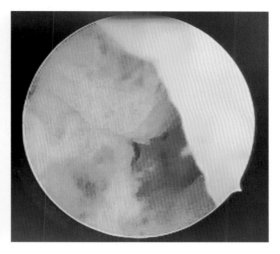

图 20-15 宫腔镜下的息肉

2. 宫腔镜检查前阴道用米索前列醇可降低宫颈阻力。
3. 宫腔镜在不孕症患者中起着重要作用，它具有诊断和治疗的效用。
4. 宫腔镜可能有利于矫正异常扭曲宫腔，但需要更多相关数据。
5. 腔内病变，如息肉和肌瘤，不仅改变子宫内膜形态，而且引起炎症和免疫反应，可能影响胚胎植入。息肉切除术应始终在直视下进行，即宫腔镜下。
6. 相关数据表明，IVF 前宫腔镜检查可改善结局。
7. 宫腔镜是一种非常安全和有效的方法，可以清除宫腔中的异物。

参考文献

[1] Stamatellos I, Apostolides A, Stamatopoulos P,Bontis J. Pregnancy rates after hysteroscopic polypectomy depending on the size or number of the polyps. Arch Gynecol Obstet. 2008;277:395–399. https://doi. org/10.1007/s00404-007-0460-z.

[2] Guven MA, Bese T, Demirkiran F, Idil M,Mgoyi L. Hydrosonography in screening for intracavitary pathology in infertile women. Int J Gynaecol Obstet. 2004;86:377–383. https://doi.org/10.1016/j. ijgo.2004.05.005.

[3] https://www.rcog.org.uk/en/guidelines-research-services/guidelines/gtg59/.

[4] https:// www. ncbi. nlm. nih. gov/ pmc/ articles/ PMC6113989/.

[5] Kamel HS, Darwish AM, Mohamed SA. Comparison of transvaginal ultrasonography and vaginal sonohys-terography in the detection of endometrial polyps. Acta Obstet Gynecol Scand. 2000;79:60–64. https:// doi.org/10.1080/j.1600-0412.2000.079001060.x.

[6] https://www.rcog.org.uk/globalassets/documents/guidelines/gtg59hysteroscopy.pdf.

[7] Cheung VY. A 10-year experience in removing Chinese intrauterine devices. Int J Gynaecol Obstet. 2010;109:219–222.

[8] Verma U, Astudillo-Dávalos FE, Gerkowicz SA. Safe and cost-effective ultrasound guided removal of retained intrauterine device: our experience. Contraception. 2015;92:77–80.

[9] Ben-Nagi J, Miell J, Yazbek J, Holland T, Jurkovic D. The effect of hysteroscopic polypectomy on the concentrations of endometrial implantation factors in uterineflushings. Reprod Biomed Online.2009;19:737–744. https://doi.org/10.1016/j.rbmo.2009.06.011.

[10] Haimov-Kochman R, Deri-Hasid R, Hamani Y, Voss E. The natural course of endometrial polyps: could they vanish when left untreated? Fertil Steril. 2009;92:828.

译者：王明宇
校译：王 冠

妊娠物残留

21

阿隆索·帕切科·路易斯、阿塞林德·亚历山德拉和卡鲁格诺·何塞

评估育龄女性孕早期自然流产、人工流产、早产、足月阴道分娩或剖宫产后异常子宫出血时,应常规考虑与妊娠物残留(RPOC)相鉴别。RPOC 指子宫内持续存在滋养细胞组织,可导致轻微出血甚至严重大量出血。重点需考虑患者的孕产史(近期和远期)、症状、一般状态和诊断性检查,包括影像学检查和宫腔镜检查。传统的治疗包括宫颈扩张和刮宫术(D&C),但目前已逐渐转变为宫腔镜治疗。

21.1 简介

妊娠物残留是一个用来描述在任何妊娠后胎盘和/或胎儿组织(也称为滋养细胞组织)的残留,包括流产和经阴道分娩或剖宫产分娩的早产和足月产。当残留组织坏死并伴有纤维蛋白沉积时会形成结痂称为胎盘息肉[1]。此外,也可使用"滋养层组织残留"这一术语,它的定义为第一次月经恢复后持续残留的滋养细胞组织(图 21-1)。其他术语包括"胎盘残留碎片"和"滋养层组织残留"用于描述 RPOC。

在评估药物流产时,一项荟萃分析显示药物流产的成功率与孕龄呈负相关。这项研究表明,药物流产在妊娠 50 天时疗效会降低[2]。相比之下,人工流产后 RPOC 的发生率较低,在妊娠早期进行人工流产仅有 0.5% 的患者发生 RPOC[3](表 21-1)。大约 1% 的足月分娩患者并发 RPOC[4]。

阿隆索·帕切科·路易斯
西班牙马拉加中央古腾堡医院妇产科
阿塞林德·亚历山德拉和卡鲁格诺·何塞
美国弗罗里达州迈阿密大学妇产科和生殖医学科

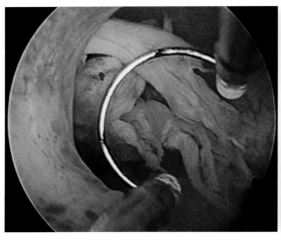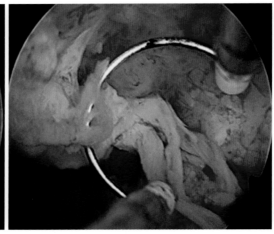

图 21-1　RPOC 的宫腔镜视图

表 21-1　妊娠物残留的古腾堡（Gutenberg）超声分型

分型	宫腔内团块	子宫腔内血管化	肌层血管化
0 型	一致性的	无	无
Ⅰ型	多样化的	少	无
Ⅱ型	多样化的	高	无
Ⅲ型	多样化的	高	有

21.2　危险因素

　　妊娠中期胎死宫内、异常子宫腔、病理性胎盘粘连和使用辅助生殖技术（ART）是 RPOC 的危险因素[5]。RPOC 最早的文献报道始于 1884 年，当时贝尔（Baer）记录了妊娠 12 年后发现胎盘息肉的病例[6]。

　　一项评估流产或分娩后妊娠物残留发病率的前瞻性观察研究发现，妊娠中期胎死宫内或流产后（40%）RPOC 的发病率高于妊娠早期流产（17.8%）和妊娠晚期分娩（2.7%）[7]。此外，RPOC 与子宫腔异常存在相关性，10% RPOC 的患者存在子宫腔异常[8]。这可能是由于 D&C 过程困难或自然流产时子宫收缩异常导致的。最后，RPOC 发生的一个重要危险因素是胎盘植入，是一种严重的妊娠并发症，发生于胎盘全部或部分植入到子宫肌层。它具有较高的孕产妇发病率和死亡率并与既往瘢痕子宫、经产妇、既往子宫感染和前置胎盘有关。

21.3　发病机制

　　如前所述，RPOC 主要由滋养层组织组成。在妊娠早期滋养层是由绒毛膜发出的各种分支组成的，这些绒毛分支允许母体和胎儿血液系统交换和代谢其他产物。

　　虽然两种未被证实的机制已被建议用于描述 RPOC 的发病机制。兰尼（Ranney）提出子宫肌层各区域的厚度和张力与 RPOC 的发病直接相关。在第二产程中子宫底和子宫角张力较低，发生 RPOC 的概率更高[9]。这种不一致的子宫收缩可能是异常子宫腔发生 RPOC 的主要病因。

另外，伊斯曼（Eastman）和赫尔曼（Hellman）提出未被识别的胎盘植入区域可能是妊娠物残留的主要原因。他们认为胎盘附着在子宫内蜕膜形成减少的区域，如子宫角、子宫底和子宫下段，可能导致胎盘植入子宫肌层[10]。

21.4　临床表现

RPOC 的范围和严重程度取决于残留组织大小、血管化程度和持续时间。最常见的临床症状是阴道出血，从轻微出血到危及生命的大出血。尽管在妊娠早期自然流产、人工流产或分娩后总会有子宫出血，但没有具体的标准确定何为异常出血。妊娠后长时间或大量出血需考虑 RPOC 的可能，其他临床症状可表现为子宫压痛、盆腔痛、发热和分泌物异味。

自然流产、人工妊娠和分娩后随着时间的延长会出现不同的症状和体征。戴尔（Dyer）和布拉德博恩（Bradburn）将胎盘息肉分为急性型和慢性型。他们发现在流产或分娩后几天到 6 周的急性胎盘息肉更容易发生产后出血。这些急性胎盘息肉可能是胎盘残留的血液和凝血块。慢性胎盘息肉可能持续数年，症状轻微或无临床症状[11]。

RPOC 也可表现为流产或分娩后 6 周以上持续闭经。尽管这可能与纯母乳喂养有关，但也可能与妊娠物残留有关[11]。

一些报道称尽管月经来潮，妊娠物残留仍会持续多年。例如，斯旺（Swan）报道了一例，月经周期正常患者在既往妊娠 21 年后发现了滋养层组织残留[11]。

21.5　检查和诊断

患者病史、查体、实验室和影像检查均有助于诊断 RPOC。因为流产或分娩后出血和不适是正常的，因此给临床医生诊断 RPOC 带来了一定挑战。获得患者完整病史非常重要，因为 RPOC 可能会导致严重的并发症。有妊娠史的患者出现持续性出血、异常子宫出血或比平时更严重的出血应怀疑 RPOC 的存在。

重要的是必须评估和量化出血。在大出血的情况下，可以看到大血块堵于扩张的宫颈口处。妇科检查时，评估宫颈扩张、子宫大小和压痛是至关重要的。还可能看到妊娠残留物堵塞宫颈口导致患者疼痛和不适，可用卵圆钳取出[12,13]。

人绒毛膜促性腺激素（HCG）的定量测定对 RPOC 的诊断价值有限，因为该激素在分娩或流产后的一段时间内保持在 >5 mIU/mL 的水平。如果 HCG 水平在 48 小时内下降得比预期慢（<21%~35%），则应怀疑 RPOC[14]。此外，HCG 阴性结果并不排除 RPOC。已经证实残留的滋养层组织在自然流产、人工流产和分娩后维持着产生 HCG 和保持血液中 HCG 低水平的能力[15]。

无论有 / 无彩色多普勒超声都是诊断 RPOC 的主要和首选的方式。有很多因素影响超声诊断的准确性，如超声医师的经验、机构的技术流程以及彩色多普勒的使用。超声显示子宫腔内团块是其最重要的发现。相反，显示没有残留的薄的子宫内膜实际上排除了这种病变，超声预测值接近100%[16]。流产或分娩后子宫内膜会发生一系列变化，这是子宫排空机制的一部分。产后8周时子宫内膜可见线性回声，并在月经恢复前复旧至妊娠前大小[17,18]。此外，高达10%的妇女在产后5周时可能有宫腔积液[19]。在一项对可疑RPOC的患者进行刮宫术的回顾性研究发现经阴道超声检查子宫内膜厚度≥13 mm提示RPOC[20]。

尽管一些文献表明使用彩色多普勒对确诊或排除妊娠物残留更准确，但其他文献表明彩色多普勒对RPOC的诊断无帮助[7-21]。产后子宫复旧时残留血块可能出现类似的超声表现，这就是超声诊断PROC的敏感性（44%~93%）和特异性（74%~92%）在不同的研究中存在很大差异的原因[16]。通常，彩色多普勒显示高血流信号证明残留组织的高度血管化。德菲（Durfee）指出在子宫复旧期间胎盘植入部位可能仍存在血管化，从而导致彩色多普勒误诊率增加[16]。

卡玛娅（Kamaya）及其同事研究了RPOC的多普勒超声特征。这项回顾性研究对可疑RPOC的患者进行多普勒评估血管分布并将其分为四种类型：0型为无血管化，在子宫内膜中没有血管分布，而3型为子宫内膜的血管分布明显大于子宫肌层。有趣的

是，3型RPOC的多普勒表现与动静脉瘘畸形（AVM）相似，术中可能出现大出血，应提前计划手术方案[21,22]。

一个代表性的分型系统为古腾堡（Gutenberg）分型，区分了RPOC的超声和宫腔镜检查结果。所述的四种超声分型基于残留妊娠组织的回声及子宫腔内和肌层血管化程度。该分类系统可将超声影像与宫腔镜RPOC表现相结合。使用这种相关联的分类有助于临床医生预测宫腔镜手术时可能遇到的复杂性和困难程度（图21-2）。

宫腔镜检查是明确诊断包括RPOC在内的子宫内病变的金标准。残留的滋养层组织的宫腔镜表现因滋养层和绒毛退化、坏死和纤维蛋白沉积而表现不同。上述超声表现与这些患者的宫腔镜检查直接相关（表21-2）。因此，古腾堡（Gutenberg）分型还根据绒毛结构、组织血管化和附着区分为四种宫腔镜分型模式（图21-3）。

表21-2 妊娠物残留的古腾堡（Gutenberg）超声分型

类型	绒毛结构	血管化	胎盘附着区
0型	未定义	正常	分散的
I型	定义良好（白色）	正常	局部的
II型	定义良好（红色）	轻度血管扩张	局部的松散或致密的附着物
III型	定义良好（红色）	重度血管扩张，动静脉瘘	致密的附着物

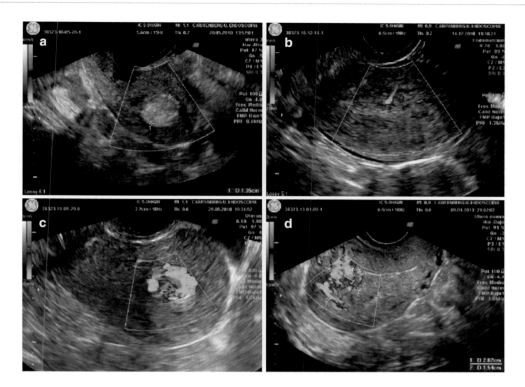

图 21-2　RPOC 的超声表现（Gutenberg 分型）

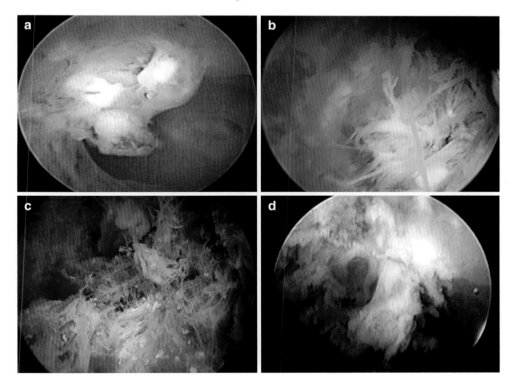

图 21-3　RPOC 的宫腔镜检查表现（古腾堡 Gutenberg 分型）

尽管 MRI 不及超声或宫腔镜检查敏感，但也有助于诊断 RPOC。典型的 MRI 表现为子宫内软组织肿块，伴有不同程度的肌层变薄和交界区断裂。此外，T1 和 T2 成像显示不均匀的信号强度，钆强化 T1W 图像显示各种强化影像[23]。

确切诊断依靠组织病理学。病理切片显示绒毛组织存在表明胎盘组织残留。也可观察到绒毛膜边缘有正常的合体滋养层细胞或坏死的透明绒毛。基底部含有高度血管化的蜕膜基质[24]。

21.6　鉴别诊断

在评估 RPOC 时需考虑与以下疾病相鉴别，如胎盘部位滋养细胞肿瘤、绒毛膜癌和获得性动静脉畸形（AVM）。

胎盘部位滋养细胞肿瘤是一种罕见的妊娠滋养细胞疾病（GTD），起源于中间型滋养细胞。这通常发生于分娩后，也可发生在流产、异位妊娠或葡萄胎后。如果发现从子宫肌层向子宫腔内生长的息肉样物，须考虑 GTD。胎盘部位滋养细胞肿瘤的特征是低水平的 HCG 和部分升高的人胎盘催乳素（HPL）[25]。组织病理学诊断的关键是发现无绒毛的滋养细胞增生。胎盘部位滋养细胞肿瘤的治疗方法通常是子宫切除[26]。

绒毛膜癌是发生在育龄女性群体并早期出现血行转移的高度侵袭性肿瘤。它通常发生在早孕流产或足月妊娠分娩后，1/3 由葡萄胎妊娠引起，但在异位妊娠后也可发生[27,28]。

超声显示绒毛膜癌常侵犯子宫肌层，导致出血和坏死[1]。高水平的 HCG 有助于诊断。明确诊断需行组织病理学检查。治疗通常以化疗为主。

获得性子宫动静脉畸形（AVM）是一种罕见的疾病，可能由胎盘植入部位的复旧不全导致[29]。大多数动静脉畸形是由刮宫等操作引起的子宫病变，因此称为获得性动静脉畸形。超声检查很难区分 RPOC 和 AVM。然而，动静脉畸形的血管分布仅局限于子宫肌层，动脉和静脉血流呈湍流状和高流低阻的多普勒表现[30]。因为 RPOC 和 AVM 的治疗方法有很大区别，二者鉴别诊断很重要。动静脉畸形的治疗通常采用选择性动脉栓塞术。

21.7　治疗

治疗 RPOC 的方法取决于多种因素，如血流动力学稳定性、既往妊娠孕龄、可用的医疗资源和医生的临床经验。RPOC 传统而常见的治疗方法是宫颈扩张和刮宫术，其他的治疗方法有期待治疗、药物治疗和宫腔镜手术。这些替代治疗的主要目的是降低传统 D&C 的相关并发症。

应用锋利的金属吸管和刮匙清除妊娠物残留是治疗 RPOC 的一种广泛使用的方法。最近一项关于评估负压吸宫术和刮宫术的回顾性研究发现，负压吸宫术比刮宫术更安全、更快、痛苦更小和出血更少[31,32]。负压吸宫术可导致多种并发症，如：宫腔粘连（IUA）、

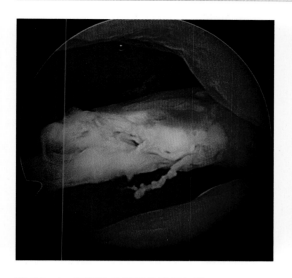

图 21-4 妊娠物残留通常是局部的

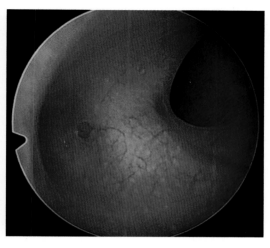

图 21-5 宫内粘连

阿什曼综合征、子宫穿孔和吸宫不全。

妊娠物残留通常是局部的，非可视性刮宫有刮宫不全的风险（图 21-4）。关于妊娠物残留重复清宫发生率的数据有限。一项对因 RPOC 行清宫术的患者进行回顾性研究发现重复清宫率为 3.1%[28]。另一项回顾性分析将宫腔镜清宫术与传统的刮宫术进行比较，结果发现刮宫术后组织残留率较高为 20.8%[29]。申克（Schenker）的一项研究报道 88% 患有阿什曼综合征的妇女曾在产后或流产后接受过 D&C 治疗[33]。

非可视性刮宫术会对子宫内膜基底层造成创伤，从而导致 IUA 甚至阿什曼综合征的发生（图 21-5）。通过宫腔镜检查发现一次流产刮宫术后 IUA 的发生率约为 30%。而反复刮宫术的女性 IUA 的发生率为 40%。在这些女性中 75% 的患者在手术后 3 个月内通过宫腔镜检查诊断宫腔 Ⅱ – Ⅳ级粘连[35]。

子宫穿孔是刮宫术最常见的并发症，可导致出血、内脏损伤和腹膜炎。据估计 RPOC 清宫术后有 5.7% 的患者出现出血[36]。医生经验不足、既往宫颈手术、青春期、多胎和孕周大等因素会增加子宫穿孔的风险[37]。由于子宫壁张力低，RPOC 的 D&C 具有很大的风险。

为了避免上述并发症，人们提出了不同的治疗方案。这些治疗 RPOC 的替代方案包括：期待治疗、药物治疗、超声引导下清宫术和宫腔镜刮宫术等。

对于轻症或无症状的 RPOC 患者，期待治疗是一种选择。维杰辛格（Wijesinghe）等进行了一项随机临床试验（RCT），比较停经 <14 周，超声测量 RPOC<50 mm 的不全流产患者的手术治疗和期待治疗的成功率。研究发现期待 1 周和 2 周的成功率分别为 90.1% 和 94.4%[38]。大家可能更倾向于期待治疗，因为延长手术间隔可能会减少妊娠物

残留内血流,从而减少后续手术的出血量[39]。因此,对于症状轻微或无症状的患者,妊娠物残留应首选期待治疗。

RPOC 采用了不同的药物治疗方法。虽然使用了多种药物,但米索前列醇是最常见的药物。米索前列醇对 90% 以上的孕早期不全流产有效,但一些妇女需要加大剂量并且需要口服镇痛药物。与期待治疗相比,使用药物可以缩短残留妊娠物排出的时间并提高完全排空率[40]。关于正确的给药剂量和给药途径还没有达成共识。一篇对文献的综述发现:有证据支持米索前列醇作为一种安全有效的促进残留妊娠物排空的治疗方法,并建议口服 600 ug 用于治疗不全流产[41]。

研究比较了刮宫术与米索前列醇的疗效发现刮宫术在完全排空 RPOC 方面更为优越。此外,接受米索前列醇治疗的妇女疼痛、出血和紧急清宫等发生率更高[42]。对于血流动力学不稳定、出血或感染的妇女应立即清宫。虽然可以使用负压吸宫术和清宫术,研究表明负压吸宫术优于清宫术[43]。

最后,可通过宫腔镜对 RPOC 进行手术治疗,以确定组织的确切位置,评估是否需要行清宫术以及是否存在子宫异常。1977 年,戈尔德堡(Goldberg)发表了第一篇关于使用宫腔镜电切术治疗 RPOC 的文章[7],所有患者均使用电切环作为刮匙成功地去除了妊娠物残留,同时避免了对剩余组织的创伤,术后超声均显示宫腔均无妊娠物残留。这种直接可视化的切除使残留妊娠物清除准确率更高,一次手术完全切除所有残留妊娠物,降低与健康子宫组织损伤相关的宫腔粘连风险,术中或术后均未出现并发症。

1985 年,查博(Tchabo)发表了一篇关于宫腔镜在 RPOC 治疗中应用的文章,该文对 95 例应用宫腔镜治疗产后和流产后出血的 RPOC 患者,使用宫腔镜完整切除残留妊娠组织[7]。

几年后,全景宫腔镜被用于辅助手术切除妊娠物残留。在刮宫前进行诊断性宫腔镜检查,以确定 RPOC 在子宫腔的附着部位。在超声引导下,外科医生可以在刮宫前看到子宫腔形态。戈尔德堡(Goldberg)针对 287 名女性的研究支持宫腔镜作为 D&C 的常规辅助手段[44]。

在没有危及生命的阴道出血的情况下,尚无研究表明清除残留妊娠物的最佳时间。斯莫里奇(Smorgick)等对 50 名 RPOC 的患者进行宫腔镜手术,平均时间为妊娠早期流产后 1.7 个月,术后病理检查证实 90% 的患者为 RPOC。随后 6~8 周进行诊断性宫腔镜检查均未发生宫腔粘连[45]。在一项比较早期(分娩后 3 周内或妊娠末期)和晚期手术干预的女性的不同参数如受孕率和平均受孕时间的研究中,发现两组之间无差异[46]。

相反,因延迟手术可导致残留胎盘和胎盘植入区的血管化减少,这在一定程度上是有益的。这些 RPOC 的血管变化与手术中出血减少有关。这种血管数量的减少是由残留妊娠物内 AVF 的时间依赖性消失和局部前列腺素释放导致的时间依赖性血管痉挛引起的[39]。

不同器械用于宫腔镜 RPOC 的取出。仪器从简单的镊子、宫腔镜剪刀到宫内粉碎器。重要的是要考虑一些可能增加该技术难度的因素。血流动力学稳定的患者在实施手术中有两个非常重要的因素：残留妊娠物的大小、血管化和胎盘植入区。宫腔镜清除 RPOC 的大小限制与宫腔镜切除子宫肌瘤的大小限制相当。>5 cm 的残留组织可能会导致大量破碎组织物堆积，从而妨碍组织的充分清除。

对于高度血管化的残留组织，通常需要使用环状电极电凝，然而，胎盘植入部位的电凝可能增加子宫肌层损伤和宫腔粘连的风险。塔克达（Takeda）建议在宫腔镜手术前对血管造影计算机断层扫描评估的有残留胎盘组织新生血管形成的患者行子宫动脉栓塞（UAE），以减少术中出血（图 21-6）[47]。

我们的治疗方案基于多普勒超声和宫腔镜检查的结果。如上所述，RPOC 的超声表现可能因残留组织和子宫内膜的回声和血管化而有所不同。

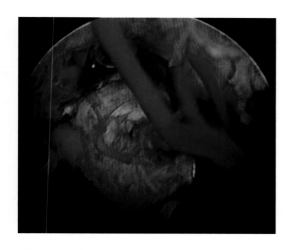

图 21-6 宫腔镜手术中的出血

对高回声无血管型（0 型）或不同回声但 RPOC 内极少血管生成（1 型）的病例，我们采用戈尔德格（Goldenberg）[48] 分型方式在药物治疗失败后，使用宫腔镜电切术。这通常是一种安全、快速和几乎无出血的手术，残留的妊娠物很容易清除且不需要使用宫腔镜手术器械。

相比之下，对高度血管化（2 型）的 RPOC 患者，通常在切除残留组织后用宫腔镜电器械对血管植入区进行电凝。

选择性电凝是必要的，以避免损伤周围的正常组织。最后，在具有高度血管化的残留妊娠物的病例中，高度血管化的子宫肌层是危险的。这是由于滋养细胞破坏子宫脉管系统导致子宫肌层损害所致。在切除残留组织后，同时切除子宫浅肌层和电凝活动性出血的血管。在某些情况下需在子宫内留置导管压迫子宫肌层血管。

我们还对所有患者术后 1~2 个月进行了二次宫腔镜检查，以评估宫腔和粘连情况。

21.8 再妊娠结局

RPOC 患者的治疗引起了人们对这种疾病和治疗对未来生育能力影响的担忧。随着 RPOC 的治疗从宫颈扩张和刮宫术发展至宫腔镜治疗，评估这种模式的转变对生殖健康的影响是很重要的。

如上所述，由于非可视性刮宫术可能导致宫内粘连（IUA）甚至阿什曼综合征的发生。宫腔镜检查显示 RPOC 术后宫腔粘连发生率较低。最近不同的研究发现宫腔镜术后 IUA 发生率较低 <5%[49]。宫腔镜也减少了

手术并发症，显著降低了子宫穿孔的风险。此外，宫腔镜检查使医生能够诊断宫腔异常，这些异常也可能与复发性流产或 RPOC 的发生有关。

尽管缺乏关于 RPOC 治疗后远期产科结局的进一步研究，截至目前，研究显示 RPOC 治疗后再妊娠率介于 50% 到 88% 之间[11]，其受患者年龄和残留妊娠物清除技术影响。大多数研究支持宫腔镜检查，其活产率介于 70% 到 80%，平均怀孕时间为 7~8 个月。一项研究显示，再次妊娠胎盘异常的发生率为 18%，与非妊娠物残留再次妊娠胎盘异常发生率 0.19% 相比显著增加。与宫腔镜检查相比，刮宫术治疗的妇女更容易出现胎盘异常。

本 – 艾米（Ben–Ami）等研究了 177 例接受了非可视化 D&C 或宫腔镜检查以清除病理证实的 RPOC 的女性，接受宫腔镜检查者平均受孕时间为 5 个月，D&C 组新诊断的不孕症比宫腔镜组更常见[50]。

21.9　结论

RPOC 的首选治疗方式因患者的症状、体征、生命体征和影像检查结果而异。虽然宫颈扩张和刮宫术曾经是 RPOC 治疗的金标准，但目前宫腔镜手术越来越流行。宫腔镜 RPOC 切除术是一种可行、安全、有效的技术，可预防 D&C 许多并发症。随着这种可视化切除技术的转变，宫腔粘连、刮宫不全和子宫穿孔等并发症逐渐减少。它对周围子宫内膜的损伤也减少了。虽然宫腔镜在多项研究中被证明是有效的，但结果往往取决于手术医生。虽然宫腔镜有助于 RPOC 的清除，但我们建议在高度血管化的情况下使用能量型电切镜。它可以允许医生在需要时选择性地

电凝血管和组织。3 型 RPOC 因可能发生大量出血而增加严重并发症的发生率，需更加小心。最后，到目前为止的研究表明，宫腔镜治疗 RPOC 比 D&C 术后妊娠率更高和妊娠间隔更短。

参考文献

[1] Scjorge JO. Gestational trophoblastic disease. In: Hoffman BL, Schorge JO, Bradshaw KD, Halvorson LM, Schaffer JI, Corton MM, editors. Williams gynecology. 3rd ed. New York: McGraw-Hill.

[2] Kahn JG, Becker BJ, MacIsaa L, Amory JK, Neuhaus J, Olkin I, et al. The efficacy of medical abortion: a meta-analysis. Contraception. 2000;61(1):29–40.

[3] Hakim-Elahi E, Tovell H, Burnhill M. Complications of first-trimester abortion: a report of 170,000 cases. Obstet Gynecol. 1990;76(1):129–135.

[4] Ikhena DE, Bortoletto P, Lawson AK, Confino R, Marsh EE, Milad MP, et al. Reproductive outcomes after hysteroscopic resection of retained products of conception. J Minim Invasive Gynecol. 2016;23(7):1070–1074.

[5] Baba T, Endo T, Ikeda K, Shimizu A, Morishita M, Kuno Y, et al. Assisted reproductive technique increases the risk of placental polyp. Gynecol Endocrinol. 2013;29(6):611–614.

[6] Baer BF. Placental polypus which simulated malignant disease of the uterus. Philadelphia Med Times. 1884;15:175.

[7] van den Bosch T, Daemen A, Van Schoubroeck D, Pochet N, De Moor B, Timmerman D. Occurrence and outcome of residual trophoblastic tissue: a prospective study. J Ultrasound Med. 2008;27(3):357–361.

[8] Faivre E, Deffieux X, Mrazguia C, Gervaise A, Chauveaud-Lambling A, Frydman R, et al. Hysteroscopic management of residual trophoblastic tissue and reproductive outcome: a pilot study. J Minim Invasive Gynecol. 2009;16(4):487–490.

[9] Ranney B. Relative atony of myometrium underlying the placental site secondary to

high cornual implantation; a major cause of retained placentas. Am J Obstet Gynecol. 1956;71(5):1049–1061.

[10] Swan RW, Woodruff JD. Retained products of conception. Histologic viability of placental polyps. Obstet Gynecol. 1969;34(4):506–514.

[11] Dyer I, Bradburn DM. An inquiry into the etiology of placental polyps. Am J Obstet Gynecol. 1971;09:858–867.

[12] Hoffman BL, Schorge JO. First-trimester abortion. In: Hoffman BL, Schorge JO, Bradshaw KD, Halvorson LM, Schaffer JI, Corton MM, editors. Williams gynecology. 3rd ed. New York: McGraw-Hill.

[13] Hatada Y. An unexpected case of placental polyp with villi devoid of cytotrophoblastic cells. J Obstet Gynaecol. 2004;24(2):193–194.

[14] Surette A, Dunham SM. Chapter 13. Early pregnancy risks. In: AH DC, Nathan L, Laufer N, Roman AS, editors. Current diagnosis & treatment: obstetrics & gynecology. 11th ed. New York: McGraw-Hill; 2013.

[15] Lawrence WD, Qureshi F, Bonakdar MI. "Placental polyp": light microscopic and immunohistochemical observations. Hum Pathol. 1988;19(12):1467–1470.

[16] Durfee SM, Frates MC, Luong A, Benson CB. The sonographic and color Doppler features of retained products of conception. J Ultrasound Med. 2005;24(9):1181–6.. quiz 1188-1189

[17] Bar-Hava I, Ashkenazi S, Orvieto R, et al. Spectrum of normal intrauterine cavity sonographic findings after first-trimester abortion. J Ultrasound Med. 2001;20:1277.

[18] Belachew J, Axelsson O, Mulic-Lutvica A, Eurenius K. Longitudinal study of the uterine body and cavity with three-dimensional ultrasonography in the puerperium. Acta Obstet Gynecol Scand. 2012;91(10):1184–1190.

[19] Tekay A, Jouppila P. A longitudinal Doppler ultraso nographic assessment of the alterations in peripheral vascular resistance of uterine arteries and ultrasono graphic findings of the involuting uterus during the puerperium. Am J Obstet Gynecol. 1993;168(1 Pt 1):190–198.

[20] Ustunyurt E, Kaymak O, Iskender C, Ustunyurt OB, Celik C, Danisman N. Role of transvaginal sonography in the diagnosis of retained products of conception. Arch Gynecol Obstet. 2008;277(2):151–154.

[21] Kamaya A, Petrovitch I, Chen B, Frederick CE, Jeffrey RB. Retained products of conception: spectrum of color Doppler findings. J Ultrasound Med. 2009;28(8):1031–1041.

[22] Jain K, Fogata M. Retained products of concep tion mimicking a large endometrial AVM: complete resolution following spontaneous abortion. J Clin Ultrasound. 2007;35(1):42–47.

[23] Noonan JB, Coakley FV, Qayyum A, Yeh BM, Wu L, Chen LM. MR imaging of retained products of conception. AJR Am J Roentgenol. 2003;181(2):435–439.

[24] Shanthi V, Rao NM, Lavanya G, Krishna BA, Mohan KV. Placental polyp - a rare case report. Turk patoloji dergisi. 2015;31(1):77–79.

[25] Kim SJ. Placental site trophoblastic tumour. Best Pract Res Clin Obstet Gynaecol. 2003;17(6):969–984.

[26] Baergen RN, Rutgers JL, Young RH, Osann K, Scully RE. Placental site trophoblastic tumor: a study of 55 cases and review of the literature emphasizing factors of prognostic significance. Gynecol Oncol. 2006;100(3):511–520.

[27] Jauniaux E. Ultrasound diagnosis and follow-up of gestational trophoblastic disease. Ultrasound Obstet Gynecol. 1998;11(5):367–377.

[28] Soper JT. Gestational trophoblastic disease. Obstet Gynecol. 2006;108(1):176–187.

[29] Timmerman D, Wauters J, Van Calenbergh S, et al. Color Doppler imaging is a valuable tool for the diagnosis and management of uterine vascular malformations. Ultrasound Obstet Gynecol. 2003;21(6):570–577.

[30] Kelly SM, Belli AM, Campbell S. Arteriovenous malformation of the uterus associated with secondary postpartum hemorrhage. Ultrasound Obstet Gynecol. 2003;21(6):602–605.

[31] Tuncalp O, Gulmezoglu AM, Souza JP. Surgical procedures for evacuating incomplete miscarriage. Cochrane Database Syst Rev. 2010;8(9):CD001993.

[32] Forna F, Gulmezoglu AM. Surgical procedures to evacuate incomplete abortion. Cochrane Database Syst Rev. 2001;1:CD001993.

[33] Schenker JG, Margalioth EJ. Intrauterine adhesions: an updated appraisal. Fertil Steril. 1982;37(5):593.

[34] Romer T. Post-abortion-hysteroscopy--a method for early diagnosis of congenital and acquired intrauterine causes of abortions. Eur J Obstet

Gynecol Reprod Biol. 1994;57(3):171–173.

[35] Westendorp IC, Ankum WM, Mol BW, Vonk J. Prevalence of Asherman's syndrome after secondary removal of placental remnants or a repeat curettage for incomplete abortion. Hum Reprod. 1998;13(12):3347–3350.

[36] Amarin ZO, Badria LF. A survey of uterine perforation following dilatation and curettage or evacuation of retained products of conception. Arch Gynecol Obstet. 2005;271(3):203–206.

[37] Allen RH, Goldberg AB. Cervical dilation before first-trimester surgical abortion (<14 weeks' gestation). Contraception. 2016;93(4):277–291.

[38] Wijesinghe PS, Padumadasa GS, Palihawadana TS, Marleen FS. A trial of expectant management in incomplete miscarriage. Ceylon Med J. 2011;56(1):10–13.

[39] Hiraki K, Khan KN, Kitajima M, Fujishita A, Masuzaki H. Uterine preservation surgery for placental polyp. J Obstet Gynaecol Res. 2014;40(1):89–95.

[40] Neilson JP, Hickey M, Vazquez JC. Medical treatment for early fetal death (less than 24 weeks). Cochrane Database Syst Rev. 2006;3:CD002253.

[41] Blum J, Winikoff B, Gemzell-Danielsson K, Ho PC, Schiavon R, Weeks A. Treatment of incomplete abortion and miscarriage with misoprostol. Int J Gynaecol Obstet. 2007;99(Suppl 2):S186–189.

[42] Graziosi GC, Mol BW, Reuwer PJ, Drogtrop A, Bruinse HW. Misoprostol versus curettage in women with early pregnancy failure after initial expectant management: a randomized trial. Hum Reprod. 2004;19(8):1894–1899.

[43] Tuncalp O, Gulmezoglu AM, Souza JP. Surgical procedures for evacuating incomplete miscarriage. Cochrane Database Syst Rev. 2010;9:CD001993.

[44] Goldfarb HAD. C results improved by hysteroscopy. N J Med. 1989;86(4):277–279.

[45] Smorgick N, Lenisohn-Tavor O, Ben-ami I, Maymon R, Pansky M, Vaknin Z. Hysteroscopic removal of retained products of conception following first trimester medical abortion. Gynecol Minim Invasiv Ther. 2017;6(4):183–185.

[46] Ben-Ami I, Ofir T, Melcer Y, Smorgick N, Schneider D, Pansky M, et al. Infertility following retained products of conception: is it the surgical procedure or the presence of trophoblastic tissue? Eur J Obstet Gynecol Reprod Biol. 2014;182:132–135.

[47] Takeda A, Koyama K, Imoto S, Mori M, Sakai K, Nakamura H. Computed tomographic angiography in diagnosis and management of placental polyp with neovascularization. Arch Gynecol Obstet.2010;281(5):825-828.

[48] Goldenberg M, Schiff E, Achiron R, Lipitz S, Mashiach S. Managing residual trophoblastic tissue. Hysteroscopy for directing curettage. J Reprod Med. 1997;42(1):26–28.

[49] Rein DT, Schmidt T, Hess AP, Volkmer A, Schondorf T, Breidenbach M. Hysteroscopic management of residual trophoblastic tissue is superior to ultrasoundguided curettage. J Minim Invasive Gynecol. 2011;18(6):774–778.

[50] Ben-Ami I, Melcer Y, Smorgick N, Schnieder D, Pansky M, Halperin R. A comparison of reproductive outcomes following hysteroscopic management versus dilation and curettage of retained products of conception. Int J Gynaecol Obstet. 2014;127(1):86–89.

译者：王　冠
校译：李　圃

宫腔镜：子宫内膜增生与子宫内膜癌

克里希嫩杜·古普塔和巴斯卡尔·帕尔

宫腔镜检查通常用于评估异常子宫出血[1]，其通过子宫腔的可视化可检测子宫内膜癌等恶性病变。此外，还可以在检查同时对子宫内膜进行取样或病变切除。然而，宫腔镜诊断严重子宫内膜疾患的价值一直存在争议。

异常子宫出血（AUB）（之前称为"功能失调性子宫出血/DUB"）是一种常见的妇科疾病，可发生于任何年龄。妇科门诊就诊的患者中33%患有AUB，而围绝经期和绝经后女性该病发病率上升至69%。

规律的月经周期表明下丘脑－垂体－卵巢轴及其靶器官功能正常。AUB是青春期、围绝经期和绝经后女性的常见疾病。大多数围绝经期患者月经周期不规律、周期延长和无排卵。由于围绝经期女性稀发排卵，妊娠并不常见。因此，应考虑排除妊娠相关并发症（先兆流产、不全流产或异位妊娠）的可能。

"FIGO月经失调工作组"的国际专家共识提出标准化的AUB分类系统，以促进对这一临床常见的复杂问题更好的理解[2]。绝经后黄体酮生成终止，但肾上腺和雄激素向雌激素的转化仍在继续，未随着卵巢功能的停止而停止。雌二醇水平可能高达100 pg/mL，使缺乏孕酮的子宫内膜暴露于高水平无拮抗的雌激素中，这可能导致子宫内膜增生和癌变。大多数子宫内膜增生是良性的，但有8%~29%的患者发生细胞异型性导致子宫内膜癌。子宫内膜癌也可以在没有子宫内膜增生的情况下发生，通常为子宫内膜萎缩导致。以前子宫内膜癌的诊断方式选择较少，通常由刮宫术后病理诊断。然而，随着经阴道超声（TVS）和宫腔镜的应用，子宫内膜癌诊断的准确率大大提高。与腹部超声相比，经阴道超声（TVS）在诊断盆腔脏器病变方面更准确。TVS已被证实是对异常子宫出血患者，尤其是围绝经期患者，最具成本效益的初始检查方式[3]。TVS可以准确测量子宫内膜厚度并检查子宫内任何器质性病变。如子宫内膜厚度 ≥ 12 mm，则必须进行子宫内膜活检，如子宫内膜厚度介于5~12 mm，则应

克里希嫩杜·古普塔
印度加尔各答西孟加拉卫生科学大学维韦卡南达医学科学研究所妇产科
印度马尼帕尔马赫卡斯图巴医学院妇产科
巴斯卡·帕尔
印度加尔各答阿波罗鹰阁医院妇产科

考虑子宫内膜活检以排除子宫内膜病变。诊断性宫腔镜检查现在可以在有或无麻醉情况下作为门诊检查项目进行，可对子宫腔直接观察。宫腔镜检查在评估子宫内膜方面优于其他方法[4]。然而，宫腔镜检查绝不能取代子宫内膜的组织学诊断。宫腔镜检查是对组织学分析的补充，因为它可以对子宫内膜进行全面评估，并提供异常区域的定位活检。

子宫内膜增生（EH）是一种病理状态，其特征是子宫腔内膜腺体和间质结构的增生性改变[5]。大多数 EH 是由于雌激素水平升高而孕酮不足[6,7]。子宫内膜无拮抗性的雌激素刺激可引起腺体上皮增生性变化，包括腺体重塑，从而形成形状各异、分布不规则的腺体。子宫内膜癌（EC）的危险因素包括肥胖、非拮抗性的雌激素治疗、糖尿病、他莫昔芬治疗、PCOS 和未生育女性[8]。

EH 在 50~54 岁、体重指数（BMI）>30 的女性中很常见[9]。EH 的平均发病年龄为 52 岁，比 EC 的平均年龄低 9 岁。绝经后超重（BMI>25）和肥胖女性患子宫内膜癌的风险高于年轻女性[10]。因此，由于肥胖的日益增加，加之人口老龄化，可能导致 EC 及其癌前病变发病率显著增加。

子宫内膜增生是异常子宫出血最常见的原因之一，如果不治疗会导致 EC。10% 绝经前子宫异常出血的妇女组织学检查结果显示子宫内膜增生，6% 绝经后子宫出血女性的组织学检查结果显示子宫内膜增生[8]。AUB 患者子宫内膜活检的主要作用是通过评估组织学样本来确定是否存在癌变或癌前病变[11,12]。妇科肿瘤小组进行的一项基于活检诊断非典型增生的研究发现，子宫切除标本中 42.6% 的患者同时存在子宫内膜癌[13]。评估子宫内膜和作出初步诊断最有用的方法是超声检查，即经阴道超声（TVS）。组织活检应在有 EC 危险因素的妇女中进行，这些妇女表现症状为异常子宫出血或病理性阴道排液。

子宫内膜增生的分类：

1994 年老的世界卫生组织（WHO，1994 年）分类[5,14,15]：

- 单纯性增生。
- 复杂性增生。
- 单纯性增生伴异型性。
- 复杂性增生伴异型性。

新的世界卫生组织 2014 年（WHO，2014 年）分类[16]：

- 不伴有子宫内膜非典型增生的 EH（良性增生）。
- 子宫内膜非典型增生或内膜上皮内瘤变（EIN）/ 高分化癌。

2016 年，英国皇家妇产科学院（RCOG）和英国妇科内窥镜检查学会（BSGE）两个委员会发布了关于子宫内膜增生治疗和分类的联合指南[17]。他们推荐了 WHO 2014 分类，该分类将子宫内膜增生分为两组：无非典型增生和非典型增生。该指南还说明了管理子宫内膜增生的方法，详细说明了首选的治疗方案，并就保守治疗后患者的子宫内膜活检时间提出建议。非典型增生和 EIN 的临床处理是相同的。

22.1 证据

印度和国际上在这一感兴趣的领域发表了许多原创研究文章，下面讨论一些此类研究及其成果。

22.1.1 异常子宫出血和子宫内膜病理

巴曼（Barman）等[18]对 85 例围绝经期 AUB 妇女进行了 TVS、诊断性宫腔镜检查及病理诊断的相关性对比评估，发现异常子宫出血患者最常见的表现是月经过多（30.59%），其次是子宫出血（22.35%）。与金标准组织病理学（HP）相比，TVS 诊断子宫内膜增生的敏感性、特异性、阳性预测值和阴性预测值分别为 43.75%、95.65%、70% 和 88%，诊断息肉的敏感性、特异性、阳性预测值和阴性预测值分别为 50%、89.16%、10% 和 98.67%。宫腔镜检查诊断子宫内膜增生的敏感性、特异性、阳性预测值和阴性预测值分别为 50%、95.78%、70% 和 90.67%，诊断息肉的敏感性、特异性、阳性预测值和阴性预测值分别为 71.43%、100%、100% 和 94.67%。

奥迪穆拉普（Audimulapu）和苏迪普蒂（Sudeepti）[19]研究了 50 例应用宫腔镜检查、经阴道超声检查和病理组织学检查诊断异常子宫出血的对比分析发现：最常见的表现是周期规律性大量出血（月经过多），高达 42%，26% 的患者出现月经周期不规律的大出血（子宫出血）。就受试者的产次而言，异常子宫出血的最高发生率出现于二胎之后（36%），其次是三胎（32%）。大多数 AUB 患者异常出血的持续时间为 1~6 个月，最常见的组织病理学改变为子宫内膜增生。在 50 例患者中，38 例（76%）宫腔镜检查结果与组织病理学一致，12 例（24%）患者宫腔镜检查结果不一致。26 例（52%）患者 TVS 结果与组织病理学结果一致，24 例（48%）结果不同。TVS 的敏感性和特异性分别为 62.8% 和 86.6%，宫腔镜的敏感性和特异性分别为 74.3% 和 93.3%。宫腔镜检查的阳性预测值为 96.3%，阴性预测值为 60.8%，而 TVS 的阳性预测值为 91.6%，阴性预测值为 50%。由此可见，宫腔镜具有更高的敏感性、特异性、阳性预测值和阴性预测值，宫腔镜在评估异常子宫出血方面优于 TVS。但 TVS 是非侵入性的，相对便宜，对患者造成的不适小，可以用于异常子宫出血患者的初始检查。然而与宫腔镜相比，TVS 的诊断价值较低。因此，尽管 TVS 是一种实用的子宫病变初步评估方法，但在大多数可疑病例中，宫腔镜检查是必要的。宫腔镜仍然是评估 AUB 的最佳方式，与 TVS 相比，宫腔镜可以实现宫腔可视化，也可以进行组织取样和组织病理学检查，因此宫腔镜更有助于诊断。

乔达里（Choudhary）等[20]对 50 名接受阴道超声和宫腔镜检查评估异常子宫出血的围绝经期妇女进行研究。TVS 提示 50% 的患者为正常子宫内膜，24% 为子宫内膜增生，14% 为子宫内膜息肉，8% 为子宫黏膜下平滑肌瘤，子宫腺肌病占 4%。宫腔镜检查 28 例（56%）子宫内膜正常，20% 为子宫内膜增生，16% 患子宫内膜息肉，8% 为子宫黏膜下肌瘤。子宫内膜增生的敏感性、特异性、阳性预测值（PPV）和阴性预测值（NPV）分别为 81.81%、92.3%、75% 和 94.73%。因此 TVS 对子宫内膜增生和其他宫内病变具有中等的诊断准确性。TVS 是安全、易接受、简单易行、非侵入性的检查方式，应该作为围绝经期 AUB 患者的一线诊断手段。宫腔镜是诊断各种子宫内膜和宫内病变的重要工具，在评估 AUB 时应同时使用 TVS 和宫腔镜。

埃尔加马尔（El-Gamal）[21]等研究诊断性宫腔镜和组织病理学在评估 114 例异常子宫出血患者中的作用，发现宫腔镜检查的敏感性为 91.9%，特异性为 86.5%，阳性预测值为 93.2%，阴性预测值为 84.2%，对异常子宫出血病因的诊断准确率为 90.1%。因此，宫腔镜在评估异常子宫出血，尤其是任何年龄的子宫内膜增厚患者中具有决定性作用。宫腔镜具有较高的敏感性、特异性、阳性预测值和阴性预测值，是诊断子宫异常出血的一种安全可靠的方法，并且宫腔镜检查结果即时可用。宫腔镜和组织病理学联合评估异常子宫出血方面相辅相成，有助于准确诊断和进一步治疗。

戈亚尔（Goyal）等[22]研究了经阴道超声检查与宫腔镜检查在评估 100 名异常子宫出血患者中的作用，建议将 TVS 作为 AUB 的一线检查。若 TVS 提示正常宫腔时，可省略进一步评估，直接开始针对症状的治疗。

里希纳穆尔蒂（Krishnamoorthy）和尚蒂尼（Shanthini）[23]研究了 TVS 和宫腔镜在 61 名异常子宫出血患者中的作用，发现 TVS、宫腔镜和子宫内膜活检相结合可提高异常子宫出血患者的诊断率。随着三种模式结合提高诊断准确率，可以计划有效和适当的管理。

22.1.2　子宫内膜癌

子宫内膜癌是发达国家最常见的女性生殖道恶性肿瘤。宫腔镜广泛用于评估妇科的常见问题，如月经过多和绝经后出血。

克拉克（Clark TJ）等[24]的系统定量综述是该领域最经典、最常被引用的文献。本研究的目的是确定宫腔镜诊断异常子宫出血患者子宫内膜癌和子宫内膜增生的准确性。数据来源于 Cochrane、MEDLINE 和 EMBASE（1984–2001 年）数据库，并手动检索已知的主要和综述文章的书目以及与作者联系确定相关文章。对使用组织病理学检查结果作为参考标准，对子宫异常出血患者进行宫腔镜检查准确性评估的研究进行双盲、独立和可重复的选择。共检索到 3486 篇文章，其中 208 篇文献基本符合标准，下载原文用于详细数据提取。65 项研究包括 26346 名患者被纳入分析，从每项研究中提取诊断准确率和其他有关的结果，分别形成子宫内膜癌和子宫内膜疾病（癌症、增生或两者）的 2×2 列联表。合并似然比（LRs）被用作汇总准确性度量。结果显示子宫内膜癌的预测率为 3.9%［95% 可信区间（CI），3.7%~4.2%］。若宫腔镜检查结果阳性（合并 LR，60.9；95%CI，51.2~72.5）则癌症发生率增加到 71.8%（95%CI，67.0%~76.6%），而宫腔镜检查结果阴性（合并 LR，0.15；95%CI，0.13~0.18）将癌症的概率降低至 0.6%（95%CI，0.5%~0.8%）。LR 的合并存在统计学异质性，但并不是由于频谱组成和研究质量而导致。与癌症相比，子宫内膜疾病的总体诊断准确率较低，且结果不一致。绝经后女性和门诊患者的诊断准确率往往更高。因此，宫腔镜对子宫内膜癌的诊断准确率较高，但对子宫内膜疾病的诊断准确率仅为中等。

奥里弗尔斯 – 爱（Oliveres–Amor）等[25]对 891 例接受门诊宫腔镜检查和镜下活检的病例进行回顾性研究，评估门诊宫腔镜检查诊断宫内病变的准确率。根据子宫内膜病变将患者分为四个组：正常组、良性病变组、可疑增生组和可疑恶变组。26 名患者经组织学诊断为子宫内膜癌，其中 24 例（92.3%）经宫腔镜检查可疑为子宫内膜癌。患者的平均年龄为 65.27 岁，88.5% 为绝经后患者。86.9% 绝经后患者最常见的症状是绝经后出血（PMB），所有患者超声检查均有异常表现，因此，宫腔镜检查对子宫内膜癌诊断具有良好的特异性（99.1%）和敏感性（92.3%）。

22.2 结论

异常子宫出血（AUB）是妇科常见疾病。正确的病史采集、查体和盆腔检查对患者的早期诊断和正确治疗至关重要。国家健康与护理专业研究所（NICE）于 2018 年 3 月 14 日发表了一篇综述，其中包括关于"严重月经：评估和管理"的最新建议，以进一步提高人们对非常常见但有趣的临床问题 AUB 的认识[26]。子宫内膜增生通常是子宫内膜癌的癌前病变，因此具有临床意义。不同的癌症风险必须配合适当的干预措施，以避免治疗不足或过度治疗，因此区分子宫内膜增生、癌前病变或癌具有显著的临床意义。TVS 是排除子宫及附件区任何解剖性病变的重要工具，对测量子宫内膜厚度和判断是否选择进一步检查也很重要。宫腔镜检查是正确评估子宫腔的一个非常重要的检查方式，特别是对可能被 TVS 漏诊的息肉的诊断。宫腔镜对息肉的诊断最具特异性和敏感性，但由于缺乏特异性诊断标准，对子宫内膜增生的诊断缺乏特异性。值得一提的是，宫腔镜永远不会取代组织病理学报告，而是对组织病理学检查的补充，因为它可以对子宫内膜进行全面评估和定位活检。由于宫腔镜诊断准确率高，且创伤小，因此宫腔镜是对子宫腔进行全面评估和定位活检以及对异常子宫出血病例进行随访的理想方法[27]。宫腔镜直视下活检在诊断子宫病变方面比刮宫术更敏感[28]。

要点

1. 子宫内膜增生通常是子宫内膜癌的癌前病变。
2. RCOG 和 BSGE 在 2016 年联合发布指南推荐 WHO 2014 分类，将子宫内膜增生分为两组：无非典型增生和非典型增生，用于子宫内膜增生的管理。
3. TVS 是排除子宫和附件区任何解剖病变并测量子宫内膜厚度以判断是否进一步检查的非常重要的工具。
4. 宫腔镜检查是正确评估子宫腔的一个非常重要的检查方式，特别是对可能被 TVS 漏诊的息肉的诊断。
5. 宫腔镜诊断子宫内膜增生的特异性较低。
6. 宫腔镜直视下活检在诊断子宫病变方面比刮宫术更敏感。
7. 宫腔镜检查永远不会取代组织病理学报告，而是对组织病理学检查的补充。

参考文献

[1] Sorosky JI. Endometrial cancer. Obstet Gynecol. 2012;120(2 pt 1):383–397.

[2] Munro MG, Critchley HOD, Broder MS, Fraser IS. FIGO classification system (PALM–COEIN) for causes of abnormal uterine bleeding in nongravid women of reproductive age. Int J Gynecol Obstet. 2011;113(1):3–13.

[3] Shobhitha GL, Kumari VI, Priya PL, Sundari BT. Endometrial study by TVS and it's correlation with histopathology in abnormal uterine bleeding. IOSRJDMS. 2015;1(14):21–32.

[4] Darwish AM, Sayed EH, Mohammad SA, Mohammad II, Hassan HI. Reliability of outpatient hysteroscopy in one-stop clinic for abnormal uterine bleeding. Gynecol Surg. 2012;9(3):289–295.

[5] Tavassoli F, Devilee P. World Health Organization classification of tumours. Pathology and genetics. In: Tumours of the breast and female genital organs. Lyon: IARC; 2003. p. 217–228.

[6] Ricci E, Moroni S, Parazzini F, et al. Risk factors for endometrial hyperplasia: results from a case-control study. Int Gynecol Cancer. 2002;12:257–260.

［7］ Reed SD, Newton KM, Clinton WL, et al. Incidence of endometrial hyperplasia. Am J Obstet Gynecol. 2009;200:678.

［8］ Armstrong AJ, Hurd WW, Elguero S, et al. Diagnosis and management of endometrial hyperplasia. J Minim Invasive Gynecol. 2012;19:562–571.

［9］ Lacey JV, Chia VM. Endometrial hyperplasia and the risk of progression to carcinoma. Maturitas. 2009;20:39–44.

［10］ Reeves GK, Pirie K, Beral V, et al. Cancer incidence and mortality in relation to body mass index in the million women study: cohort study. BMJ. 2007;335:1134–1139.

［11］ American College of Obstetricians and Gynecologists. ACOG Committee Opinion No. 440. The role of transvaginal ultrasonography in the evaluation of postmenopausal bleeding. Obstet Gynecol. 2009;114:409–411.

［12］ American College of Obstetricians and Gynecologists. Committee Opinion No. 426. The role of transvaginal ultrasonography in the evaluation of postmenopausal bleeding. Obstet Gynecol. 2009;113:462–464.

［13］ Trimble CL, Kauderer J, Zaino R, et al. Concurrent endometrial carcinoma in women with a biopsy diagnosis of atypical endometrial hyperplasia: a gynecologic oncology group study. Cancer. 2006;106: 812–819.

［14］ Allison Kİ, Reed SD, Voigt LF, et al. Diagnosis endometrial hyperplasia: why is it so difficult to agreed. Am J Surg Pathol. 2008;32:691–698.

［15］ Baak JP, Mutter GL, Robboy S, et al. The molecular genetics and morphometry-based endometrial intraepithelial neoplasia classification system predicts disease progression in endometrial hyperplasia more accurately than the 1994 World Health Organization classification system. Cancer. 2005;103: 2304–2312.

［16］ Emons G, Beckmann MW, Schmidt D, et al. New WHO classification of endometrial hyperplasias. Geburtsh Frauenheilk. 2015;75:135–136.

［17］ Gallos ID, Alazzam M, Clark TJ, et al. Management of endometrial hyperplasia. RCOG/BSGE Green-top Guideline No 67. 2016;67:2–30.

［18］ Barman SC, Bardhan J, Roy S, et al. Comparative evaluation of transvaginal sonography and diagnostic hysteroscopy in abnormal uterine bleeding in perimenopausal age with their histopathological correlation. SJAMS. 2017;5(3B):838–843.

［19］ Audimulapu S, Sudeepti M. A comparative diagnostic evaluation of hysteroscopy, transvaginal ultrasonography and histopathological examination in 50 cases of abnormal uterine bleeding. Int Arch Integ Med. 2017;4(8):1–11.

［20］ Choudhary J, Acharya V, Jain M. Evaluation of abnormal uterine bleeding with transvaginal sonography and hysteroscopy in perimenopausal women. Int J Reprod Contracept Obstet Gynecol. 2017;6(8):3607–3613.

［21］ El-Gamal HH, Abd-El-Salam MM, Ghanem RM, Al-Ani SI. Role of diagnostic hysteroscopy and histopathology in evaluation of abnormal uterine bleeding. The Egyptian. J Hosp Med. 2018;72(7):4765–4771.

［22］ Goyal BK, Gaur I, Sharma S, et al. Transvaginal sonography versus hysteroscopy in evaluation of abnormal uterine bleeding. Med J Armed Forces India. 2015;71:120–125.

［23］ Krishnamoorthy N, Shanthini FN. Role of transvaginal sonography and hysteroscopy in abnormal uterine bleeding: does the diagnostic yield increase by combining transvaginal sonography, hysteroscopy and biopsy? Int J Reprod Contracept Obstet Gynecol. 2014;3(4):919–923.

［24］ Clark TJ, Voit D, Gupta JK, Hyde C, Song F, Khan KS. Accuracy of hysteroscopy in the diagnosis of endometrial cancer and hyperplasia: a systematic quantitative review. JAMA. 2002;288(13):1610–1621.

［25］ Oliveres-Amor C, Pampalona JR, Bastos MD, García AG, Torras PB. The value of hysteroscopy in the diagnosis of endometrial cancer. Austin J Obstet Gynecol. 2018;5(2):1094.

［26］ NICE Guideline. Heavy menstrual bleeding: assessment and management. https://www.nice.org.uk/guidance/ng88. 2018;1–36.

［27］ Mishra R, Misra AP, Mangal Y. To compare the result of TVS and SIS with hysteroscopy and histopathological examination in perimenopausal and postmenopausal bleeding. J Evol Med Dental Sci. 2015;4(7):1230–1237.

［28］ American College of Obstetricians and Gynecologists. ACOG Committee Opinion No. 631. Endometrial intraepithelial Neoplasia. Obstet Gynecol. 2015; 125(Reaffirmed 2017):1272–1278.

译者：王　冠
校译：李　圃

子宫切口憩室：剖宫产瘢痕所致   **23**

阿隆索·帕切科·路易斯、佩林·汉娜和卡鲁格诺·何塞

23.1　简介

近年来，发达国家的剖宫产率急剧上升。手术的干预对产科的经费产生了一系列继发影响。随着手术量的增加，子宫手术的危险并发症激增（包括前置胎盘、异常胎盘植入和子宫破裂）。患者经常出现与剖宫产相关的主诉，如异常子宫出血、性交困难和腹痛等。

剖宫产的另一个后果可以通过超声检查发现。超声显示位于剖宫产瘢痕水平一个低回声区称"子宫切口憩室"。该区域大小不一，呈三角形，顶点正好指向剖宫产瘢痕区域的膀胱方向。

本章旨在讨论剖宫产这一晚期并发症的意义、诊断和治疗。

23.2　子宫切口憩室

剖宫产术后，子宫瘢痕部位的肌层应愈合，以重建中断的肌层。然而，24%~56%的情况下切口发生不完全闭合，并导致剖宫产瘢痕缺损（CSD）[1]。如果发生不完全愈合，则子宫肌层断裂，子宫内膜突至浆膜水平。这种肌层的断裂被称为"子宫切口憩室"或手术瘢痕"龛"，莫里斯（Morris）在1995年首次描述了这一概念。它定义了"剖宫产后综合征"一词来描述剖宫产瘢痕和与之相关的临床症状，如月经过多、腹痛、性交困难和痛经[2]。这样的解剖缺陷与不同程度的经期后出血和其他症状（如痛经、慢性盆腔疼痛和不孕症）明确相关。

结合临床症状、超声评估和宫腔镜检查可诊断CSD，经阴道超声和宫腔镜检查对该疾病的诊断均具有高度一致性。

子宫切口憩室的治疗包括药物治疗和手术治疗。使用口服避孕药治疗可减少严重的异常子宫出血。宫腔镜手术有助于对憩室进

阿隆索·帕切科·路易斯
西班牙马拉加中央腾堡医院妇产科
佩林·汉娜、卡鲁格诺·何塞
美国弗罗里达州迈阿密大学妇产科和生殖医学科

行评估、诊断和治疗，以利于月经血的排出。腹腔镜和阴道手术也可用于治疗 CSD 后子宫切口憩室。

23.2.1　发病机制

根据 CDC 的数据，2017 年剖宫产率约32%。这引出了一个问题：为什么没有更多的女性患有 CSD？为什么子宫切口憩室没有发生在所有剖宫产妇女中，其原因尚不清楚。子宫切口憩室的发病机制也不是很清楚，但一些高危因素可以确定。

有些理论侧重于子宫本身。其一，子宫切口憩室是由于较厚的切口上边缘和较薄的下边缘之间的肌层收缩不匹配造成的。具有可变厚度的切口边缘导致 CSD 的发生。随着剖宫产次数的增加，子宫切口上下边缘厚度的差异变得更加明显。根据奥菲莉 – 耶博维（Ofili –Yebovi）开展的一项研究，剖宫产次数增加与 CSD 发生的风险增加显著相关[3]，他们还认为 CSD 与子宫后倾后屈有关。

除了子宫本身因素外，另一因素被认为是剖宫产手术缝合技术。缝合方法会影响愈合过程，亚齐希奥卢（Yazicioglu）发现，采用全层缝合组的患者发生不完全愈合和子宫切口憩室的风险显著降低[4]。缺血性缝合技术和缓慢可吸收线缝合可能导致异常愈合[5]。然而，最近发表的一项荟萃分析发现，单层与双层缝合对子宫切口憩室的发生没有显著差异[6]。

也需考虑阴道试产后子宫复旧的状态。如果分娩时间 >5 h 或宫颈扩张 >5 cm，宫颈扩张程度和分娩持续时间增加 CSD 的风险[7]。分娩后期子宫颈变为子宫下段的一部分。如果在分娩后期进行低位横切口剖宫产，缝合的切口可能包含宫颈组织，从而干扰瘢痕的愈合。

23.2.2　临床表现

剖宫产术后的很长一段时间内可出现妇产科并发症。CSD 患者常出现的妇科并发症包括经期后异常出血、慢性盆腔痛和继发性不孕。CSD 的典型症状是经期后异常出血，这种出血通常在月经后持续 2~12 天，出血量稀少且颜色深。在莫里斯（Morris）对CSD 的描述中，他描述了经期后出血与剖宫产瘢痕部位解剖和组织学改变之间的关系。

约有 1/3（33.6%）的剖宫产瘢痕妇女发生经期后出血。子宫切口憩室大小与出血量和持续时间有直接关系。子宫后倾也是导致经期后出血的原因。有三个因素可能与经期后出血相关：第一，子宫肌层不均匀导致的子宫内膜连续性中断，就像一个储液袋，这个"储液袋"收集经血和碎屑，而这些残留的血液缓慢而不规则地流出是导致经期后出血的原因（图 23-1）；其次，子宫肌层含有纤维化组织，这会阻止瘢痕部位的肌肉组织正常收缩，也阻止了月经期血液的正常排出；最后，瘢痕部位的细胞畸变。瘢痕上方的子宫内膜组织充血，淋巴细胞浸润，剖宫产瘢痕可能形成小息肉（图 23-2）[2]。

　　CSD 的其他临床症状包括痛经、慢性盆腔痛和性交困难。子宫肌层破坏导致瘢痕内慢性炎症和淋巴细胞浸润。这些反应性变化可能是导致上述症状的原因。在这些症状中，痛经是最常见的，发病率为 53%，其次是慢性盆腔痛（39.6%）和性交困难（18.3%）[8]。

　　CSD 也是继发性不孕的原因之一。尤其在子宫后倾的情况下，经血逆流至宫腔，影响子宫内膜，从而影响胚胎植入期间的子宫内膜质量（图 23-3）。此外，子宫内膜充

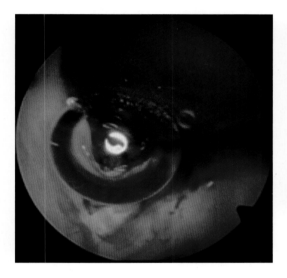

图 23-1　子宫切口憩室处残留的血液和凝血块

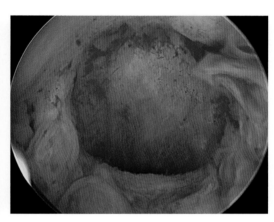

图 23-2　子宫切口憩室处炎症反应

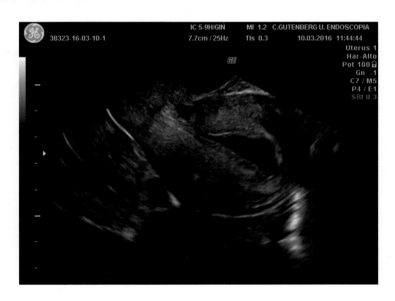

图 23-3　经血逆流至宫腔

血会影响宫颈黏液，从而阻止精子运输到子宫腔。

23.2.3 诊断

CSD 的诊断基于剖宫产史和症状或继发性不孕高度可疑 CSD。诊断性影像工具包括各种超声检查、宫腔镜和子宫输卵管造影术，可用于明确诊断。目前在影像学研究中对子宫切口憩室的定义缺乏共识。一项研究将子宫切口憩室定义为超声显示的憩室深度至少为 1 mm[9]。这项研究显示子宫切口憩室有不同的形状和大小，包括三角形和半圆形，但形状与症状没有相关性，因此他们认为形状与子宫切口憩室定义无关。另一篇文章创建一个分类系统，以帮助 CSD 标准化分类。他们定义"子宫切口憩室是在前次剖宫产切口位置肌层出现三角形的回声缺失"[10]。显然，需进一步研究以便对子宫切口憩室进行充分定义和分类。

评估经期后出血、性交困难和慢性盆腔痛患者时，可选择经阴道二维或三维超声。

因此，CSD 通常通过经阴道超声做初步评估。然而，因为盐水灌注子宫超声图（SIS）或凝胶灌注子宫超声图（GIS）可以填充微小憩室，达到对缺损更清晰的成像，因此也被用于诊断。子宫输卵管造影、宫腔镜检查和 MRI 也被用于子宫切口憩室的诊断。

23.2.4 超声检查

经阴道超声在检测子宫切口憩室方面总体上非常准确。子宫切口憩室是由原剖宫产部位的无回声区确诊（图 23-4）。子宫切口憩室通常呈三角形，顶点朝向子宫峡部。一些诊断标准指出子宫切口部位存有液体是诊断 CSD 的必要条件[10]。使用常规二维超声评估子宫切口憩室的发病率为 24%[7]。三维超声的使用有助于多平面研究子宫切口憩室，并能提供比传统超声更多的信息。子宫成像的最佳时间是在月经周期的增殖期晚期。此时宫颈黏液填充于子宫切口憩室部位可帮助诊断 CSD（图 23-5）。

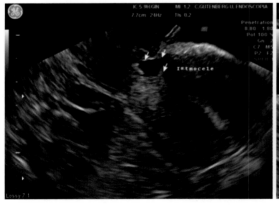
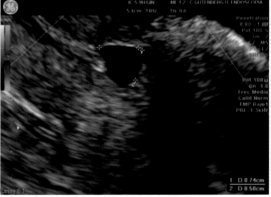

图 23-4　子宫切口憩室典型的三角形形态，尖端指向峡部

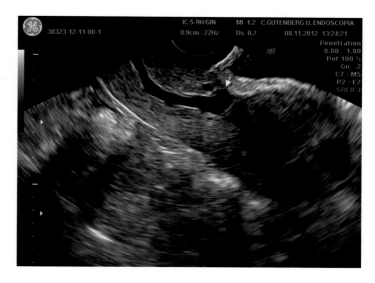

图 23-5 子宫切口憩室黏液填充

23.2.5 子宫输卵管造影术

子宫输卵管造影是诊断 CSD 的另一种影像学方法，通常是在其他检查期间偶然发现的。约 60% 的患者存在解剖缺陷。这种缺陷通常发生在既往剖宫产史的患者，表现为子宫切口憩室或子宫下段细长线状缺损。

23.2.6 子宫超声造影

使用盐水灌注子宫超声图（SIS）或凝胶灌注子宫超声图（GIS）可以清楚地显示充满液体的小缺损（CSD）。一旦充盈灌注液体，缺损部位更明显，有利于诊断。与传统超声检查相比，超声子宫造影检查会发现更多的缺陷且有助于缺陷分类[11]。在子宫腔内滴注生理盐水/凝胶有助于描述缺损的不同形状和大小。GIS 评估子宫切口憩室的发病率

约为 56%[7]。GIS 比 SIS 更有优势，因为凝胶可以保留在宫腔内，缺损充盈的时间更长，可以对 CSD 进行更彻底的成像和评估。

23.2.7 宫腔镜检查

宫腔镜检查可直接显示子宫切口憩室。它是子宫切口憩室诊断的"金标准"。宫腔镜检查在子宫前壁下段或宫颈管上 1/3 可见一假腔形成。传统上，这被认为是纤维组织的"双拱"，纤维层之间有一个圆顶，代表壁龛本身（图 23-6）。峡部隆起的穿顶被子宫内膜覆盖，并伴有不同程度的炎症。传统上子宫切口憩室被定义为纤维组织的"双拱"圆顶。这个圆顶由不同程度炎症的子宫内膜覆盖。在早期增生阶段，通常可以看到血液和一些凝血块填充在缺损部位和宫颈管。

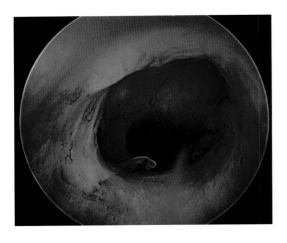

图 23-6　"双拱征"

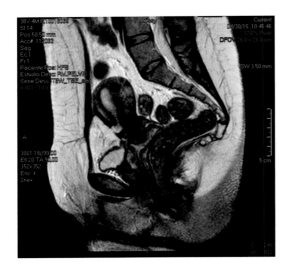

图 23-7　肌层缺损的 MRI 表现

23.2.8　磁共振成像

磁共振成像（MRI）也可以检测子宫下段的肌层缺损，用于不同组织平面的可视化和识别。MRI 显示线性低信号或液体积聚（图 23-7）。MRI 有助于帮助医生计划手术方案和排除其他宫内疾患。

23.2.9　子宫切口憩室的分类

CSD 有两种主要的分类系统。古宾斯（Gubbini）于 2011 年提出了第一个分类系统[12]。在该系统中，测量子宫切口憩室的深度和基底，并使用（基底 × 高度）/2 计算三角形子宫切口憩室的面积。根据计算面积的大小将子宫切口憩室分为三个等级：1 级，面积 <15 mm^2；2 级，面积介于 16~25 mm^2；3 级，面积 >26 mm^2。古宾斯（Gubbini）及其同事发现 55% 以上的病例为 1 级。

叶波维（Yebovi）根据 CSD 水平的子宫肌层厚度对子宫切口憩室进行分类。厚度由缺损处的肌层厚度与相邻肌层厚度之比确定。如果该比率大于 50%，则认为是大的缺损[3]。研究人员还确定，如果缺损上剩余肌层的厚度 <2.2 mm，或者如果在 SIS/GIS 期间瘢痕上剩余肌层的厚度 <2.5 mm，则瘢痕缺损较大。他们的研究关注的是子宫破裂，≥ 80% 被认为与子宫切口憩室有关。

23.2.10　药物治疗

口服避孕药可以作为经期后出血的保守治疗方法。如果存在手术禁忌证或患者症状轻微和 / 或不希望接受手术，则可使用口服避孕药来减少和调节月经出血。但发表的数据和临床疗效相互矛盾。一些研究表明药物治疗无法消除经期后出血[13]。其他证据支持使用口服避孕药治疗子宫下段缺损患者经期和经期后出血，以减少出血量[14]。同样，没有使用孕激素宫内节育器的一致性研究。

23.2.11　手术治疗

子宫切口憩室的确切治疗是手术治疗。治疗 CSD 有多种手术方式，包括腹腔镜、宫腔镜和经阴道手术。对有经期后出血、慢性盆腔痛或继发不孕的患者应给予手术治疗。

子宫切口憩室的手术治疗旨在避免月经血滞留在缺损处，以消除经期后出血。腹腔镜和阴道手术为修复性手术可以完全消除缺损。宫腔镜手术可以改善症状。一般来说，对于子宫切口憩室处残余肌层厚度 >3 mm，宫腔镜手术是适宜且安全的选择。然而，如果子宫切口憩室处残余肌层厚度 <3 mm，应采用腹腔镜手术，因为腹腔镜手术可更充分地恢复解剖结构和避免子宫穿孔[15]。

宫腔镜手术后，59.6%[16] 至 64%[17] 的患者经期后出血有所改善，尤其在子宫前倾前屈的患者中更为明显。

23.3　宫腔镜手术

弗尔南德斯（Fernandez）[18] 是第一位使用电切镜治疗 CSD 的医生。该手术切除了瘢痕下方的纤维组织或前面提到的"双拱"，以便于将积聚在憩室内的月经血排出体外，从而减少经期后出血。从那开始关于宫腔镜电切手术的疗效发表了多篇文章，已成为治疗有症状的 CSD 最常用的方法。法布雷斯（Fabres）[19] 进一步对子宫切口憩室处扩张的血管和子宫内膜腺体进行局部电灼，以避免原位液体或血液积聚，因为即使在充分引流的情况下也可能再次积聚在缺损处（图 23-8）。与宫腔镜电切最相关的手术风险是子宫穿孔和继发性膀胱损伤，为了防止这种并发症，一些作者建议如果子宫切口憩室处

残留子宫肌层 <2 mm 则不推荐使用宫腔镜电切术[17]。

23.3.1　腹腔镜手术

如上所述，腹腔镜手术的目的是恢复子宫肌层并完全消除 CSD。子宫切口憩室的减少或消除将改善相关症状。这种方法的主要优点是恢复子宫壁的厚度，这是宫腔镜无法做到的[20]。德奈兹（Donnez）[21] 描述了一种腹腔镜手术方法，即切除瘢痕周围的纤维组织，并在腹腔镜下缝合变薄的区域以重建健康的子宫肌层。克莱姆（Klemm）采用腹腔镜和阴道联合方法修复缺损[22]。腹腔镜手术可清晰显示解剖关系，降低修复性治疗中膀胱损伤的风险（图 23-9）。

23.3.2　阴道手术

经阴道治疗 CSD 恢复子宫肌层的连续性，增加整个子宫前壁的厚度，因此也被认为是修复性手术，最初是由克莱姆（Klemm）联合腹腔镜进行的[22]。最近提出了一种新的阴道修复技术：打开膀胱宫颈间隙，分离膀胱暴露瘢痕区域。将瘢痕切开并切除纤维组织。将切开的瘢痕部位双层缝合[23]。这是一种修复子宫肌层和去除 CSD 的微创方法。

23.3.3　手术注意事项

随着外科手术的进展，一个新的问题摆在我们面前，即子宫切口憩室修复后再妊娠阴道分娩是否安全。全球宫腔镜大会研究委员会目前的建议是，由于子宫破裂的风险，子宫切口憩室修复后再妊娠建议在孕 38 周

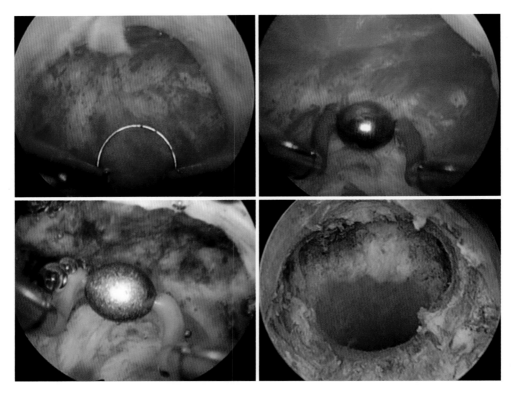

图 23-8　宫腔镜治疗 CSD 的流程

前行选择性剖宫产[15]。

要点

1. 要记住既往剖宫产患者的经期后出血可能与子宫切口憩室有关。

2. 子宫切口憩室与异常子宫出血（通常是经期后）及继发性不孕有显著相关性。

3. 子宫切口憩室的诊断基于临床症状和检查，如超声、SIS/GIS 和宫腔镜检查。

4. 宫腔镜是诊断子宫切口憩室的"金标准"。

5. 子宫切口憩室有两种分类系统。古宾斯（Gubbini）建议使用三角形缺损的面积对子宫切口憩室进行分级，而叶波维（Yebovi）则关注子宫切口憩室部位的肌层厚度。

6. 子宫切口憩室的几种治疗方法旨在解决与切口憩室相关的症状，特别是出血和继发性不孕。

7. 宫腔镜手术用于对症治疗，而腹腔镜和阴道手术旨在修复缺损为修复性治疗。

8. 原则上当子宫切口憩室处残留肌层厚度 >3 mm 时，宫腔镜手术是适宜且安全的选择。

- 如果子宫切口憩室处子宫肌层厚度 <3 mm，因为存在子宫穿孔的风险，则应首选腹腔镜手术。并且腹腔镜可提供更明确的治疗，以确保瘢痕处子宫肌层的修复。

- 在子宫切口憩室治疗后，全球宫腔镜

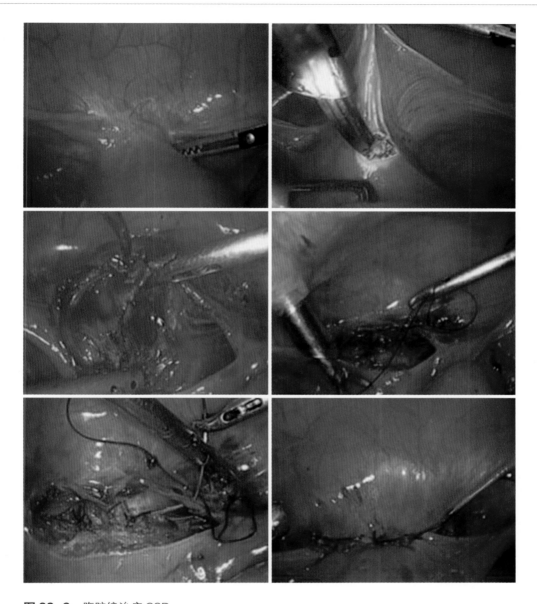

图 23-9 腹腔镜治疗 CSD

大会研究委员会建议，由于子宫有破裂的风险，再次妊娠不超过孕 38 周便可行选择性剖宫产。

参考文献

[1] Monteagudo A, Carreno C, Timor-Tritsch IE. Saline infusion sonohysterography in non-pregnant women with previous cesarean delivery: the 'niche' in the scar. J Ultrasound Med. 2001;20:1105–1115.

[2] Morris H. Surgical pathology of the lower uterine segment caesarean section scar: is the Scara source of clinical symptoms? Int J Gynecol Pathol. 1995;14(1):1620.

［3］Ofili-Yebovi D, Ben-Nagi J, Sawyer E, Yazbek J, Lee C, Gonzalez J, Jurkovic D. Deficient lower-segment cesarean section scars: prevalence and risk factors. Ultrasound Obstet Gynecol. 2008;31:72–77.

［4］Yazicioglu F, Gokdogan A, Kelekci S, Aygun M, Savan K. Incomplete healing of the uterine incision after caesarean section: is it preventable? Eur J Obstet Gynecol Reprod Biol. 2006;124:32–36.

［5］Fabres C, Aviles G, De La Jara C, et al. The cesarean delivery scar pouch: clinical implications and diagnostic correlation between transvaginal sonography and hysteroscopy. J Ultrasound Med. 2003;22:695–700.

［6］Roberge S, Demers S, Berghella V, Chaillet N, Moore L, Bujold E. Impact of single vs double-layer closure on adverse outcomes and uterine scar defect: a systematic review and meta-analysis. Am J Obstet Gynecol. 2014;211(5):453–460.

［7］Vikhareva Osser O, Valentin L. Risk factors for incomplete healing of the uterine incision after caesarean section. BJOG. 2010;117(9):1119–1126.

［8］Wang CB, Chiu WW, Lee CY, Sun YL, Lin YH, Tseng CJ. Cesarean scar defect: correlation between cesarean section number, defect size, clinical symptoms and uterine position. Ultrasound Obstet Gynecol. 2009;34(1):85–89.

［9］Bij de Vaate AJ, Brölmann HA, van der Voet LF, van der Slikke JW, Veersema S, Huirne. Ultrasound evaluation of the cesarean scar: relation between a niche and postmenstrual spotting. Ultrasound Obstet Gynecol. 2011;37(1):93–99.

［10］Tower AM, Frishman GN. Cesarean scar defects: an underrecognized cause of abnormal uterine bleeding and other gynecologic complications. J Minim Invasive Gynecol. 2013;20(5):562–572.

［11］Osser OV, Jokubkiene L, Valentin L. Cesarean section scar defects: agreement between transvaginal sonographic findings with and without saline contrast enhancement. Ultras Obstet Gynecol. 2010;35(1):75–83.

［12］Gubbini G, Centini G, Nascetti D, Marra E, Moncini I, Bruni L, et al. Surgical hysteroscopic treatment of cesarean-induced isthmocele in restoring fertility: prospective study. J Minim Invasive Gynecol. 2011;18(2):234–237.

［13］Bij de Vaate AJ, Brolmann HA, van der Voet LF, van der Slikke JW, Veersema S, Huirne JA. Ultrasound evaluation of the cesarean scar: relation between a niche and postmenstrual spotting. Ultrasound Obstet Gynecol. 2011;37:93–99.

［14］Tahara M, Shimizu T, Shimoura H. Preliminary report of treatment with oral contraceptive pills for intermenstrual vaginal bleeding secondary to a cesarean section scar. Fertil Steril. 2006;86(2):477–479.

［15］Lagana AS, Pacheco LA, Tinelli A, Haimovich S, Carugno J, Ghezzi F. Optimal timing and recommended route of delivery after hysteroscopic management of isthmocele? A consensus statement from the global congress on hysteroscopy scientific committee. J Minim Invasive Gynecol. 2018;25:558.

［16］Gubbini G, Casadio P, Marra E. Resectoscopic correction of the "isthmocele" in women with postmenstrual abnormal uterine bleeding and secondary infertility. J Minim Invasive Gynecol. 2008;15(2):172–175.

［17］Chang Y, Tsai EM, Long CY, Lee CL, Kay N. Resectoscopic treatment combined with sonohysterographic evaluation of women with postmenstrual bleeding as a result of previous cesarean delivery scar defects. Am J Obstet Gynecol. 2009;200(4):370 e14.

［18］Fernandez E, Fernandez C, Fabres C, Alam VV. Hysteroscopic correction of cesarean section scars in women with abnormal uterine bleeding. J Am Assoc Gynecol Laparosc. 1996;3(4 Suppl):S13.

［19］Fabres C, Arriagada P, Fernandez C, Mackenna A, Zegers F, Fernandez E. Surgical treatment and follow-up of women with intermenstrual bleeding due to cesarean section scar defect. J Minim Invasive Gynecol. 2005;12(1):25–28.

［20］Api M, Boza A, Gorgen H, Api O. Should cesarean scar defect be treated laparoscopically? A case report and review of the literature. J Minim Invasive Gynecol. 2015;22(7):1145–1152.

［21］Donnez O, Jadoul P, Squifflet J, Donnez J. Laparoscopic repair of wide and deep uterine scar dehiscence after cesarean section. Fertil Steril. 2008;89(4):974–980.

［22］Klemm P, Koehler C, Mangler M, Schneider U, Schneider A. Laparoscopic and vaginal repair of uterine scar dehiscence following cesarean section as detected by ultrasound. J Perinat Med. 2005;33(4):324–331.

［23］Luo L, Niu G, Wang Q, Xie HZ, Yao SZ. Vaginal repair of cesarean section scar diverticula. J Minim Invasive Gynecol. 2012;19(4):454–458.

译者：王　冠
校译：李　圃

子宫颈妊娠的宫腔镜治疗 **24**

塔尤·拉杰

24.1　简介

　　宫颈妊娠是胚胎植入宫颈管的异位妊娠，发生率为 1:1000~95000[1]。因为宫颈丰富的血运供应可能出现严重的出血，有时甚至导致子宫切除，因此宫颈妊娠是一种高危的疾病。宫颈妊娠在辅助生殖助孕妊娠中更为常见（Ginburg，1994 年）。通过生化和影像检查，可以对高度怀疑宫颈妊娠的病例进行早期诊断，提供手术和相应管理，从而避免子宫切除和保留生育功能。宫腔镜检查是宫颈妊娠诊断和治疗的金标准。它不仅直观可视化，而且可以控制出血和彻底去除妊娠物，从而避免长时间随访。

24.2　诊断标准

　　大多数情况下，宫颈妊娠可能被误诊。宫颈妊娠的诊断标准有以下几种。

24.2.1　鲁宾（Rubin）病理诊断标准（1911 年）[2]

- 胎盘附着于宫颈腺体表面。
- 胎盘与子宫颈紧密连接。
- 胎盘全部或部分位于子宫血管入口的下方或子宫表面前后腹膜反折的下方。
- 子宫腔内无胎儿成分。

24.2.2　拉斯金（Raskin）诊断标准（1978 年）

- 子宫颈扩张。
- 子宫体增大。
- 弥漫性的无确定形态的子宫腔回声。
- 子宫腔内无妊娠物。

塔尤·拉杰
印度泰米尔纳德邦金奈公立医院
FOGSI, OGSSI, IAGE, ISAR, ASPIRE, AAGL
ASRM, ESHRE, ISGE, IMS, IFS,
印度金奈印度子宫内膜异位症协会

24.2.3　帝汶·特里奇（Timor Tritsch）等诊断标准（1994 年）

帝汶（Timor）将拉斯金（Raskin）的诊断标准进行精炼：

- 胎盘和整个胎囊位于宫颈内口下方。
- 宫颈管扩张呈桶状。

24.2.4　乌沙科夫（Ushakov）超声诊断标准（1996 年）

- 妊娠物位于子宫颈管内。
- 妊娠物和子宫颈内口之间存在部分或完整的宫颈组织。
- 滋养细胞侵入宫颈管组织。
- 异位的妊娠囊中存在胚胎和胎儿结构，特别是胎心管搏动。
- 子宫腔无妊娠物。
- 沙漏形子宫。
- 子宫内膜呈蜕膜反应。
- 超声多普勒检测滋养细胞周围动脉血流动力学。

24.2.5　帕尔曼（Paalman）和麦克林（McElin）诊断标准（1959 年）[3]

- 停经一段时间后出现子宫出血，但无痉挛性腹痛。
- 软的、扩张的子宫颈。
- 妊娠物完全位于并牢固地附着于子宫颈内。
- 子宫颈内口闭合。
- 子宫颈外口部分扩张。

24.3　诊断

很多情况下，宫颈妊娠可能与宫内妊娠流产相混淆，这可以通过经阴道超声的"滑动征"来鉴别［突克蒂克（Turkotic）］等，1996 年。当用探头对子宫颈稍加压力时，流产的妊娠囊会滑到宫颈管上，而宫颈妊娠不会出现此现象。

在宫颈妊娠中，我们在宫腔内可以看到只有一个回声层的假妊娠囊（而不是真正妊娠囊的两个同心回声环）围绕着子宫腔内的积液。彩色多普勒（尤其是经阴道超声）将显示局灶性"周围细胞"血流，在脉冲多普勒波形分析中显示出低阻力模式。它倾向于显示妊娠囊周围动脉血流的焦点区域，比子宫其他颜色闪光更强烈。由于低舒张阻力，在实时检查过程中，这个颜色流动区域将出现连续或接近连续信号。1980 年以前，宫颈妊娠是由于被误诊为不全流产而进行宫颈扩张和吸宫术而导致意外出血才被诊断。然而，现在宫颈妊娠可以很容易地通过妊娠早期的超声检查而诊断。

24.4　危险因素

宫颈妊娠的危险因素包括任何导致宫腔容量受损、阻止受精卵子宫腔内着床的因素。这些因素包括子宫结构异常、宫腔粘连、子宫肌瘤、子宫内膜的排斥性导致受精卵的快速运输、与月经周期相关的非正常的受精时间、手术后创伤和体外受精[4、5]。宫颈妊娠中受精卵着床位置越高，它的生长能力越强，但由于它靠近子宫血管，并且位于大血管壁上的滋养层细胞释放蛋白水解酶会增加出血概率而危及生命[4]。

24.5 鉴别诊断

由于宫颈外口的阻力，宫内妊娠流产的妊娠物被困于宫颈管内。最近，有报道称体外受精或其他辅助生殖技术与宫颈妊娠风险增加有关，归因于子宫内膜排斥受精卵而导致受精卵快速转运至宫颈管内。据一篇综述报道，体外受精宫颈妊娠的发生率为 0.1%[4]。

24.6 治疗

宫颈妊娠最有效的治疗方式尚不清楚。

24.6.1 药物治疗

单剂量或多剂量肌注甲氨蝶呤对 80%~90% 的早期宫颈妊娠有效。甲氨蝶呤治疗成功的标准是：

1. 患者血流动力学稳定。
2. 胎儿无胎心管搏动。

在宫颈妊娠早期阶段引入甲氨蝶呤联合或不联合羊膜腔内注射氯化钾是终止宫颈妊娠的重大进展[6]。在甲氨蝶呤给药的各种途径中，通常首选肌肉注射。患者血流动力学稳定和治疗后随访是必须的[4]。

在宫颈妊娠中，通常首选多剂量甲氨蝶呤方案，即第 1 天、第 3 天、第 5 天和第 7 天给予甲氨蝶呤 1.0 mg/kg，中间间隔给予 0.1 mg/kg 亚叶酸。每周监测血 β-hCG 水平在治疗后下降表明治疗干预成功。

24.6.2 手术治疗

根据现有文献，妊娠早期宫颈妊娠最有效的治疗方法是甲氨蝶呤。但对于血 HCG>10000 IU/mL、超声提示存在胎心管搏动、头臀长 >10 mm 的患者甲氨蝶呤治疗无效。在药物治疗失败的情况下，保留生育能力的方法包括子宫动脉栓塞术和羊膜腔注射氯化钾和 / 或甲氨蝶呤。治疗顽固性出血的方法包括清宫后宫腔置入弗雷氏尿管压迫止血、宫颈内口水平宫颈环扎术、子宫动脉下行支结扎术和髂内动脉结扎术[7]。由于存在较高的危及生命的大出血风险，宫颈妊娠在大多数情况下是通过子宫切除术治疗的。然而，目前的治疗方法已从积极的外科手术转向以保留子宫和维持生育能力为重点的保守治疗方案。子宫切除术已从 1979 年的 89.5% 下降至 1994 年的 21.7%。由于进行羊膜腔内灌注有较高的出血风险，在清宫前使用子宫动脉栓塞术（UAE）可有效防止严重出血。UAE 临床效果好，并发症发生率低。然而，尽管 UAE 存在很多优点，其仍然是一个未被充分使用的方法。这主要是由于具有血管造影资质的单位有限和经过训练的技术团队不足。对于采取保守治疗方式的宫颈妊娠，必须随访至血 HCG<10 IU/mL，而不是单纯依赖超声。但 UAE 的主要问题是损伤卵巢的储备功能，因此不适于有生育要求的患者。

24.7　宫腔镜治疗

宫腔镜切除异位妊娠病灶是宫颈妊娠治疗的新选择，可以在扩张的宫颈管内识别妊娠物，使用电切环切除妊娠物的同时止血治疗。在直视下通过宫腔镜完整切除妊娠物有助于预防出血和避免长时间随访。将整个位于宫颈内口下方的妊娠囊可视化是更优且更易明确诊断的方式。宫腔镜可观察到有无黏附的活动性出血的组织、子宫颈表面有无绒毛组织和有无胚胎形成良好的妊娠囊。

宫颈管有限的空间给宫颈管膨胀带来一定困难。带有流入 – 流出系统的卡尔斯托兹双极电切镜有助于闭塞阴道口和子宫颈外口。手术需要迅速识别妊娠物和子宫颈平面并完成妊娠物切除，同时辨别出血点和止血治疗。也可以用球囊填塞和弗雷氏尿管压迫止血。最好的方法是腹腔镜子宫动脉下行支结扎联合宫腔镜妊娠物切除，这可保留患者的生育功能。

1992 年，鲁西斯（Roussis）等描述了第一例在使用多剂量甲氨蝶呤治疗未完全清除宫颈妊娠物后行宫腔镜检查并切除妊娠物的病例[9]。4 年后，阿什（Ash）和法雷尔（Farrell）发表了第一例没有预先治疗完整切除宫颈妊娠的病例[10]。

2004 年，坤（Kung）等报道了 6 例患者接受了宫腔镜宫颈妊娠切除术联合腹腔镜子宫动脉结扎术，避免了术前使用甲氨蝶呤，患者术后 2 个月恢复月经，14 个月后自然受孕。

24.8　结论

宫颈妊娠容易漏诊且治疗困难。早期诊断和全身或局部使用甲氨蝶呤的药物治疗是首选的治疗方式。保守的治疗方式已被证明有利于保留患者生育功能。宫腔镜妊娠物切除术是宫颈妊娠保留生育功能的一种安全有效的方式（图 24-1，图 24-2）。

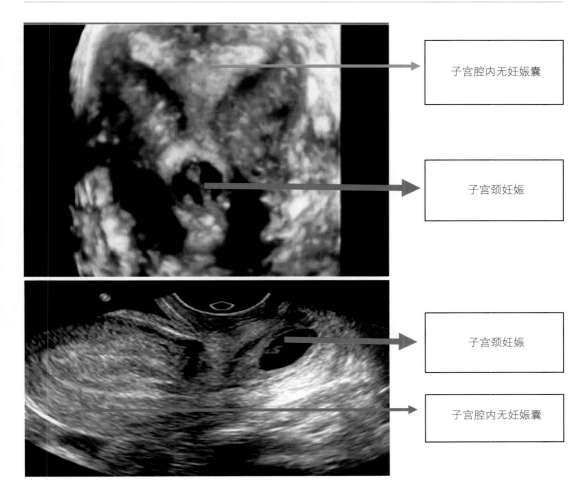

子宫腔内无妊娠囊

子宫颈妊娠

子宫颈妊娠

子宫腔内无妊娠囊

图 24-1 子宫颈妊娠的超声影像

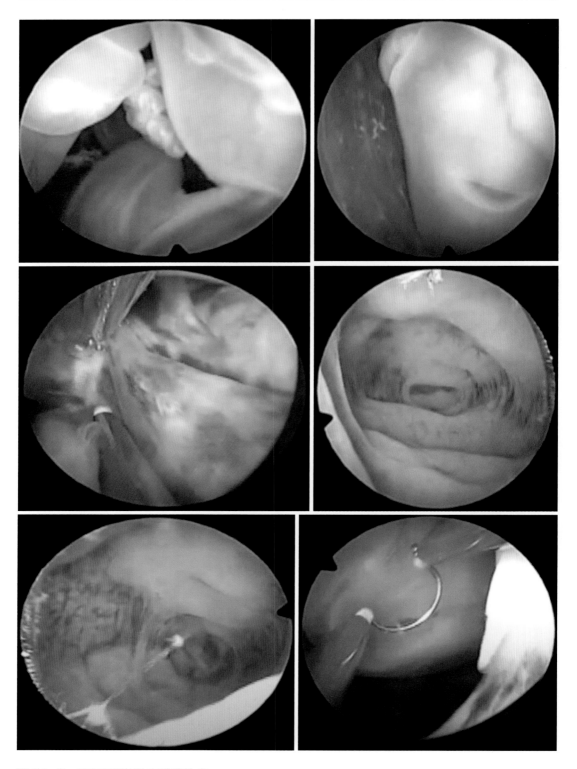

图 24-2　子宫颈妊娠的宫腔镜治疗

要点

1. 宫颈妊娠是一种罕见的疾病。

2. 通过超声和生化指标诊断。

3. 最显著的超声影像是无妊娠物的沙漏形的子宫。

4. 可被误诊为不全流产。

5. 宫颈妊娠早期的治疗方法是注射甲氨蝶呤。

6. 如确诊较晚，最好采用宫腔镜清宫术联合腹腔镜子宫动脉结扎术。

7. 如果患者有妊娠需求，不建议进行子宫动脉栓塞术。

参考文献

[1] Celik C, Bala A, Acar A, Gezginc K, Akyurek C. Methotrexate for cervical pregnancy. A case report. J Reprod Med. 2003;48:130–132.

[2] Rubin IC. Cervical pregnancy. Surg Gynecol Obstet. 1911;13:625.

[3] Paalman RJ, McElin TW. Cervical Pregnancy; review of the literature and presentation of cases. Am J Obstet Gynecol. 1959;77:1261–1270.

[4] Raba G, Baran P, Szczupak K. Combined treatment of cervical pregnancy with methotrexate and prostaglandins. J Obstet Gynecol India. 2015;65(2):122–124.

[5] Surampudi K. A case of cervical ectopic pregnancy: successful therapy with methotrexate. J Obstet Gynecol India. 2012;62(Suppl 1):1–3.

[6] Polak G, Stachowicz N, Morawska D, Kotarski J. Treatment of cervical pregnancy with systemic methotrexate and KCI solution injection into the gestational sac – case report and review of literature. Ginekol Pol. 2011;82:386–389.

[7] Singh S. Diagnosis and management of cervical ectopic pregnancy. J Hum Reprod Sci. 2013;6:273–276.

[8] Murji A, Garbedian K, Thomas J, et al. Conservative management of cervical ectopic pregnancy. J Obstet Gynecol Can. 2015;37(11):1016–1020.

[9] Roussis P, Ball RH, Fleisher AC, Hubert CM. Cervical pregnancy: a case report. J Reprod Med. 1992;37:479.

[10] Ash S, Farrell SA. Hysteroscopic resection of a cervical pregnancy. Fertil Steril. 1996;66:842.

译者：王　冠
校译：李　圃

宫腔镜在绝经后女性中的应用　**25**

克里希纳库马尔、罗汉·克里希纳库马尔、拉查娜·卡韦里和阿迪蒂·乔希

25.1　简介

　　更年期是由于卵巢卵母细胞的自然衰退而导致的月经周期永久性停止。定义更年期的确切时间是困难的，因为许多无周期性排卵的女性，在实际更年期之前就发生了闭经，然而，闭经 12 个月或更长时间的任意时间间隔，这个阶段的女性存在宫颈特发性疾病时，可能造成诊断上的困难。疾病的管理通常遵循病理诊断。宫腔镜是通过子宫颈用内窥镜检查子宫腔的技术。它是一种较新的、精确的诊断和治疗方式。

25.2　适应证

　　寿命的延长导致更年期女性出现某些特异性疾病。宫腔镜检查有助于对这些患者进行准确诊断。对更年期患者进行宫腔镜检查的常见指征包括：

表 25-1　绝经后出血的鉴别诊断

病因	%
子宫内膜萎缩	60~80
激素替代治疗	15~25
子宫内膜增生	5~10
子宫内膜癌	7~10
子宫内膜息肉	2~12
其他（平滑肌瘤、宫颈炎、萎缩性阴道炎、外伤、抗凝剂）	<10

美国癌症协会数据 2012 [1]

- 绝经后出血。
- 反复的阴道排液。
- 持续放置的宫内节育器。
- 筛查时偶然发现的子宫病变。

　　绝经后出血的定义为月经永久性停止后发生的出血，它是临床上宫腔镜检查的最常见指征（表 25-1）。

25.3　评估

　　对这些患者的检查包括详细的病史采集、全面的查体和有助于诊断的检查。易患子宫内膜癌的危险因素包括未育、长期无排卵、初潮早、绝经晚、糖尿病、高血压、肥

克里希纳库马尔·罗汉·克里希纳库马尔、拉查娜·卡韦里和阿迪蒂·乔希
印度 孟买 JK 女子医院

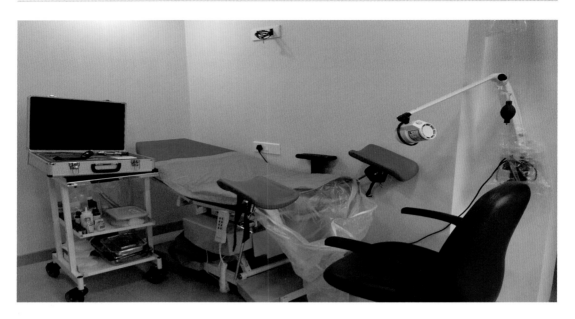

图 25-1　宫腔镜检查设备

胖、摄入他莫昔芬等。抗凝剂和激素替代疗法的用药史也至关重要。评估应包括最初的妇科检查，以排除出血的局部原因，如阴道萎缩、宫颈糜烂、息肉或其他肿物。同时必须排除其他出血原因，如尿道瘢痕、痔疮等。对反复阴道排液的患者应进行宫腔镜检查，因为这可能是宫腔积脓或残留的宫内节育器所致。

除了常规的血液检查外，还必须进行宫颈细胞学检查和经阴道超声检查，以寻找宫腔内病变并测量子宫内膜厚度。根据 ACOG 指南，≥ 4 mm 的子宫内膜厚度需要进行子宫内膜活检和组织病理学评估。获取子宫内膜样本的各种技术是：

- 吸宫术。
- 全面刮宫术。
- 部分刮宫术。
- 宫腔镜定位活检术。

以前，诊断的金标准基于刮宫术。然而，随着微创手术和精密仪器的发展，基于宫腔镜检查的定位活检术已经取代了上述方法（图 25-1）。

25.4　宫腔镜在绝经女性中的应用

在这个微创手术时代，宫腔镜检查彻底改变了子宫局部病变患者，尤其是绝经后女性的治疗前景。老年患者面临更大的麻醉和其他并发症的风险，这增加了手术风险。随着新型宫腔镜设备的出现，宫腔镜技术从手术室转移至门诊或病房。在许多情况下是不需要麻醉的。宫腔镜检查的发现大致分为正常（增生性、分泌性或萎缩性子宫内膜）和异常（息肉、子宫黏膜下肌瘤、妊娠残留物）。

传统上被认为是金标准的吸宫取样术现在已被宫腔镜活检取代，成为首选的检查方法。宫腔镜检查的优势在于可以在看到子宫内膜形态的同时行定位活检。

子宫内膜息肉是子宫内膜的良性增生。它们可能带蒂或无蒂、单发或多发、有时可能有血管分布（图 25-2）。某些情况下甚至是恶性的。因此，获得组织活检很重要。在有症状的绝经后子宫内膜息肉患者中，癌或子宫内膜非典型增生的发病率为 3.2%[2]。

宫腔镜检查有助于定位病变部位并获得有针对性的活检。此外，在子宫内膜增生患者中，某些特异性特征可以作为恶性肿瘤的标志（图 25-3）。宫腔镜检查提示子宫内膜癌的典型特征包括：

1. 局灶或广泛结节状、息肉状、乳头状或混合型肿瘤生长引起的子宫腔明显变形。
2. 局灶性坏死。
3. 组织普遍易碎。
4. 非典型新生血管形成。

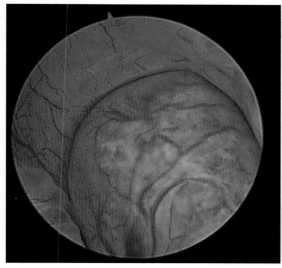
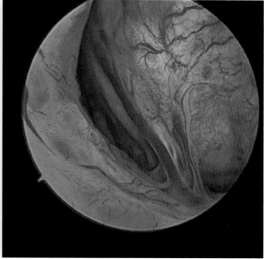

图 25-2　绝经后患者较大的子宫内膜息肉

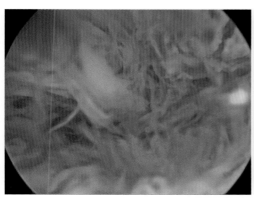
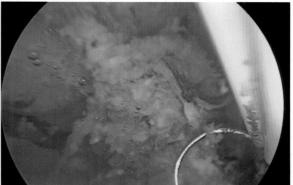

图 25-3　子宫内膜癌的特征性表现

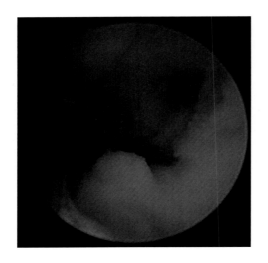

图 25-4　宫腔积脓的宫腔镜表现

对疑似子宫内膜癌患者进行宫腔镜检查的主要问题是恶性肿瘤细胞扩散到腹腔[3]。对此相关的证据是相互矛盾的。在没有超过特定宫腔压力时不会发生经管逆流的现象。因此可以通过将宫腔压力维持在 70 mmHg 以下来预防[4]。

除了绝经后出血，绝经后女性宫腔镜检查的重要指征之一是宫腔积脓。这些患者可能出现慢性盆腔痛、阴道分泌物恶臭，有时还会伴有发热。宫腔积脓可能提示老年女性患有潜在的恶性肿瘤（图 25-4）。

25.5　绝经后女性宫腔镜检查的难点

- 子宫颈操作

随着患者年龄的增长，子宫颈萎缩并于阴道壁平齐。因此，用器械钳夹宫颈通常很困难。此外，组织糟脆，反复尝试钳夹宫颈会导致出血。这个问题可以通过使用阴道内镜的方法，以无创伤的方式进入来解决，尤其是

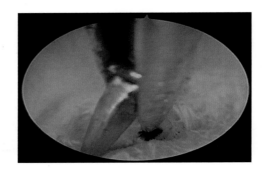

图 25-5　剪刀在宫腔镜视野下进入狭窄的宫颈口

在绝经后女性中。

- 子宫颈外口狭窄

由于雌激素缺乏，生殖系统会发生各种萎缩性改变。子宫颈外口狭窄是绝经期女性常见问题之一（图 25-5）。宫颈口的多次强力扩张可导致假通道形成，有时会导致子宫穿孔。BETTOCCHI 宫腔镜（图 25-6）呈椭圆形，与子宫颈解剖结构完美匹配，便于进入狭窄的子宫颈外口。此外，直径为 1.9 mm 的新型微型宫腔镜（图 25-7）也更容易进入狭窄的子宫颈外口。

- 萎缩性子宫

慢性雌激素缺乏会导致子宫肌层萎缩。这会导致子宫扩张性减低。应避免为提高视野清晰度而增加压力的做法。为安全起见，宫腔压力应保持在 70 mmHg 以下。

- 子宫穿孔的概率增加

妇科医生在进入宫腔或使用过大的膨宫压力时需谨慎。因为这些患者的子宫壁很薄，手术操作应根据情况适时终止。

- TURP 综合征

通常这个年龄的女性伴有多种合并症，因此，即使是极少量的液体也会产生不良后果。

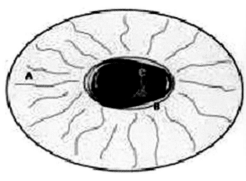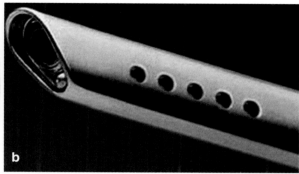

图 25-6 椭圆形 BETTOCCHI 宫腔镜

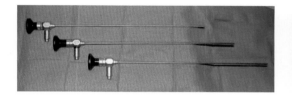

图 25-7 直径为 2 mm 的微型宫腔镜

25.6 宫腔镜检查并发症

如前所述，由于各种解剖因素和更年期
生理变化，老年患者的宫腔镜检查充满挑战。
常见并发症可分为以下几类。

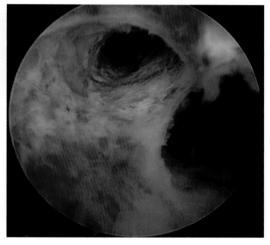

图 25-8 宫腔镜诊断盲目扩张时产生的假通道

- 麻醉相关并发症

麻醉相关的并发症与其他手术类
似。麻醉的选择可以是全身麻醉，也
可以是局部麻醉，这取决于患者的健
康状况。胸片、心电图和超声心动检
查是术前评估心肺功能的必要条件。
- 患者体位不当

这会导致各种神经损伤。手臂过
度外展会导致臂丛神经损伤。患者腿
部过度受压或腿部支架放置不当可能
导致腓总神经损伤，术后患者出现腿
部感觉异常。此外，骨质疏松和关节
活动度受限的患者容易发生骨折。

- 手术相关并发症
 - 子宫穿孔

这通常发生于子宫颈狭窄或极度
前倾或后屈的子宫。机械扩张时用力
过大也是导致子宫穿孔的因素。除此
之外，强力扩张会增加出现假通道的
机会，从而导致出血（图 25-8）。
 - 出血
 - TURP 综合征
- 感染、阴道分泌物等迟发型并发症

盆腔感染是一种罕见的并发症。
它可能是由于潜在感染、未被发现的

子宫穿孔、长时间的手术操作和器械反复进入子宫腔而引起的。可以通过使用预防性抗生素并在术前评估任何合并症来避免。

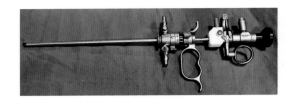

图 25-9　迷你子宫切除术系统

25.7　预防策略

- 子宫颈成熟
  - 术前使用米索前列醇仍是一个有争议的问题。目前还没有推荐标准。然而，少数文献报道米索前列醇对宫颈狭窄患者有益。奥佩加德（Oppegaard）等一项小型双盲对照试验发现术前2周给予阴道用雌二醇（25 μg/d）联合术前24小时阴道用1000 μg米索前列醇，这种方案可明显扩张绝经后患者的宫颈[5]，有效防止由于宫腔镜检查时过度用力而导致的子宫穿孔。

- TURP 综合征
  - 这是老年患者最可怕、耐受性最差的并发症之一。为了避免这种并发症出现，可以采取一些措施。
  - 必须详细记录流入道和流出道的液体量。在这种情况下，自动化流体管理系统是理想的选择。在非电解质介质（如甘氨酸）>1 L 或电解质介质（如生理盐水）>1.5 L 时，应预防性使用利尿剂（如呋塞米）。
  - 控制手术时间至最短。
  - 避免过高的流入压力，因为它会导致宫内压力突然增加，使过多的液体吸收。
  - 在使用非电解质膨宫介质时，必须检测患者电解质水平。

  - 对宫颈狭窄的患者进行宫颈扩张时要谨慎。外伤性宫颈扩张可导致出血，血管开放而增加液体吸收率。
  - 在手术前是否使用宫颈注射血管收缩剂（如加压素）仍存在争议。
  - 对于较大的子宫黏膜下肌瘤，据报道术前使用 GnRH 类似物可缩小肌瘤体积和降低血管密度。然而，由于子宫肌层纤维变软，可能增加子宫穿孔的风险。

- 使用微型电切镜

最初推出的 26Fr 电切镜，而较新的微型电切镜有 18Fr、16Fr 和 14.9Fr（图 25-9）。由于直径小，手术创伤更小，这些电切镜使手术能够在较小的宫颈扩张下进行。

25.8　结论

宫腔镜检查是一项简单、有效且有价值的诊断绝经后出血患者的技术。如果谨慎操作和监测相关重要指标，该操作是安全的。对于耐受性差的绝经期女性，尤其合并其他合并症的患者，它有助于获得针对性的组织活检，从而避免不必要的大手术。

ACOG 建议对于绝经后出血患者，我们应警惕子宫内膜癌[6]。如果经阴道超声提示子宫内膜厚度 ≤ 4 mm，则子宫内膜癌阴性预测值为 99%。在有疑问的情况下采取其他诊断方式，如子宫造影、子宫内膜活检或宫腔镜检查也很重要。然而，在初步检查和组织学病理阴性后，绝经后出血症状持续存在，则必须进行宫腔镜定位活检。在无症状的绝经后女性偶然发现子宫内膜增厚 >4 mm，不需要进行任何检查。

要点

1. 绝经后出血是更年期患者最常见的临床表现。

2. 宫腔镜检查是评估绝经后女性宫内病变的首选方式。

3. 微型宫腔镜的出现使宫颈扩张成了非必须条件。因此，对于宫颈狭窄的患者非常有益。

4. 全面的术前检查、有效的术中麻醉和精确的液体管理是必须的。

5. 像 GUBBINI 这样新时代微型电切镜使息肉或子宫肌瘤等较大的宫内病变患者的手术更安全。

6. 更年期萎缩性改变的特点给宫腔镜检查增加了困难，可能导致并发症。因此，需高度警惕。

7. 宫腔镜是一项安全、有效的诊断和治疗工具。

参考文献

[1] American Cancer Society. Cancer facts and figures 2012.

[2] Lieng M, Qvigstad E, Sandvik L, Jorgensen H, Langebrekke A, Istre O. Hysteroscopic resection of symptomatic and asymptomatic endometrial polyps. J Minim Invasive Gynecol. 2007;14(2): 189–194.

[3] Polyzos NP, Mauri D, Tsioras S, Messini CI, Valachis A, Messinis IE. Intraperitoneal dissemination of endometrial cancer cells after hysteroscopy: a systematic review and meta-analysis. Int J Gynecol Cancer. 2010;20(2):261–267.

[4] Koutlaki N, Dimitraki M, Zervoudis S, Skafida P, Nikas I, Mandratzi J, et al. Hysteroscopy and endometrial cancer. Diagnosis and influence on prognosis. Gynecol Surg. 2010;7(4):335–341.

[5] Oppegaard KS, Lieng M, Berg A, Istre O, Qvigstad E, Nesheim BI. A combination of misoprostol and estradiol for preoperative cervical ripening in postmenopausal women: a randomised controlled trial. BJOG. 2010;117(1):53–61.

[6] ACOG Committee Opinion. The role of transvaginal ultrasonography in evaluating the endometrium of women with postmenopausal bleeding. Committee on Gynecologic Practice. 2018;734.

译者：王　冠
校译：李　圃

宫腔镜检查的并发症及处理   26

拉胡尔·曼昌达和里查·夏尔马

宫腔镜检查和手术操作相对安全，大多数并发症是由于对禁忌症的忽视、手术技术差、知识不足和器械使用不当所导致（表26-1）。宫腔镜检查的并发症低于宫腔镜手术（0.13% vs. 0.95%）。宫腔镜手术总体并发症发生率为 2%（AAGL 1993）。并发症发生最多为粘连松解术（4.48%），其次是子宫内膜切除术（0.81%）、子宫肌瘤切除术（0.75%）和息肉切除术（0.38%）[1]。

表 26-1　并发症[1-3]

	并发症类型	具体并发症
1	1. 围手术期并发症	宫腔镜失败 宫颈裂伤
2	患者体位不当所导致的并发症	神经损伤、足下垂、深静脉血栓形成和背部损伤 假通道
3	1.1. 术中	子宫穿孔 出血 液体超负荷和低钠血症
4	膨宫介质相关并发症（术中、术后）	高血糖、低钙血症和肌阵挛和空气栓塞 葡聚糖综合征——低血压、缺氧、凝血障碍和贫血 葡聚糖诱发的过敏样反应 (Dextran-induced anaphylactoid reaction, DIAR)——支气管痉挛、严重低血压和心肺骤停
5	1. 术后	感染 阴道排液
6	延迟并发症	粘连 无法解释的症状

R. 曼昌达
曼昌达内窥镜中心，印度德里 PSRI 医院，印度德里
R. Sharma
UCMS, 新德里，印度
GTB Hospital, 新德里，印度

26.1 宫腔镜失败

宫腔镜无法通过宫颈口则无法进行，门诊宫腔镜占所有宫腔镜检查失败的 4.2%。大多数宫腔镜失败是由于子宫极度屈曲和宫颈管狭窄所引起（外部狭窄占 61.7%，内部狭窄占 23.3%），宫颈狭窄常导致假通道的产生（图 26-1 和图 26-2）。

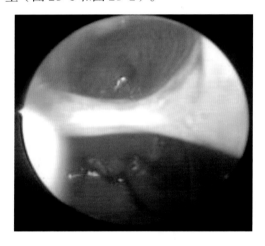

图 26-1 假通道

处理 [2]

- 子宫极度前倾：在阴道前穹窿或后穹窿深处放置一个长刃、开口的 Graves 窥器；将宫底推到中间位置，以促进扩张。一旦宫腔镜进入，就可以取出窥器。

- 子宫极度后屈：用组织钳牵拉宫颈后唇以拉直宫颈管。

- 宫颈管狭窄 （图 26-3）：术前宫颈局部用药 [4]
  - 手术前 6~8 小时口服或阴道放置 400 mg 米索前列醇或术前 2~4 小时舌下含服 400 mg 米索前列醇。
  - 亲水性扩张棒—术前 12 小时使用海藻棒或 Dilapan-S（3×55 mm 或 4×55 mm）扩张棒。
  - 于宫颈 4 点和 8 点处注射血管加压素（4 IU 溶于 100 mL 氯化钠）。

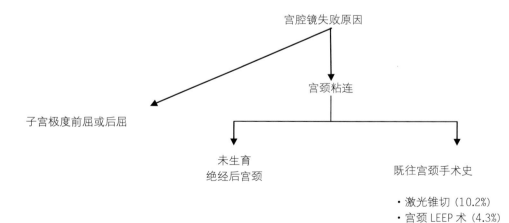

图 26-2 宫腔镜失败的原因

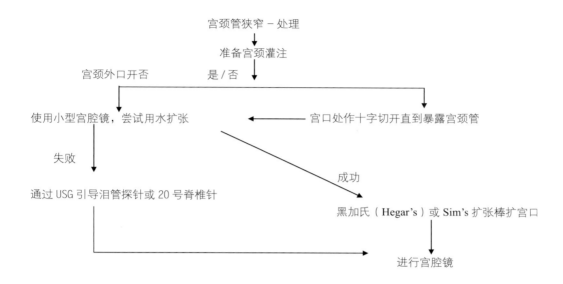

图 26-3 宫颈管狭窄的处理

26.2 宫颈撕裂伤

可能是由于用组织钳钳拉所导致。建议采用"非接触式"阴道镜检查或用组织钳于3点和9点固定宫颈并使用普拉特扩张棒扩张宫颈。

处理

- 缝合裂伤
- 20~30 W 的电滚珠电灼
- 硝酸银棒或亚硫酸铁（Monsel's）糊剂

26.3 患者体位引起的并发症

- 神经损伤：臂丛神经损伤可能由于肩

部约束装置放置不当引起，应首选防滑手术床垫。
- 足下垂和深静脉血栓形成：由于截石位压迫腓神经所致，下肢应该有足够的衬垫和支撑（图 26-4）。
- 背部受伤：双下肢应同时抬起直到处于适当的高度，然后轻轻地将双下肢外展并放置在托腿架上，过度外展可能会导致骶髂关节损伤。

预防 [2]

- 改良截石位是最理想的体位——髋关节适度屈曲、外展、外旋。
- 使用带衬垫的马镫型或棒糖型托腿架，以避免对神经、关节和软组织造成损伤（图 26-5a, b）。

图 26-4 神经受损风险—截石位

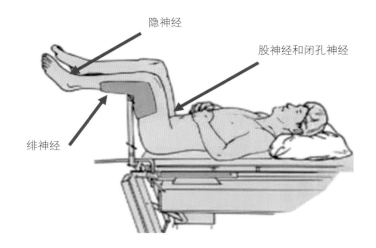

隐神经

股神经和闭孔神经

绯神经

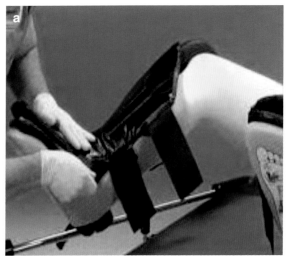

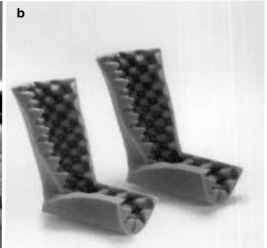

图 26-5 (a) 马镫型托腿架 (b) 棒糖型托腿架

26.4 子宫穿孔

子宫穿孔发生率为 14/1000（AAGL 数据），重复手术穿孔发生率更高（9.3% vs. 2.0%），子宫穿孔后的电热损伤可导致腹膜炎、败血症和死亡。

避免假通道或子宫穿孔的建议

- 用缓慢、稳定的压力扩张子宫颈，扩

张至内口即停止，扩张棒不应被推到宫底。

- 优先考虑流体静压膨胀，进水"开"，出水"关"。

- 始终在直视下置入宫腔镜或电切镜，将"光圈"保持在视野中心并缓慢推进直至达宫腔内（图 26-6 和图 26-7）。

- 粉碎器不应在宫腔外激活，使用时必须充分膨宫以使其清晰暴露。

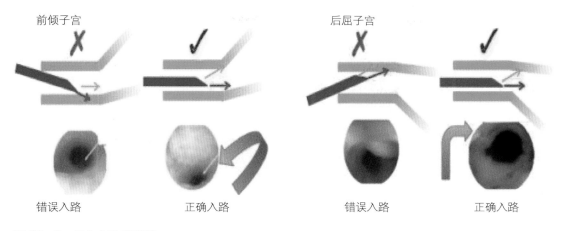

图 26-6　置入 30° 宫腔镜

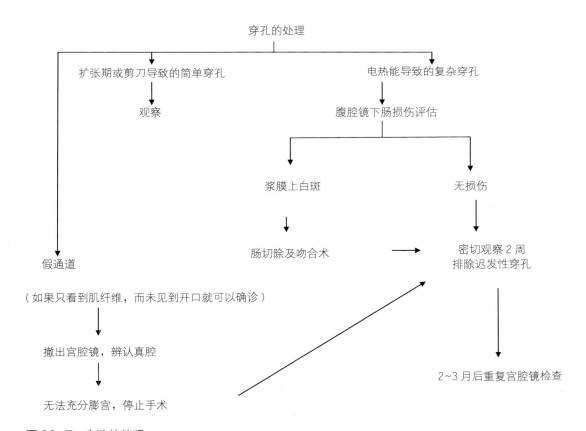

图 26-7　穿孔的处理

26.5 出血

需要干预的严重出血发生率为0.5%~1.9%。主要发生于过度牵拉、深度消融和汽化切割（图26-8）。

术前减少宫腔镜术中出血的措施：

- 首选汽化电极进行肌瘤切除术（组织汽化可密闭血管）。
- 4 IU（0.2 mL）后叶加压素稀释于60 mL生理盐水，于宫颈4点和8点处进行注射（注射深度2 mm）。
- 达那唑或GnRH激动剂可降低子宫内膜的厚度和血管，缩小平滑肌瘤，从而缩短手术时间、减少失血量和减少膨宫液的内渗。

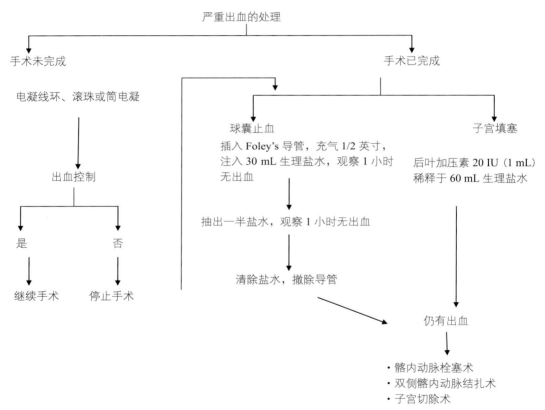

图 26-8 严重出血的处理

26.6 液体超负荷 [5-7]

宫腔镜术中液体超负荷和电解质紊乱的发生率低于5%（表26-2）。

BSGE/ESGE 2018 将液体超负荷定义为 [8,9]

- 低渗溶液超负荷——健康育龄女性的体液缺乏阈值为 1000 mL，老年女性或患有心脏和肾脏合并症者为 750 mL（图26-9）。

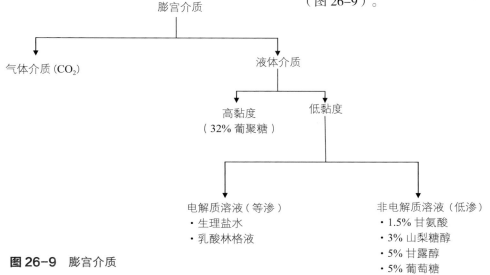

图26-9 膨宫介质

表26-2 低渗液体超负荷：临床特征和管理

液体超负荷	钠浓度	症状	处理
无症状性低钠血症	125~135 meq/L 渗透压正常：280 mOsm/L	—	限制液体 <1 L/d，使用袢利尿剂，如：呋塞米
症状性低钠血症	125~120 meq/L	头痛、恶心、呕吐、虚弱； 大脑刺激征象：焦虑、恐惧、混乱、虚弱、视觉障碍和失明； 重者会导致昏迷和死亡。	多学科诊治 [a]
	< 120 meq/L	意识模糊、嗜睡、癫痫发作、昏迷、心律失常、心动过缓和呼吸停止	

建议在 24 小时内增加血清钠离子 6 mmol/L 至 130 mmol/L。

a 症状性低钠血症的处理

- 多学科参与——麻醉师、内科医生和重症监护医生
- 术中、术后保持体液平衡
- 留置导尿管和出入量记录
- (每小时) 监测氧饱和度、电解质、钙、尿素和肌酐
- 超声心动图和胸部 X 线片（如有心衰或肺水肿迹象）
- 在 10 分钟内推注 100 mL 3% 生理盐水，最多重复 3 次，然后缓慢静脉输注 3% 高渗氯化钠（通常为 1~2 mmol/L·h 以防止脑桥髓鞘溶解症），直至血清 Na+ > 125 mmol /L

- 等渗溶液超负荷—健康育龄妇女的缺乏阈值为 2500 mL，老年妇女或患有心脏和肾脏合并症者为 1500 mL。

影响膨宫液体吸收的因素

- 低渗无电解质溶液如：甘氨酸、甘露醇和山梨糖醇会导致严重的体液超负荷。
- 宫腔内压力 > 75 mmHg 会增加通过输卵管进入腹腔的膨宫介质量。
- 宫腔内压力 > 平均动脉压（正常 70~110 mmHg），尤其是老人和伴有心肾合并症者。
- 子宫肌层穿透深度—大血管破裂和大面积的子宫肌层暴露（例如子宫肌瘤切除术）均有助于高压下液体的吸收。
- 手术持续时间—手术时间越长，体液在体内积聚的时间就越长。
- 宫腔大小—大宫腔能够提供更大的液体吸收面积。

加速全身液体吸收的危险因素

- 绝经前女性发生神经系统并发症的风险较高。
- 合并心血管和肾脏疾病以及老年女性很难适应血管内液的骤然增加。

山梨糖醇 3%（低渗糖）可在 1 小时内导致高血糖、低钙血症和肌阵挛，监测血糖并适当给予胰岛素，低钙血症必须在 10 分钟内用 3 g 葡萄糖酸钙来纠正。

监测液体出入平衡

- 应使用密闭系统，可以更准确地监测液体流出量。
- 应使用带集液袋的手术巾和冲洗废液吸收装置（图 26-10 和图 26-11）。
- 流体流量自动采集计量系统更准确（图 26-12a-d）。
- 手术室团队应该每隔 10 分钟以及每个输液袋结束时监测液体出入平衡。

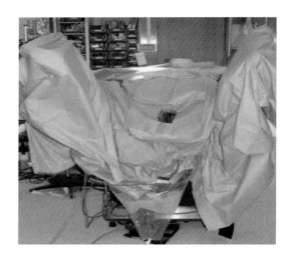

图 26-10　带集液袋的手术巾

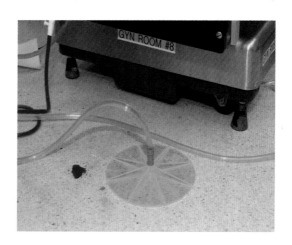

图 26-11　PuddleVac 地吸装置

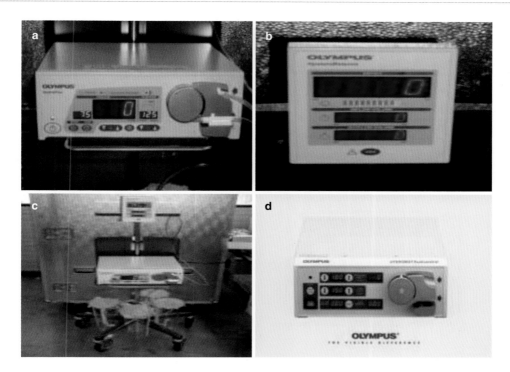

图 26-12 (a-d) 液体流量自动采集计量系统

BSGE/ESGE 2018 执行委员会安全建议 [8, 9]

- 由于低钠血症和液体超负荷的风险较低，等渗、含电解质的膨宫介质（如生理盐水）应与机械器械和双极电外科器械一起使用。
  - 低渗、无电解质的膨胀介质（例如甘氨酸和山梨糖醇）只能与单极电外科器械一起使用。
  - 二氧化碳气态介质只能应用于诊断性宫腔镜检查。
  - 压力自动监测的流体输送系统维持恒定的宫内压力和准确的液体出入平衡监测，有利于延长手术的可操作时间。
  - 应至少每隔 10 分钟进行液体出入平衡评估。
  - 宫腔镜手术时应考虑采用局部麻醉加镇静，而不是全身麻醉。

26.7　气体栓塞

临床上严重的空气栓塞是罕见的，但却是宫腔镜的致命并发症。气体栓塞的症状是血氧饱和度突然下降、低血压、高碳酸血症、心律失常、呼吸急促或"磨轮"杂音（特征性的飞溅性听诊音）。

26.7.1　处理

立即停止手术，给予患者 100% 氧气吸入及支持治疗。Durant 体位使患者保持左侧卧位、头低和屈氏（Trendelenburg）体位（图 26-13）。严重者可在右心房置入中心静脉导管（CVC）或直接置针释放空气。

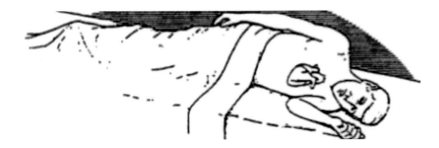

图 26-13 Durant 体位

26.7.2　预防措施

- 避免屈氏体位，采取背侧截石位使子宫保持在心脏水平以上，在每次舒张期松弛时产生静脉真空。
- 术前采用宫颈灌注，尽量减少宫颈损伤。
- 始终保持操作系统密闭以防止空气进入，组装完电切镜再将扩张棒取出。每次更换电极时，留置密封帽。
- 避免反复取出、置入电切镜（多见于肌瘤切除术），最好选择同时具有切割和自动抽吸功能的 MyoSure 组织切割系统。
- 麻醉师应密切监测呼气末二氧化碳（每次呼吸末 CO_2 测量值相当于无创监测的 $PaCO_2$），有助于气体栓塞的早期诊断。
- 术前使用 GnRH 激动剂可使静脉窦变窄，有助于预防这种并发症的发生。
- 在扩张宫颈前于宫颈内注射稀释的后叶加压素会引起血管痉挛，并有助于防止气体进入血液循环。
- 使用阴道内镜方法，避免使用重尾窥器和扩张棒。
- 使用流体冲洗系统去除气泡。
- 尽可能避免使用产气电外科设备。

26.8　感染

宫腔镜术后子宫内膜炎极为罕见，发生率为 0.01%~1.42%。除绝经后女性需要去除 IUCD，不推荐常规预防性抗生素使用。ACOG 和 SOGC 建议对有盆腔炎病史的女性预防性使用抗生素。

26.9　术后粘连形成 (IUA)[9, 10]

IUA 的风险取决于宫腔镜手术的类型，局限于子宫内膜（息肉切除术）的手术风险最低，而进入肌层的手术风险较高。宫腔粘连见于 37.5% 的单极电切单个黏膜下肌瘤、45% 的多发肌瘤电切后、息肉切除术 3.6%、子宫纵隔 6.5%。与妊娠子宫进行可视化电切相比，非妊娠子宫中进行电盲切术风险更大。

26.10　AAGL-ESGE 2017 指南[7]

26.10.1　宫腔粘连的初级预防

防粘连材料可在短期内显著减少 IUA 的发生，但对生育是否有影响的数据有限（A 级）。

26.10.2　宫腔粘连的二级预防[11]

- 宫内节育器、支架或导管似乎会降低术后宫腔粘连形成（A级）。
- 半固体屏障，例如透明质酸和自交联透明质酸钠凝胶可降低术后粘连发生（A级）。
- 粘连松解后，使用雌激素（含或不含孕激素）治疗，可减少 IUAs 的复发（B级）。
- 用于改善子宫内膜血流的辅助药物作用尚未明确。因此，不应在严格的研究协议之外使用（C级）。

26.11　症状未缓解

- 大约 15% 进行成形术的女性发生早期流产。
- 因月经过多或不孕症接受子宫肌瘤切除术的女性中，20% 症状无明显改善，80% 的患者无法受孕。
- 子宫内膜消融术有 30% 的患者出现闭经，另有 50% 患者得到满意症状改善，10% 需要重复消融或子宫切除术。
- 粘连松解术仅能治愈 30%~40% 的 Asherman 综合征患者。

要点

1. 宫腔镜检查和手术相对安全，总体并发症发生率为 2%。
2. 术前应考虑使用米索前列醇和亲水性扩张棒（如海藻或 Dilapan）进行宫颈准备或宫颈内注射后叶加压素。
3. 改良的截石体位和使用马镫型托腿架或棒糖型托腿架是最理想的。

4. 始终在直视下置入宫腔镜或电切镜，保持"光圈"在视野中心，缓慢推进直至达宫腔内。
5. 单纯穿孔可观察，热能所致的复杂穿孔需探查肠管及后续修补。
6. 球囊填塞和血管加压素浸透宫腔填塞对控制严重出血有效。
7. 自动流体测量系统可持续监测的液体出入平衡和压力。
8. 必须每 10 分钟以及每个液体袋结束时进行液体出入平衡评估记录。
9. 半固体屏障，例如透明质酸和自交联透明质酸钠凝胶可降低术后粘连发生。
10. 粘连松解后，使用雌激素（含或不含孕激素）治疗，可减少IUAs 的复发。

参考文献

[1] Bradley LD. Cutting the risk of hysteroscopic complications. OBG Manag. 2004;16(1):44–52.

[2] Glasser MH. Hysteroscopy: managing and minimizing operative complications. OBG Manag. 2005;17(2):42–57.

[3] Tarneja P, Tarneja VK, Duggal BS. Complications of hysteroscopic surgery. Med J Armed Forces India. 2002;58(4):331–334.

[4] Al-Fozan H, Firwana B, Al Kadri H, Hassan S, Tulandi T. Preoperative ripening of the cervix before operative hysteroscopy. Cochrane Database Syst Rev. 2015;4:CD005998.

[5] AAGL. Practice report: practice guidelines for the management of hysteroscopic distending media. J Minim Invasive Gynecol. 2013;20:137–148.

[6] Polyzos MP, Mauri D, Tsioras S. Intraperitoneal dissemination of endometrial cancer cells after hysteroscopy. A systematic review and metaanalysis. Int J Gynecol Cancer. 2010;20:231–267.

[7] AAGL Elevating Gynecologic Surgery. AAGL practice report: practice guidelines on

intrauterine adhesions developed in collaboration with the European Society of Gynaecological Endoscopy (ESGE). J Minim Invasive Gynecol. 2017;24(5): 695–705.

[8] BSGE/ESGE guideline on management of fluid distension media in operative hysteroscopy, 2018. https://doi.org/10.1111/tog.12503

[9] BSGE/ESGE guideline on management of fluid distension media in operative hysteroscopy. Gynecol Surg. 2016. https://doi.org/10.1007/s10397-016-0983-z

[10] Lee YY, Kim TJ, Kang H, Choi CH, Lee JW, Kim BG, et al. The use of misoprostol before hysteroscopic surgery in non-pregnant premenopausal women: a randomized comparison of sublingual, oral and vaginal administrations. Hum Reprod. 2010;25(8):1942–1948.

[11] Taskin O, Sadik S, Onoglu A, Gokdeniz R, Erturan E, Burak F, et al. Role of endometrial suppression on the frequency of intrauterine adhesions after resectoscopic surgery. J Am Assoc Gynecol Laparosc. 2000;7(3):351–354.

译者: 李　娜
校译: 李　圃

胚胎镜检查

艾琳·里德和阿拉蒂·乔尔盖里－辛格

27

27.1　背景

　　虽然胚胎镜和胎儿镜检查这两个术语经常交替使用，但它们的手术操作过程是不同的。在文献描述中，"胚胎镜"通常指经宫颈入路，而"胎儿镜"指经腹部入路[1]。"胚胎镜检查"通常于孕5到8周之间进行，而"胎儿镜检查"是在孕8周以后进行检查。一般而言，二者均是直接用内窥镜可视化观察子宫内胎儿和胎盘的发育[2,3]。这种微创手术可用于评估胎儿的发育情况，进行遗传性和非遗传性疾病的诊断[3-7]。自20世纪50年代中期问世以来，胎儿内窥镜评估的临床应用随着其他胎儿宫内评估方法（即超声）的发展起起伏伏。

　　20世纪80年代，超声技术的进步导致全球普遍使用这种非侵入性方法来诊断胎儿异常，从而使胎儿镜检查相对过时。然而，普外科和医学领域内窥镜技术的进步导致该技术的复苏和胎儿治疗专用内窥镜的发展[2]。医学微创疗法的发展趋势促进了经腹胎儿镜进行尖端胎儿畸形治疗的发展[8]。

27.2　历史

　　1954年，瑞典产科医生Björn Westin首次报道了胎儿的内窥镜检查，Westin采用10 mm McCarthy内窥镜对3例临床需终止妊娠的患者（孕14~18周）进行了经宫颈胎儿镜检查[9]。当时，胎儿镜用于诊断，而非治疗。13年后，到1967年，Bernard Mandelbaum首次进行了经腹胎儿镜并将此技术应用于新生儿溶血性疾病的宫内胎儿输血。

艾琳·里德
路德教会总医院，妇产科，Advocate Health Systems,
美国伊利诺伊州帕克里奇
邮箱：erin.reed@advocatehealth.com
阿拉蒂·乔尔盖里－辛格
路德教会总医院，妇产科，Advocate Health Systems,
美国伊利诺伊州帕克里奇
美国伊利诺伊州芝加哥市，高级妇科外科研究所

20 世纪 70 年代是胚胎镜和胎儿镜迅速发展和临床多样化的时期。Valenti 于 1972 年将儿科膀胱镜改装为更细的 5 mm "针镜"进行胎儿皮肤取样，随后使用这种所谓的羊膜内窥镜进行了第一例宫内胎儿血抽吸，以诊断血红蛋白病[5]。Valenti 同时代的 Scrimgeour 使用更细（2.2 mm）的针镜进行羊膜腔检查，筛查具有开放性神经管缺陷高遗传风险的胎儿。胎儿的诊断方法有限，但专用套管的发展使 Hobbins 和 Mahoney 能够以最低母胎风险获取胎儿血液，直接用于镰状细胞病和其他血红蛋白病的诊断[10]。随着更多临床医生接受了该技术的培训，胎儿镜检查进行胎儿血液取样以用于诊断血友病（1979 年，Firsheim）、慢性肉芽肿病（1979 年，Newburger）、半乳糖血症（1979 年，Fensom） 和 Tay-Sachs 病（1979 年，Perry）。另有小组则使用该技术进行胎儿皮肤和肝脏活检，用于宫内先天性大疱性鱼鳞病样红皮病、大疱性表皮松解症和鸟氨酸氨基甲酰转移酶缺乏症的诊断[11]。

由于胎儿镜适用于许多胎儿疾病的手术和其他干预，20 世纪 80 年代迎来了胎儿镜技术的再次蓬勃发展。胎儿镜检查作为一种微创技术监测胎儿发育、胎盘或脐带血管，对于双胎输血综合征（De Lia 于 1988 年，Nicolaides 于 1991 年）、经皮脐静脉穿刺取血（Daffos 于 1983 年，Hobbins 于 1985 年）以及器官组织取样等现代技术至关重要。

随着经腹胎儿镜的发展，经典的经宫颈胚胎镜应用越来越少，但其仍然是早期妊娠胎儿评估的临床诊断工具[12]。

27.3 经宫颈胚胎镜

大约 1/5 的临床妊娠会发生自然流产，其中 80% 发生在前 3 个月。这些早期妊娠流产可能是由于解剖、遗传或感染的因素所致[12]。超过一半的早期妊娠流产与核型异常有关，如前所述，超声技术的进步使得宫内妊娠和早期流产越来越早地被诊断[2-4]。然而，这些自发性流产发生的孕周太小，限制了目前现有影像技术对胎儿表型的充分评估[2]。

我们目前对驱动正常和异常发育的早期机制的理解是基于对人类流产胚胎的详细观察以及高级脊椎动物的解剖和遗传比较。研究表明，基因分子的保守性进化是脊椎动物大脑、四肢和心脏等复杂器官发育的基础[13]。这些动物研究是可行的，因为能够对胚胎关键发育阶段和遗传因子进行宏观和分子评估。从历史上看，这些对比性研究一直是我们理解人类胚胎发育的基础。然而，人类胚胎镜检查可用于胚胎发育关键节点的可视化监测，所以其有可能成为扩展和阐明我们对人类胚胎发育认知的不可或缺的工具[2]。

以前，经宫颈胚胎镜检查是在计划终止妊娠之前进行的。然而，1991 年 Ghirardini 报道了 2 例经宫颈胚胎镜术后无并发症的足月妊娠，随后便开启了其在高危人群早期胚胎诊断中的应用[14, 15]。Dumez 等首次对 42 例具有肢体和面部畸形高遗传风险的妊娠女性实施胚胎镜检查[16]。总体胎儿可视化成功率为 97%，孕 11~23 周的流产率为 12.3%，正常分娩 31 例。

其他研究已证明该技术可用于孕 11 周 Van Der Woude 综合征和孕 10 周 Meckel-Gruber 综合征的诊断[16, 17]。经腹胎儿镜还能应用于 Smith-Lemli-Opitz 综合征和 Pierre Robin 综合征的诊断，并可以对双胎不明原因的颈部半透明增加和正常核型的水肿进行综合评估[2, 18]。尽管大量临床文献已经证明经宫颈胚胎镜在产前诊断中的实用性，但它仍然是一种具有流产风险的创伤性操作[1-3]。胚胎镜用于早期妊娠胚胎的可视化检查有助于进行产前诊断，但仍可能仅限于选择终止妊娠或具有典型遗传综合症高风险而继续妊娠的女性[2, 19]。

尽管在继续妊娠女性中存在上述限制，但经宫颈胚胎镜适用于流产患者。此外，新的证据表明，早期流产的传统手术不仅限制了胎儿表型评估，而且还限制了胎儿的染色体评估，而后者在反复流产和不孕症中至关重要。超过 50% 的胚胎组织在清宫术后无法进行表型评估。

目前，胚胎镜检查是唯一能够进行宫内胚胎直视化监测的技术（图 27-1、图 27-2、图 27-3），经宫颈胚胎镜不仅可以对胎儿进行表型评估，还可以直接进行胚胎组织取样[20-22]。与之前的数据一致，Cholkeri 等表明，与标准的吸宫和刮宫相比，胚胎镜下绒毛膜绒毛定向活检可以减少母体细胞污染，显著改善胎儿核型分析（图 27-4 和图 27-5）[23, 24]。

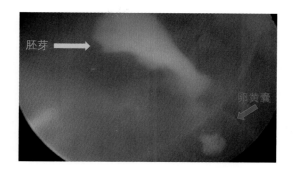

图 27-1　（在妊娠 5 周即停止发育）妊娠 7 周的胚胎卵黄囊

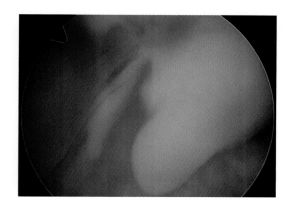

图 27-2　孕 8 周的胚胎头部图像，显示颅骨、鼻腔、眼睛和嘴巴

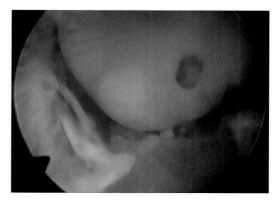

图 27-3　孕 8 周的胚胎图像，显示脐带及其插入点以及胎儿下肢

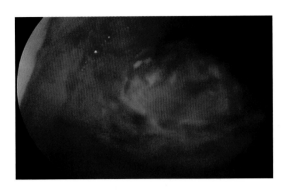

图 27-4 位于子宫腔底部的妊娠囊

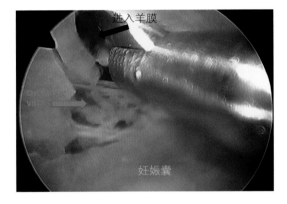

图 27-5 进入妊娠囊可以看到绒毛膜绒毛和羊膜

27.4 术前注意事项

应征得患者的知情同意，并应在进行宫腔镜检查之前完整记录宫腔镜检查的风险[3, 8, 25]。应在手术前与患者沟通将收集哪些组织样本以及如何进行评估，以决定组织样本的处理，生理盐水固定无菌标本可用于胎儿染色体和遗传学分析。甲醛或生理盐水固定的非无菌标本只能用于病理检查。接受经宫颈胚胎镜检查的患者应在麻醉诱导后取背侧截石位，随后对外阴阴道进行无菌消毒准备。

27.5 术中注意事项

经宫颈胚胎镜检查将宫腔镜通过宫颈管置入羊膜腔外间隙（羊膜和绒毛膜之间）或进入羊膜囊[1-3,8]。如果计划继续妊娠，则需要在妊娠 5~11 周进行，此时绒毛膜和羊膜是分开的，羊膜是半透明的，可以直接看到胚胎[2, 8]。孕 11 周后，绒毛膜和羊膜融合，无法选择性进入羊膜腔外间隙并会导致胎膜破裂[8]。如果手术是为了在解剖学检查后选择性地对胎儿组织取样，则可破坏绒毛膜和羊膜。

将无菌窥器放入阴道，用单齿组织钳钳拉宫颈前唇，扩张宫口至宫腔镜可通过。早期的操作是使用直径 10 mm 的 McCarthy 内窥镜，但经创新后已有小型内窥镜镜头和带手术通道的宫腔镜[8, 9, 24]。文献中有报道直径 1.7~3.5 mm、镜头角度为 0~30° 的多种宫腔镜[8]。也包括使用外径从 5~7 mm 不等，并具有自动连续流体泵功能的现代手术宫腔镜。最近的一篇文章报道：保持宫内液体压力 60~80 mmHg，可达胎儿的最佳可视化，同时还可以清除宫腔内的积血[24]。当宫腔镜到达绒毛膜时，可以将其迅速推至膜外间隙，也可以用宫腔镜剪刀将膜剪开，从而扩大视野[2, 3, 8]。应对胎儿和卵黄囊进行拍照记录。解剖学检查后，可用宫腔镜剪刀或 5-法氏宫腔镜抓钳取绒毛膜绒毛和胎儿样本进行基因检测。如需流产，宫腔镜完成后必须进行吸宫或刮宫清除妊娠物[24]。

如果计划继续妊娠，对胎膜的损伤可能会导致潜在的感染性并发症、诱发流产或出血，导致无法继续手术[3, 8]。此外，在子宫极度后屈或前倾的情况下，内窥镜可能很难看到胎儿。长时间或复杂的手术，也可能出现电解质失衡、血管或肺水肿等并发症。

27.6 术后注意事项

尽管从流产或表型综合征产前诊断的情绪恢复时间很长，但身体恢复的时间非常短[25]。术后几天内就能恢复正常活动，几乎没有任何限制。术后疼痛可以用非处方镇痛药加以控制。Rh 阴性的女性应在出院前接受抗 D 免疫球蛋白（RhoGAM），以防止下次妊娠时发生同种异体免疫[26]。

要点

1. 胚胎胎儿镜是一种微创外科操作，可用于评估胎儿发育以及遗传和非遗传性疾病的诊断。

2. 人类胎儿镜检查可用于胚胎发育关键节点的可视化监测，有可能成为扩展和阐明我们对人类胚胎发育认知的不可或缺的工具。

3. 诊断性经宫颈胚胎镜检查主要用于计划终止妊娠之前或确诊为流产后。然而，也有经宫颈胚胎镜术后成功足月妊娠的案例报道。

4. 经宫颈胚胎镜不仅可以对胎儿进行表型评估，还可以直接进行胚胎组织取样。与标准的吸宫和刮宫相比，胚胎镜下绒毛膜绒毛定向活检可以减少母体细胞污染，显著改善胎儿核型分析。

5. 对于任何宫腔镜胚胎胎儿镜操作，都应确保获得知情同意、患者准备、无菌技术和抗 D 免疫球蛋白 RhoGAM 使用的标准流程。

参考文献

[1] Quintero RA, Puder KS, Cotton DB. Transabdominal thin-gauge embryofetoscopy: a new prenatal diagnostic technique. BMUS Bulletin. 1993;1:24–30.

[2] Paschopoulos M, Meridis EN, Tanos V, O'Donovan PJ, Paraskevaidis E. Embryofetoscopy: a new "old" tool. Gynecol Surg. 2006;3:79–83.

[3] Ville Y, Khalil A, Homphray T, Moscoso G. Diagnostic embryoscopy and fetoscopy in the first trimester of pregnancy. Prenat Diagn. 1997;17:1237–1246.

[4] Doran TA, Rudd NL, Gardner HA, Lowden JA, Benzie RJ, Liedgren SI. The antenatal diagnosis of genetic disease. Am J Obstet Gynecol. 1974;118:314–321.

[5] Valenti C. Endoamnioscopy and fetal biopsy: a new technique. Am J Obstet Gynecol. 1972;114:561–564.

[6] Rodeck CH. Value of fetoscopy in prenatal diagnosis. J R Soc Med. 1980;73:29–33.

[7] Reece A, Homko CJ, Koch S, Chan L. First-trimester needle embryofetoscopy and prenatal diagnosis. Fetal Diagn Ther. 1997;12:136–139.

[8] De Keersmaecker B, Ville Y. Fetoscopy and fetal endoscopic surgery: review of the literature. Fetal Mater Med Review. 2001;12:177–190.

[9] Westin B. Hysteroscopy in early pregnancy. Lancet. 1954;264:872.

[10] Hobbins JC, Mahoney MJ. Fetoscopy in continuing pregnancies. Am J Obstet Gynecol. 1977;129:440–442.

[11] Rodeck CH, Nicolaides KH. Fetoscopy and fetal tissue sampling. Br Med Bull. 1983;39:332–337.

[12] Awonuga AO, Jelsema J, Abdallah ME, Berman J, Diamond MP, Puscheck EE. The role of hysteroscopic biopsy in obtaining specimens for cytogenetic evaluation in missed abortion prior to suction dilatation and curettage. Fertil Steril. 2008;90:S294.

[13] Pani AM, Mullarkey EE, Aronowicz J, Assimacopoulos S, Grove EA, Lowe CJ. Ancient deuterostome origins of vertebrate brain signalling centres. Nature. 2012;483:289–294.

[14] Ghirardini G. Embryoscopy: old technique new for the 1990s? Am J Obstet Gynecol. 1991;164:

1361–1362.

[15] Cullen MT, Albert Reece E, Whetham J, Hobbins JC. Embryoscopy: description and utility of a new technique. Am J Obstet Gynecol. 1990;162:82–86.

[16] Dommergues M, Lemerrer M, Couly G, Delezoide AL, Dumez Y. Prenatal diagnosis of cleft lip at 11 menstrual weeks using embryoscopy in the Van der Woude syndrome. Prenat Diagn. 1995;15: 378–381.

[17] Dumez Y, Dommergues M, Gubler M-C, Bunduki V, Narcy F, Lemerrer M, et al. Meckel-Gruber syndrome: prenatal diagnosis at 10 menstrual weeks using embryoscopy. Prenat Diagn. 1994;14:141–144.

[18] Hobbins JC, Jones OW, Gottesfeld S, Persutte W. Transvaginal ultrasonography and transabdominal embryoscopy in the first-trimester diagnosis of smith-Lemli-Opitz syndrome, type II. Am J Obstet Gynecol. 1994;171:546–549.

[19] Toftager-Larsen K, Benzie RJ. Fetoscopy in prenatal diagnosis of the Majewski and the Saldino-Noonan types of the short rib-polydactyly syndromes. Clin Genet. 2008;26:56–60.

[20] Abdala LT, Ruiz JA, Espinosa H. Transcervical embryoscopy: images of first-trimester missed abortion. J Minim Invasive Gynecol.

2010;17:12–13.

[21] Philipp T, Kalousek DK. Generalized abnormal embryonic development in missed abortion: Embryoscopic and cytogenetic findings. Am J Med Genet. 2002;111:43–47.

[22] Tonni G, Periti E, Rosignoli L. Hysteroscopic fetoscopy: a role as virtuopsy for parents who refuse full autopsy? A case of facial clefting, proboscis, and limb deformities. Taiwan J Obstet Gynecol. 2015;54:608–611.

[23] Ferro J, Martínez MC, Lara C, Pellicer A, Remohí J, Serra V. Improved accuracy of hysteroembryoscopic biopsies for karyotyping early missed abortions. Fertil Steril. 2003;80:1260–1264.

[24] Cholkeri-Singh A, Zamfirova I, Miller CE. Increased fetal chromosome detection with the use of operative hysteroscopy during evacuation of products of conception for diagnosed miscarriage. J Minim Invasive Gynecol. 2019; https://doi.org/10.1016/j. jmig.2019.03.014.

[25] Blizzard DA. Trying experience: fetoscopy and maternal decision making. Clin Obstet Gynecol. 2005;48:562–573.

[26] Practice bulletin no. 181 summary: prevention of Rh D alloimmunization. Obstet Gynecol. 2017;130:481–483.

译者：李　娜
校译：李　圃

阴道内镜

维米·宾德拉

妇科领域宫腔镜的引入彻底改变了患者的治疗，并推动了宫内病变的微创治疗。宫腔镜可直视宫腔，是妇科用于诊断异常子宫出血、子宫内膜癌和生殖问题的最常用检查。随着宫腔镜器械设计的进步和小型化，现在几乎所有的手术都可以在没有麻醉的情况下完成。传统的宫腔镜检查是在阴道内放置一个窥器，并用组织钳固定拉直宫颈管以置入宫腔镜，但随着"非接触式宫腔镜"或"阴道内镜"的引入，不再需要器械，因而手术的痛苦更小，患者的耐受性更好[1]。因为宫腔镜通过宫颈管的阻力被最小化，所以促进了阴道内镜检查的发展。做阴道内镜检查的另一个优点是可以识别和治疗阴道和宫颈病变，否则传统宫腔镜检查可能会遗漏这些病变。通过"非接触技术"进行阴道内镜检查安全可行，建议采用这种无痛、无创的新型技术[2]。该技术不会对完整的处女膜造成破坏，因此也适用于伴有白带异常和异常子宫出血的青春期少女[3, 4]。

这种非接触式技术更容易被患者接受，他们更愿意在门诊环境中接受检查。英国国家卫生与保健优化研究所（NICE）最近发布的异常子宫出血的指南建议使用门诊宫腔镜进行诊断性检查[5]。

局部或全身麻醉的一个常见问题是恢复时间增加，并且会增加手术成本。在门诊，医生不喜欢对患者进行麻醉甚至镇静。阴道内镜允许同时进行宫腔镜诊断和治疗。由于不熟悉该技术而且担心在不使用任何器械的情况下识别和通过宫颈管困难，很少有医生使用该技术。还有一个重要的问题是术后生殖道感染的可能性更高，为了回答这些问题，阴道内镜对比标准宫腔镜的随机对照临床试验（VAST 研究）表明阴道内镜检查比标准宫腔镜检查更成功、并发症和失败率更低[6]。尽管研究报道很少，与宫腔镜相关的感染风险小于 1%[7, 8]。

VAST 研究也未发现标准宫腔镜检查和阴道内镜宫腔镜联合检查之间的感染率存在差异[6]。

维米·宾德拉
印度海得拉巴，阿波罗健康城

28.1　预处理

要告知患者膨宫可能会引起轻微的不适和痉挛性疼痛，如果需要，可以在手术前使用简单的镇痛药，如对乙酰氨基酚或布洛芬。未产妇和年轻患者术前使用宫颈软化药物有助于进入宫颈管，术前的镇痛或宫颈软化药物应用基于病例选择，而不是必须使用（图28-1 和图28-2）。

28.2　操作

如果患者对碘伏过敏，可用蘸有碘伏或其他消毒剂的小棉签消毒阴道和宫颈。阴道镜检查可以直视阴道和子宫颈，阴道镜检查是通过在阴道内填充膨胀介质（现在宫腔镜大多使用生理盐水），而不需要窥器和组织钳钳夹宫颈。助手轻轻地将阴唇闭合，会保持阴道膨胀，有助于更好地观察阴道和子宫颈。首先，将内窥镜伸入阴道顶端，然后将内窥镜撤回同时观察子宫颈外口（图28-3，图28-4 和图28-5）。

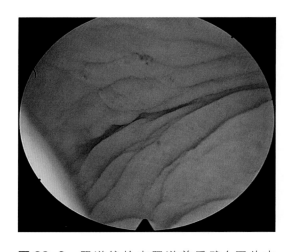

图 28-2　阴道镜检查阴道前后壁（图片由 Vimee Bindra 医生提供）

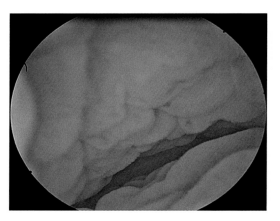

图 28-3　内窥镜直到后穹窿并将其撤回以定位子宫颈外口（图片由 Vimee Bindra 医生提供）

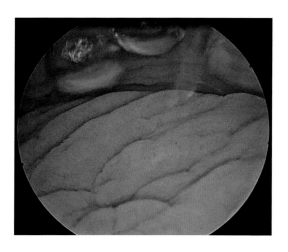

图 28-1　阴道镜下正常阴道的外观（图片由 Vimee Bindra 医生提供）

通过外口后，膨宫介质的压力不断扩张宫颈管，可以轻松地通过宫颈管进入宫腔内（图 28-6）。必须全面系统地检查宫腔，必要时可进行手术，取出内窥镜时必须仔细检查宫颈管和阴道。

在不使用任何器械的情况下置入宫腔镜需要依靠设备的灵活性。

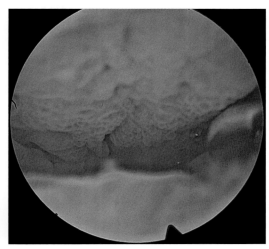

图 28-6　通过宫颈管（图片由 Vimee Bindra 医生提供）

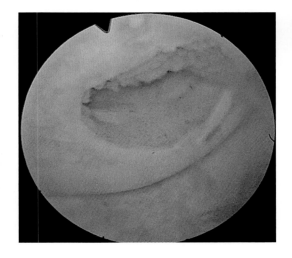

图 28-4　识别子宫颈（图片由 Vimee Bindra 医生提供）

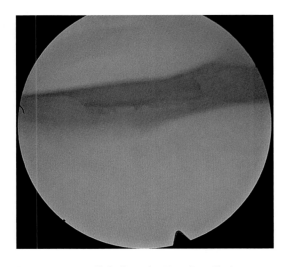

图 28-5　阴道内镜下宫颈口（图片由 Vimee Bindra 博士提供）

28.3　术后处理

在诊断或治疗结束后，应检查患者的生命体征，确保其舒适且可以走动。

阴道内镜检查的优势

- 几乎所有的宫腔镜检查都可以在门诊进行。
- 操作快。
- 安全。
- 痛苦少。
- 比标准宫腔镜检查更成功。
- 有助于识别阴道和子宫颈病变（如果同时存在）。
- 宫腔镜可以在不破坏处女膜的情况下进行，适用于性行为不活跃、处女膜完好的青春期女性以排除宫内病变。

阴道内镜的临床应用

- 白带异常的女性。
- 对于处女膜完整、阴道狭窄的女性，

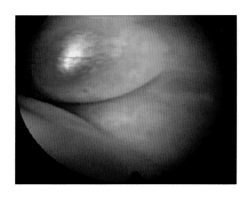

图 28-7　阴道子宫内膜异位症（图片由 Vimee Bindra 医生提供）

排除阴道异物。

- 用于由异物、性暴力和外伤造成的阴道壁撕裂伤的诊断。
- 可用于有阴道痉挛或阴道手术史的女性。
- 用于门诊宫腔镜的诊断和治疗。
- 用于子宫内膜异位症患者排除阴道子宫内膜异位，阴道子宫内膜异位症有两种类型：浅层子宫内膜异位和深部子宫内膜异位。浅层子宫内膜异位症位于阴道穹窿部，与深部浸润性子宫内膜异位症无关，可为孤立病灶。阴道深部子宫内膜异位症更常见，通常位于子宫与骶骨之间的后穹窿处，与直肠阴道子宫内膜异位症有关。常规宫腔镜检查可能会漏诊这些病变，但结合阴道镜检查，可以更好地发现和治疗阴道子宫内膜异位（图 28-7）。
- 对于病理性肥胖患者，如果传统仪器无法观察子宫颈，可以使用阴道内镜检查。

要点

1. 阴道内镜检查应该是门诊宫腔镜检查的默认方法。

2. 精通传统宫腔镜的医生只需要很少的培训。

3. 减少传统宫腔镜检查所带来的疼痛。

4. 改善了女性的体验。

5. 不需在全身麻醉下进行手术而节省了资源。

6. 应口头及书面告知患者手术后 2 周内出现轻微疼痛是常见的。

7. 应说明生殖道感染的低风险，必要时可能需要抗生素。

参考文献

[1] Cooper N, Smith P, Khan K, Clark T. Vaginoscopic approach to outpatient hysteroscopy: a systematic review of the effect on pain. BJOG. 2010;117:532–539.

[2] Echeverri N, Fiorentino DG, Ulker A, Timmons DB, Ring S, Carugno JA. Vaginoscopy "no touch" technique: a feasible alternative to paracervical block for in office hysteroscopy. Obstet Gynecol. 2019;133(Issue):60S. https://doi.org/10.1097/01. AOG.0000559026.36059.50.

[3] Xu D, Xue M, Cheng C, Wan Y. Hysteroscopy for the diagnosis and treatment of pathologic changes in the uterine cavity in women with an intact hymen. J Minim Invasive Gynecol. 2006;13(3):222–224.

[4] Jin L, Yi S, Wang X, Xu Y. Application of 'no-touch' hysteroscopy (vaginoscopy) for the treatment of abnormal uterine bleeding in adolescence. J Obstet Gynaecol Res. 2019;45(9):1913–1917.

[5] Heavy menstrual bleeding: assessment and management| Guidance and guidelines | NICE [Internet]. www.nice.org.uk/guidance/ng88. Accessed 09 Mar 2019.

[6] Smith PP, Kolhe S, O'Connor S, Clark TJ. Vaginoscopy against standard treatment: a randomised controlled trial. BJOG. 2019;126:891–899.

[7] Brooks PG. Complications of operative hysteroscopy: how safe is it? Clin Obstet Gynecol. 1992;35: 256–261.

[8] Agostini A, Cravello L, Shojai R, Ronda I, Roger V, Blanc B. Postoperative infection and surgical hysteroscopy. Fertil Steril. 2002;77:766–768.

译者：李　娜
校译：李　圃

门诊宫腔镜检查的疼痛管理 **29**

阿梅亚·西尔萨特

29.1 引言

门诊宫腔镜（OH）具有成为宫内病变手术金标准的条件。最近宫腔镜直径不断减小的趋势，有效地降低了医生和患者的困难，在很大程度上提高了门诊宫腔镜手术的性能[1]。

29.2 背景

卫生保健中的不良事件自20世纪50年代以来就已为人所知，直到20世纪90年代早期仍一直很大程度上被忽视[2, 3]。如今，作为一个众所周知的问题，世界卫生组织于2004年发起了患者安全世界联盟。关于门诊妇科手术，美国妇产科医师学会（ACOG）于2008年成立一个工作组。创建该工作组的主要初衷是将仅能住院进行的外科手术逐步转移到门诊进行，这种转变自20世纪80年代的宫腔镜检查开始[4]。2004年，Bettocchi等报道了使用直径5.0 mm手术宫腔镜和5F器械进行的4863例宫腔镜手术[5]，手术包括息肉切除术、粘连松解术和联合阴道镜的畸形矫正术，手术没有使用镇痛剂或麻醉剂，但值得注意的是患者几乎没有不适感[6]。

29.3 解剖

充分认识子宫神经支配对于了解宫腔镜检查疼痛生理是必不可少的（图29-1）（表29-1）。Munro和Brooks认为，由于复杂的神经支配，成功的麻醉需要同时靶向多个部位，包括宫颈旁和宫颈内麻醉以及宫颈管和宫腔的局部麻醉[9]。

由于没有神经支配，子宫内膜（基底层除外）和宫腔内的肌纤维化组织都不敏感。因此，可以在不使用镇痛药的情况下进行手术[10]。

阿梅亚·西尔萨特
印度孟买，蒂拉克医生医院

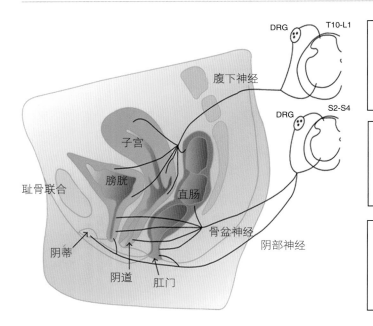

子宫底－交感神经纤维 T10 至 L2（卵巢丛）。腹下神经丛，由子宫－骶骨和骨盆漏斗韧带进入

LUS，阴道上部和宫颈副交感神经纤维 S2-S4（子宫阴道神经节），沿着主韧带进入

子宫肌层和子宫内膜由肌层－子宫内膜交界处的神经丛。只有子宫内膜的基底三分之一受到神经支配

图 29-1 女性生殖道的神经支配

表 29-1 疼痛刺激因子 [7,8]

· 更宽的宫腔镜 (>5 mm)	· 二氧化碳作为膨胀介质	· 子宫内膜消融
· 窥器 / 组织钳	· 切除息肉（ > 2.2 cm）	· 输卵管结扎
· 宫颈扩张	· 子宫肌瘤切除术	· 手术时间长（ >15 min） [13,15]

29.4 术前准备

手术所带来的疼痛和各种解剖异常导致宫腔进入困难是门诊宫腔镜检查广泛开展的主要限制因素。

适当的疼痛管理需要选用正确的设备和通过创建一个安静放松的诊室环境等多模式的方法来减少疼痛。

术前评估，包括完整的病史和体格检查，有助于确定无法进行门诊手术的因素。

子宫内膜增生早期显示最佳，因此根据患者的月经和妊娠史，恰当地安排宫腔镜检查很重要，同时还可确定加重手术疼痛的危险因素（表 29-2 和图 29-3）。

表 29-2 疼痛风险评估

· 未产妇
· 严重痛经
· 性交困难
· 更年期
· 慢性盆腔疼痛
· 合并症

表 29-3 保护性因素 [8,11]

· 有经验的医生
· 无接触方法

29.5 疼痛管理技术

直径为 1.2~1.9 mm 和外部护套为 2.5~3 mm 的宫腔镜有柔性和刚性框架。外径的减小使器械的截面积减少了 50%~75%，从而减轻了疼痛。尽管不能保证可见度，但灵活的宫腔镜可以更轻松地进入腔道。一直以来，使用专门设计的 5Fr 宫腔镜设备（例如：剪刀、活检勺、三抓钳和 corkscrews）是实施门诊操作的唯一方法[5]。

生理盐水是最常见的膨宫介质，具有极佳的可视性且比二氧化碳和甘氨酸更安全[12]，尽管人们认为将膨宫液加热至生理温度（37.5℃）可减少疼痛感知并降低血管迷走神经反应[13]。

放置窥器可能会不舒服，建议在窥器上涂抹局部麻醉凝胶，以减少不适感。Bettocchi 等于 1997 年引入了**阴道镜方法或"无接触技术"**，不借助窥器或组织钳无创地置入宫腔镜[5]。为确保良好的阴道镜入路，内窥镜医师首先将宫腔镜置入阴道下部，采用 30~40 mmHg 压力注入膨胀介质以扩张阴道腔，转至阴道后穹窿然后撤退宫腔镜直至可以看到宫颈外口。

对非甾体类抗炎药过敏或不耐受者，可选择对**乙酰氨基酚**（1 mg），后者抑制环氧合酶，作用于中枢神经系统而不是外周系统[14]，甲芬那酸也可作为前列腺素合成抑制剂。

米索前列醇是一种前列腺素 E1 类似物，用于门诊宫腔镜的宫颈软化治疗。它通过扩张和软化宫颈，可以降低宫颈撕裂的风险，有助于宫腔镜操作的顺利进行，手术前一晚阴道内置入米索前列醇 400 μg[15]。

局部麻醉可减轻手柄放置和宫颈操作的疼痛。可使用不同的局部麻醉，如宫颈旁或宫颈内阻滞以及表面麻醉，如利多卡因喷雾和宫腔内用药。

一氧化二氮可能有助于减少宫腔镜手术，特别是宫腔镜绝育手术的疼痛。一氧化二氮具有镇痛、抗焦虑、遗忘和舒张血管平滑肌的作用，可有效地用于引起短暂疼痛的手术。

阿片类药物也被用于宫腔镜的镇痛治疗，它与内源性阿片类受体相互作用产生镇痛作用并引起欣快感。妇科手术中最常用的阿片类药物是芬太尼，中度镇静、起效快、持续时间短，纳洛酮可逆转其作用。因为可能会引发不良反应，所以在门诊宫腔镜检查前避免常规使用阿片类镇痛药。据报道阿片类药物不良反应发生率约为 38.8%，其中困倦占 5%、恶心或呕吐占 2.5%，二者均有者占 31.3%，不良反应的高发生率限制了阿片类药物在门诊的使用[16]。

非甾体抗炎药（NSAIDs）与安慰剂的双盲试验表明其可明显减轻术后疼痛，但对术中疼痛无显著效果[17]。

29.6 镇痛方法

具有术中疼痛高危因素的患者可以使用麻醉药。虽然对宫腔镜麻醉进行了很多研究，但目前还没有理想的麻醉药物，相反，麻醉分娩可能比不接受麻醉更痛苦。

镇痛类型

- 非甾体类抗炎药。
- 阿片类药物。
- 抗焦虑药。
- 局部麻醉。

麻醉等级

- 1 级 : 局部麻醉与术前限制性口服抗焦虑药。
- 2 级 : 中度镇静。
- 3 级 : 深度镇静。

非甾体类抗炎药

- 布洛芬、酮咯酸、扑热息痛。
- 作用类似于环氧合酶和 PG 合成抑制剂。
- 在术前 1 小时使用,疗效短。
- 副作用 : 胃肠道不耐受、急性肾功能衰竭。

阿片类药物

- 曲马多、芬太尼。
- 主要作用于阿片受体。
- 手术前 30 分钟静脉注射。
- 副作用 : 嗜睡、呼吸抑制、低血压。

抗焦虑药

- 劳拉西泮 2 mg,阿普唑仑 0.5 mg。
- 与 GABA 受体结合。
- 手术前 30 分钟使用,与阿片类药物合用可能会增强镇静作用。
- 副作用 : 中枢神经系统抑制、呼吸抑制。

局部麻醉

- 利多卡因(1%)、布比卡因(0.25%)。
- 与肾上腺素(血管收缩剂)合用可减缓吸收并延长持续时间。
- 利多卡因最大剂量 4.5 mg/kg,布比卡因 2.5 mg/kg。
- 利多卡因加肾上腺素 7 mg/kg。
- 布比卡因和肾上腺素不超过 225 mg。

- 局部喷雾剂、凝胶。
- 宫颈旁—通过阴道旁黏膜下方注射开始宫颈旁阻滞,回抽并注入 1~2 mL,随后,将针头穿过已麻醉的区域、回抽、再注入 1~2 mL,继续直至注入大约 9 mL。
- 手术开始后,如果患者在宫颈置镜和扩张时仍感到疼痛,可考虑注射利多卡因直至达最大剂量和 / 或注射 10~15 mL 生理盐水。二次注射可以在宫颈旁或宫颈 10 点、2 点、4 点 和 8 点钟位置进行注射。生理盐水虽然不是麻醉剂,但生理盐水可扩大神经支配区域而减轻疼痛。
- 在钳夹宫颈前,在宫颈前唇注射 2~3 mL 1% 利多卡因,钳夹好宫颈后,在宫颈阴道交界处的 4 点和 8 点钟位置注射等体积的利多卡因。
- 利多卡因毒性 : 口面部刺痛、耳鸣,还会出现心律失常和癫痫等罕见并发症。

29.7 文献

Cooper 等发表在《英国医学杂志》上的荟萃分析表明,宫颈内和宫颈旁注射局麻药显著降低了门诊宫腔镜检查的疼痛,而经宫颈和局部注射则没有减痛作用。宫颈旁注射显著优于其他麻醉方法。该研究还发现:局麻药对血管迷走神经反应没有显著影响[18]。

Munro 和 Brooks 对门诊宫腔镜局部麻醉的回顾性研究也表明只有宫颈旁麻醉才具有麻醉效果。所回顾的六项随机临床试验有五项表明 : 与安慰剂相比,宫颈旁麻醉可减少患者疼痛[9]。宫颈旁麻醉在宫腔镜输卵管绝育术中也有效，但仅对宫腔镜通过宫颈管以及进行宫颈操作有效，而对输卵管窥镜置入无效。

因为不能减少术中疼痛，所以 Cochrane 综述不推荐子宫内干预性操作使用宫颈旁局部麻醉。但是该结论并不适用于门诊宫腔镜检查，因为该篇综述纳入了需要进行宫颈扩张的宫腔镜操作。如果需要进行宫颈扩张，则该综述不推荐局部麻醉[16]。Lukes 等的随机试验发现：接受宫颈旁和宫颈内联合阻滞组与仅接受宫颈内阻滞组的疼痛评分有显著统计学差异[19]。

一项 Cochrane 荟萃分析发现：门诊宫腔镜术中或术后使用非甾体类抗炎药或阿片类药物不能显著减轻疼痛[16]。

RCOG Green-top 59 号指南推荐没有禁忌证的女性在宫腔镜检查前 1 小时服用标准剂量的 NSAID，以减轻术后即刻的疼痛[20]。

Nagele 等报道 184% 的宫腔镜失败是由于过度不适所导致[17]。De Iaco 等指出：34.8% 接受无麻醉诊断性宫腔镜检查的患者主诉严重疼痛[21]。Carvalho 等人报道，68.4% 的患者出现中至重度疼痛［在检查后立即通过视觉模拟评分（VAS）评分为 5 分或 5 分以上］[22]。

本次修订的主要结论是，注射局部麻醉剂，尤其是宫颈旁浸润，似乎是更有效的方法[16, 20]。

要点

1. 要意识到宫腔镜检查的每一步都可能产生疼痛。
2. 合适的患者选择正确的镇痛方法是门诊无痛宫腔镜检查的关键。
3. 门诊宫腔镜检查的疼痛风险和保护因素对于识别需要接受麻醉的患者很重要。
4. 联合镇痛是门诊宫腔镜检查的更好选择。

参考文献

[1] Campo R, Molinas CR, Rombauts L, et al. Prospective multicentre randomized controlled trial to evaluate factors influencing the success rate of office diagnostic hysteroscopy. Hum Reprod. 2005;20:258–263.

[2] Rennan TA, Leape LL, Laird N, et al. Incidence of adverse events and negligence in hospitalised patients: results of the Harvard Medical Practice Study. N Engl J Med. 1991;324(6):370–377.

[3] Leape LL, Brennan TA, Laird N, et al. The nature of adverse events in hospitalized patients. Results of the Harvard Medical Practice Study II. N Engl J Med. 1991;324(6):377–384.

[4] Keats JP. Patient safety in the obstetrics and gynecologic office setting. Obstet Gynecol Clin. 2013;40(4):611–6238.

[5] Bettochi S, Ceci O, Nappi L, et al. Operative hysteroscopy without anesthesia: analysis of 4863 cases performed with mechanical instruments. J Am Assoc Gynecol. 2004;11:59–619.

[6] Wortman M, Daggett A, Ball C. Operative hysteroscopy in an office-based surgical setting: review of patient safety and satisfaction in 414 cases. J Minim Invasive Gynecol. 2013;20(1):56–63.

[7] Cicinelli E. Hysteroscopy without anesthesia: review of recent literature. J Minim Invasive Gynecol. 2010;17:703–708.

[8] de Freitas Fonseca M, Sessa FV, Resende JA Jr, Guerra CG, Andrade CM Jr, Crispi CP. Identifying predictors of unacceptable pain at office hysteroscopy. J Minim Invasive Gynecol. 2014;21:586–591.

[9] Munro MG, Brooks PG. Use of local anesthesia for office diagnostic and operative hysteroscopy. J Minim Invasive Gynecol. 2010;17:709–718.

[10] Obeidat B, Mohtaseb A, Matalka I. The diagnosis of endometrial hyperplasia on curettage: how reliable is it? Arch Gynecol Obstet. 2009;279:489–492.

[11] Carta G, Palermo P, Marinangeli F, et al. Waiting time and pain during office hysteroscopy. J

Minim Invasive Gynecol. 2012;19:360–364.

[12] Shankar M, Davidson A, Taub N, Habiba M. Randomised comparison of distension media for outpatient hysteroscopy. BJOG. 2004;111:57–62.

[13] Evangelista A, Oliveira MA, Crispi CP, Lamblet MF, Raymundo TS, Santos LC. Diagnostic hysteroscopy using liquid distention medium: comparison of pain with warmed saline solution vs room-temperature saline solution. J Minim Invasive Gynecol. 2011;18:104–107.

[14] Allen RH, Micks E, Edelman A. Pain relief for obstetric and gynecologic ambulatory procedures. Obstet Gynecol Clin N Am. 2013;40:625–645.

[15] Sordia-Hernandez LH, Rosales-Tristan E, VazquezMendez J, et al. Effectiveness of misoprostol for office hysteroscopy without anesthesia in infertile patients. Fertil Steril. 2011;95:759–761.

[16] Ahmad G, O'Flynn H, Attarbashi S, Duffy JM, Watson A. Pain relief for outpatient hysteroscopy. Cochrane Database Syst Rev. 2010;11:CD007710.

[17] Nagele F, Lockwood G, Magos AL. Randomised placebo controlled trial of mefenamic acid for premedication at outpatient hysteroscopy: a pilot study. Br J Obstet Gynaecol. 1997;104:842–844.

[18] Cooper NA, Khan KS, Clark TJ. Local anaesthesia for pain control during outpatient hysteroscopy: systematic review and meta-analysis. BMJ. 2010;340:c1130.

[19] Lukes AS, Roy KH, Presthus JB, Diamond MP, Berman JM, Konsker KA. Randomized comparative trial of cervical block protocols for pain management during hysteroscopic removal of polyps and myomas. Int J Women's Health. 2015;7:833–839.

[20] Royal College of Obstetricians and Gynecologists. RCOG Green-top Guideline No.59. Best practice in outpatient hysteroscopy. London: Royal College of Obstetricians and Gynecologists; 2011.

[21] De Iaco P, Marabini A, Stefanetti M, Del Vecchio C, Bovicelli L. Acceptability and pain of outpatient hysteroscopy. J Am Assoc Gynecol Laparosc. 2000;7:71–75.

[22] de Carvalho Schettini JA, Ramos de Amorim MM, Ribeiro Costa AA, Albuquerque Neto LC. Pain evaluation in outpatients undergoing diagnostic anesthesia-free hysteroscopy in ateachinghospital: a cohort study. J Minim Invasive Gynecol. 2007;14:729–735.

译者：李　娜
校译：李　圃

宫腔镜：现实与模拟 **30**

阿卡纳·巴塞尔、瓦尔沙·马哈詹和安舒·巴塞尔

宫腔镜检查通过自然子宫颈通道在宫腔内进行直视化检查和手术，因此，在许多良性疾病中，宫腔镜被认为是一种宫腔操作的微创技术。

1869 年，Pantaleoni 成功地实施了第一例宫腔镜检查，随后伴随不同的膨胀介质和光源的使用而发展。几十年来，宫腔镜已被证实其在诊断和治疗多种妇科疾病的有效性和安全性。

宫腔镜的成功依赖于更好的显像、生理性的膨胀介质和高质量的设备。

操作

宫腔镜检查包括将刚性或柔性宫腔镜通过子宫颈置入宫腔，其与宫腔镜头与膨胀介质通道相连。通常，生理盐水用于膨胀宫腔，通过压力袖带或子宫垫的压力将盐水注入宫腔内。Hysteromat 系统保证液体以特定的压力进入宫腔，从而最大限度地减少液体过负荷，在连接的监视器上可以看到宫腔内情况。

通过接触式宫腔镜检查可以看到宫腔，首先检查两个输卵管开口，并注意其与子宫腔的关系。图 30-1 显示与子宫腔相连的输卵管开口的正常位置，苗勒管畸形者伴有异常输卵管开口（图 30-2 和图 30-3），子宫角息肉（图 30-4 和图 30-5）常见于不孕症患者。许多黏膜下肌瘤（图 30-6）、子宫内膜息肉（图 30-7 和图 30-8）和宫腔粘连（图 30-9）常见于异常子宫出血的患者。移位的宫内节育器（IUCD）最好通过宫腔镜来定位，此外，有时可发现既往妊娠中期流产所残留的胎骨（图 30-10）。输卵管镜检查也可以通过灵活的宫腔镜进行。当在宫腔发现干酪样硬化（图 30-11）或发现结节病灶时，应可疑子宫内膜结核。常见的是子宫内膜炎，罕见的子宫内膜异位囊肿伴有巧克力液可通过宫腔镜检查（图 30-12）。

阿卡纳·巴塞尔
妇产科顾问兼主任
印度中央邦，印多尔，阿卡什医学研究中心
瓦尔沙·马哈詹
产科医生和顾问
印度中央邦，印多尔，阿卡什医院
安舒·巴塞尔
印度浦那

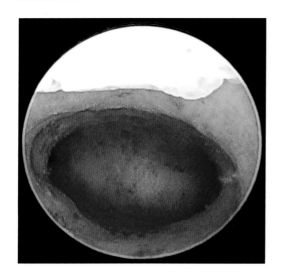

图 30-1 与子宫腔相连的输卵管开口的正常位置

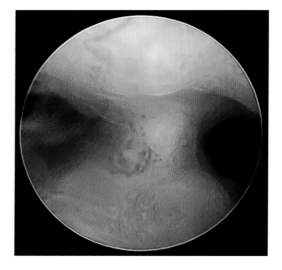

图 30-3 纵隔子宫中增厚的子宫中隔

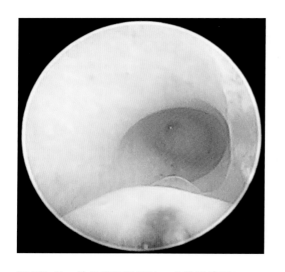

图 30-2 单角子宫仅显示一个输卵管开口

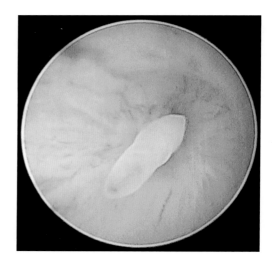

图 30-4 宫角息肉阻塞输卵管开口

宫腔镜检查的广泛适应证使其成为所有妇科医生的重要工具。由于成本低、麻醉风险低和住院时间短，门诊宫腔镜越来越被接受。门诊宫腔镜可以局部麻醉，甚至不需要任何麻醉。诊断性宫腔镜的并发症低，因此是进行宫内病理评估的安全方法。

无论诊断性还是手术性门诊宫腔镜，均可行、安全且耐受良好。然而，与任何需要子宫内固定的手术一样，门诊宫腔镜检查可能会带来明显的疼痛和焦虑。为了尽量减少疼痛和不适，提倡改进宫腔镜设备、使用局部麻醉、技术改进和药物使用[1]。术前使用米索前列醇或海藻棒可降低子宫穿孔的风险，术前进行专业评估对于确定所需的手术技能和专业知识、手术时间以及是否能完成手术至关重要。

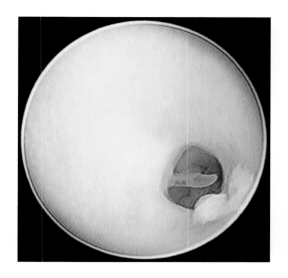

图 30-5　小的宫角息肉

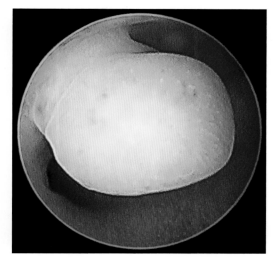

图 30-7　小子宫内膜息肉

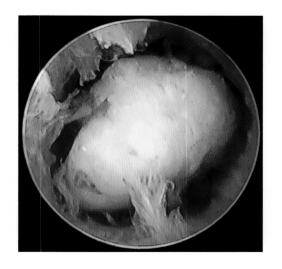

图 30-6　位于子宫腔内的黏膜下肌瘤

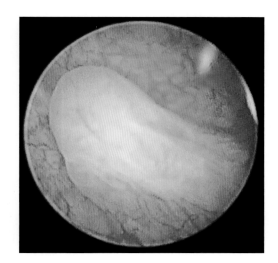

图 30-8　子宫内膜息肉

　　总体上，门诊宫腔镜检查的并发症并不常见。有时，由于宫颈狭窄、疼痛和视野不佳导致宫腔镜失败。

　　另一方面，宫腔镜手术是在全身麻醉下进行的，使用单极或双极切除黏膜下肌瘤、子宫内膜息肉（图 30-13）和松解粘连（图30-14）等。宫腔镜手术通常需要甘氨酸作为膨胀介质，后者常见并发症为体液超负荷，

但随着技术的进步，如果是双极而不是单极能量器械，那么生理盐水也可以用作膨胀介质，从而可以防止甘氨酸相关的并发症。因此，建议医疗保健者尽可能使用技术先进的设备而不是传统的手段。

　　宫腔镜手术的许多并发症均与入路相关，因此必须注意置入宫腔镜的方法（直视下置入内窥镜以及避免宫颈扩张）。其他并

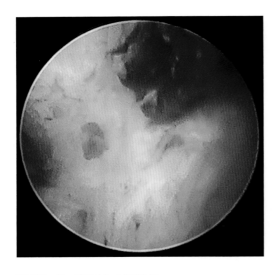

图 30-9 宫腔内广泛粘连

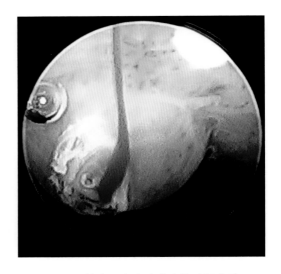

图 30-12 伴有巧克力液流出的腺肌囊肿

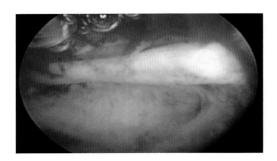

图 30-10 在继发性不孕和痛经的病例中，遗留的胎骨作为 IUCD

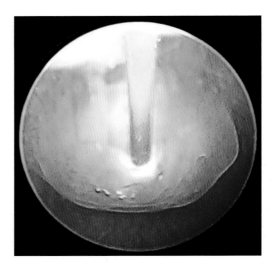

图 30-13 子宫内膜息肉电切

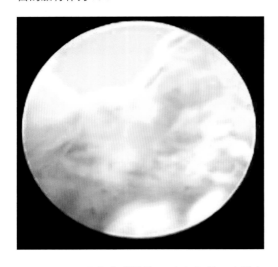

图 30-11 子宫内膜结核，腔内出现干酪样变以及不规则腔隙

发症与手术医生的经验和手术类型有关。

　　幸运的是，妇科医生热衷于采用诊断性和手术性宫腔镜对伴有月经紊乱、不孕不育、绝经后出血、反复流产等的女性进行评估。一般而言，宫腔镜手术是相对安全的，易于学习并且具有良好的手术效果。随着越来越多的产科 / 妇科医生进行宫腔镜检查，必须要始终警惕并发症的发生。

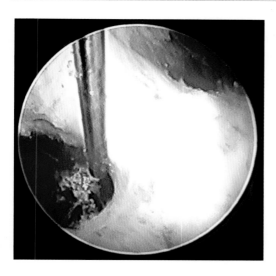

图 30-14 宫腔粘连分解

对并发症的认识和及时干预将防止不良后果，并最大限度地减少不良结局，降低法律风险。

液体管理对术中安全至关重要，应注意液体管理，当怀疑液体超负荷或低钠血症时，应由危重症专科医生介入。手术后持续疼痛、发热或盆腔不适需要及时评估。

重要的是，如果患者手术太痛苦而无法继续，就应该停止手术，这可能是应患者、护理人员或执行调查的临床医生的要求。

无论是否使用局部麻醉，内窥镜技术和器械的进步促进了门诊宫腔镜手术的发展。常见的手术包括子宫内膜息肉切除术、小黏膜下肌瘤切除、子宫内膜消融术、宫内节育器取出术和经宫颈绝育术。热情很重要，但知识仍然是核心力量。尽管随着纤维光学和技术的最新进展以及外科医生的专业知识的提升，宫腔镜检查的并发症很少见，但在进行手术时要始终牢记可能出现的早期和晚期并发症，因为这些并发症有时会危及生命，

并可能导致长期后遗症。

宫腔镜手术并发症发生率为 0.22%[2]。

常见的并发症有：

• 子宫穿孔（0.12%）。
• 液体超负荷（0.06%）。
• 术中出血（0.03%）。
• 膀胱或肠道损伤（0.02%）。
• 子宫内膜炎（0.01%）。

宫腔镜很容易学习和操作，但我们不应该忘记，任何门诊或住院的手术，无论是诊断性宫腔镜还是宫腔镜手术，如果术前、术中和术后处理不当，都会有风险和并发症。

要点

• 宫腔镜检查作为一种普遍常用的技术，为妇科医生提供了诊断和治疗各种宫内疾病的手段。这种门诊治疗为全世界女性提供了快速有效的缓解。虽然概念上很简单，但宫腔镜检查可带来轻至重度并发症，意识到这些并发症并进行预防和管理是获得良好手术结局的关键。

• 诊断性和手术性宫腔镜的并发症很少见，通常可以通过彻底的术前评估和有效的术中决策来预防。

• 了解患者、疾病和手术过程可以帮助医生为患者提供最佳治疗。通过适当的培训和教育，妇科医生可以安全地将宫腔镜纳入到手术实践中。

参考文献

[1] Aydeniz B, Gruber IV, Schauf B, Kurek R, Meyer A, Wallwiener D. Eur J Obstet Gynecol Reprod Biol. 2002;104(2):160–164.

[2] Emma Readman, Peter J. Maher. Pain relief and

outpatient hysteroscopy: a literature review.

延伸阅读

Green-top Guideline No. 59. https://docplayer.net/12303562-Green-top-guideline-no-59-march-2011-best-practice-in-outpatient-hysteroscopy-rcog-bsge-joint-guideline.html.

Hysteroscopy, Best Practice in Outpatient (Green-top Guidelines). https://www.rcog.org.uk/en/guidelines-research-services/guidelines/gtg59.

Hysteroscopy safety: Current Opinion in Obstetrics and Gynecology. https://journals.lww.com/co-obgyn/Pages/articleviewer.aspx?year=2016&issue=08000&article=00006&type=Abstract.

译者：李　娜
校译：李　圃

宫腔镜的最新进展

31

拉胡尔·戈尔和苏尼特·滕杜尔沃德卡

宫腔镜在过去的几年里经历了不断地创新，并最终成为妇科医生不可或缺的一部分。不仅对诊断、对治疗甚至整体妇科疾病都至关重要。这些不断改进的目标仍然是创伤小、恢复快，旨在实现高效和成本效益管理。由于宫腔镜的小型化，许多手术现在可以在最小创伤且不需全身麻醉的情况下进行。

现代妇科医生的标志性手术——门诊宫腔镜（OH）作为医院的一项独立技术，具有成为金标准技术的理想条件[1]。英国妇科内镜医师学会（BSGE）等专业团体建议应为患者提供门诊宫腔镜检查作为首选，英国妇科内镜医师协会（Society for Gynaecological Endoscopists, AAGL）[2]和皇家妇产科医师学会（Royal College of Obstetricians and Gynaecologists, RCOG）[3]等专业协会建议门诊宫腔镜检查应作为首选，美国妇科腹腔镜医师协会（American Association of Gynecologic Laparoscopists, AAGL）[4]也声明将宫腔镜检查作为金标准。

拉胡尔·戈尔（*）
英国肯特郡坦布里奇韦尔斯医院
苏尼特·滕杜尔沃德卡
印度浦那 Ruby Hall 诊所和 Solo 诊所

31.1 新型宫腔镜设备

31.1.1 Bettocchi™ 一体化门诊宫腔镜 (B.I.O.H)®

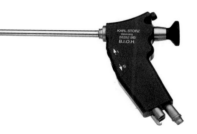

图 31-1 一体化门诊宫腔镜（照片由德国 KARL STORZ SE & Co. KG 提供）

这款来自 KARL STORZ（德国）公司的紧凑型宫腔镜是传统 Bettocchi "4 号"宫腔镜的最新改进[5]。与其前身一样，它具有 Hopkins® 2.0mm 内镜，符合人体工程学的新手柄便于宫腔镜置入和操作，提高了患者的舒适度。在手柄的下部，有一个可连接光纤光缆和用于冲洗、抽吸管道的连接器组件（图 31-1）。

操作通道配有自动硅胶阀门，可防止漏液并快速插入直径最大为 5Fr 的任何器械或双极电池。

31.1.2　CAMPO TROPHY-SCOPE® 紧凑型宫腔镜

无操作通道

有操作通道

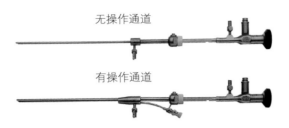

图 31-2　紧凑型宫腔镜（照片由德国 KARL STORZ SE & Co. KG 提供）

这是另一款来自 KARL STORZ 公司的新型号[5]，具有 2.9 mm 的 HOPKINS®（30°）内镜，配备了一个冲洗连接器，可与任一检查鞘（连续灌流检查鞘，直径 3.7 mm，长度 18 cm，带抽吸适配器）或操作鞘（连续灌流操作鞘，直径 4.4 mm，长 16 cm，带有适用于 5Fr 半刚性器械的通道，1 个旋塞和 1 个 LUER-Lock 适配器）。其主要创新点是带有滑动机制的鞘管，可以在术中从单流鞘切换到连续灌流鞘和 / 或操作鞘，一体化灌流意味着装置的稳定性更好（图 31-2）。

31.1.3　EndoSee®

图片由 CooperSurgical, Inc. 提供

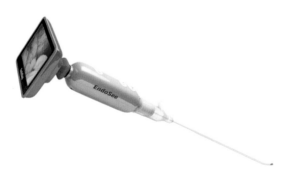

EndoSee® 设备（CooperSurgical，美国）（2013 年）是一种手持式、电池供电的宫腔镜检查系统，主要由两个部分组成。"HandTower™" 包含一个小型（LCD）显示器和一个充电电池。宫腔镜是一次性使用的半刚性可弯曲导管，直径为 15F（4.5 mm）。镜头、摄像头和光源置于顶端，采用 CMOS 传感器，静态功耗低。LED 灯提供高强度光，但不会产生大量热量，因此对宫腔是安全的。近端有一个端口，用于连接注射器或生理盐水冲洗的流入管。

门诊诊断性宫腔镜检查的观察性研究报道，使用该设备能够获得足够的组织样本，并且对宫颈扩张的需求最小。Harris 等[6]对 13 例以及 Munro 等[7]对在美国九大医疗中心之一使用该设备接受门诊诊断性宫腔镜检查的 24 例女性的数据进行总结，发现该设备操作易于掌握，且具有良好的耐受性。其有可能取代常用的比较笨重的显示器、镜头和光源设备，而且无须进行消毒，因此，这些研究结果支持在非专业检查室使用该设备[8]（图 31-3）。

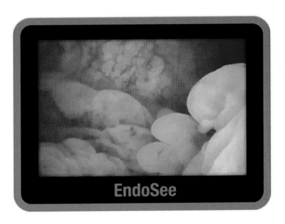

图 31-3　EndoSee 设备

31.1.4 Hologic 三 合 一 Omni™ 宫腔镜

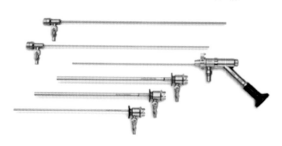

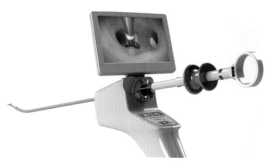

图 31-4 三合一宫腔镜（照片由 Hologic Inc. & Affiliates 提供）

Omni™ 宫腔镜（2018）（图 31-4）是一种新型的三合一一体化镜，具有先进的可视化功能，专为诊断和治疗性宫腔镜而设计。MyoSure 光学设备提供高质量的视觉效果，鞘套设计的直径更小（3.7 mm 诊断鞘套，5.5 mm 手术鞘套，6 mm 手术鞘套），以减少扩张，提高患者舒适度且易于置入。

手术中，这些鞘可以很容易地互换，而且其与 MyoSure 设备兼容（稍后讨论），另一个优点是它 200 mm 的工作长度更适用于肥胖患者[9]。

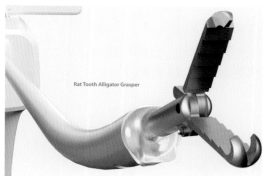

31.1.5 LiNA OperaSc-ope™ (LiNA Medical, Glostrup, 丹麦）

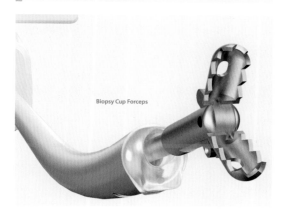

最近推出的（2018 年）这款一次性无线宫腔镜是门诊宫腔镜检查的完美补充，它具有高清液晶显示屏，本身厚度为 4.2mm，内置电池、LCD 和照明系统（图 31-5）。

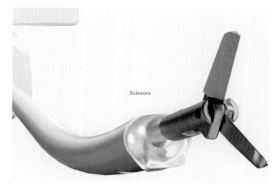

图 31-5 LiNA OperaScope（照片由 LiNA Medical 提供）

该宫腔镜具有流体输入和输出端口以及用于记录图像/视频的 USB 接口，顶端360°旋转，具有精确机动性，其具有各种各样的微型手术器械，如镊子、钳子和剪刀。

该系统的主要优点是避免了传统宫腔镜的复杂性，从而降低了人员配备、基础设施和消毒程序的成本，在图像质量和易操作性上亦显示出优越性。

31.1.6 Endoshaft® 一次性宫腔镜鞘（意大利）

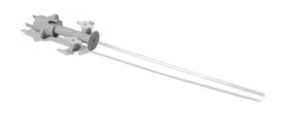

图 31-6 Endoshaft 一次性宫腔镜（图片由 Endoshaft 提供）

一家意大利公司开发了一种一次性保护套 Endoshaft®（意大利）（图 31-6），它在患者和内窥镜之间提供了一个屏障，这样一个宫腔镜就可以用于所有患者而无须重新消毒，可以减少准备时间，能够服务更多的患者，而无须增加支出成本。冲洗液流过外鞘，宫腔镜顶端的视野通过鞘远端的一个透明窗口暴露[8]。

UBIPack（Comeg Med Tech）一体化系统具有直径 2.7 mm 的诊断鞘和标清摄像头（图31-7），该系统可用于门诊宫腔镜，具有良

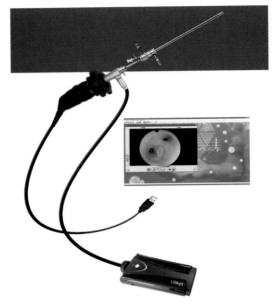

图 31-7 UBIPack 一体化系统（图片由 Comeg Med Tech 提供）

好的患者满意度和成本效益。LED 灯相当于100 W 氙气灯，使用直观的 SOPRO 成像软件，可以记录图像、视频和音频，生成报告，鞘套可经高温高压灭菌。

31.1.7 TELE PACK X LED 系统

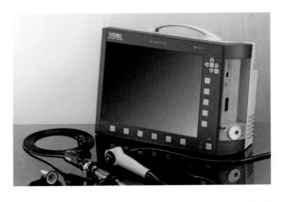

图 31-8 TELE PACK X LED 系统（图片由德国 © KARL STORZ SE & Co. KG 提供）

TELE PACK X LED 系统是（图 31-8）另一种一体化装置，可在最小空间内以最大舒适度进行高质量门诊宫腔镜检查。这种新型设备将显示器、摄像主机、终端文档和强大的 LED 光源集合成紧凑的单元装置。

TELE PACK X LED 在带有 LED 背光的 15 英寸平板显示器上提供了宫腔镜检查结果的良好可视化。六个 USB 端口和一个 SD 卡槽可以存储图像和视频，并可以用与之兼容的医疗 USB 打印机直接打印。

31.2 新型宫内粉碎术 / 切除装置

31.2.1 美奥舒（MyoSure）（图 31-9）

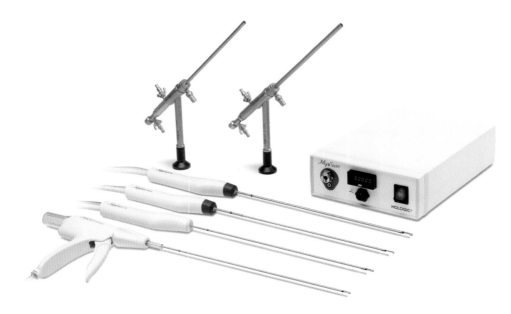

图 31-9 美奥舒（图片由 Hologic Inc. & Affiliates 提供）

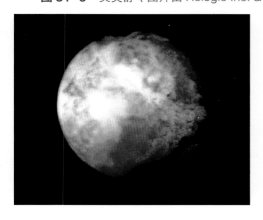

图 31-10 黏膜下肌瘤术前图像（图片由英国坦布里奇韦尔斯医院提供）

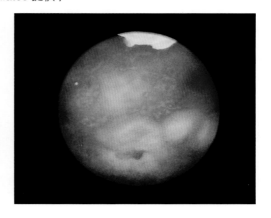

图 31-11 黏膜下肌瘤术后图像（图片由英国坦布里奇韦尔斯医院提供）

Hologic, Inc. 于 2011 年推出 MyoSure 系统，随后于 2017 年和 2018 年推出了升级版本。MyoSure 系统提供了一种快速、方便的方法，在保持宫腔形态和功能的同时，进行宫腔镜宫内病变的切除，并且为 100% 机械切割，以保护周围组织。MyoSure 系统在切除子宫内病变的同时，用吸引器将切除的组织从宫腔中吸出。

该设备根据以下内容为肌瘤和息肉提供治疗选择（图 31–12 和图 31–13）。

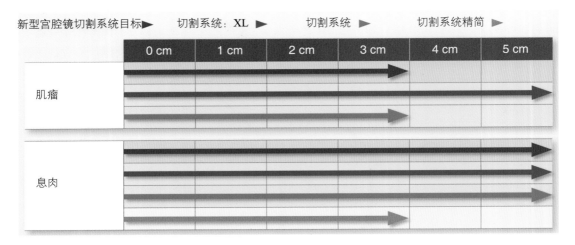

图 **31–12**　MyoSure 系统治疗（图片由 Hologic Inc. Inc. & Affiliates 提供）

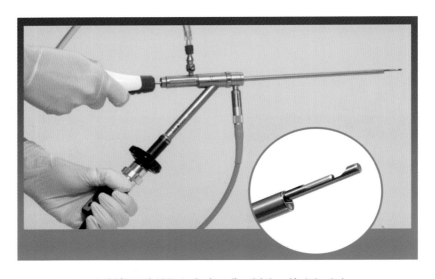

图 **31–13**　可轻松操纵旋转切割尖端以进入侧壁、前壁和后壁。

31.2.2　Aquilex 流体控制系统

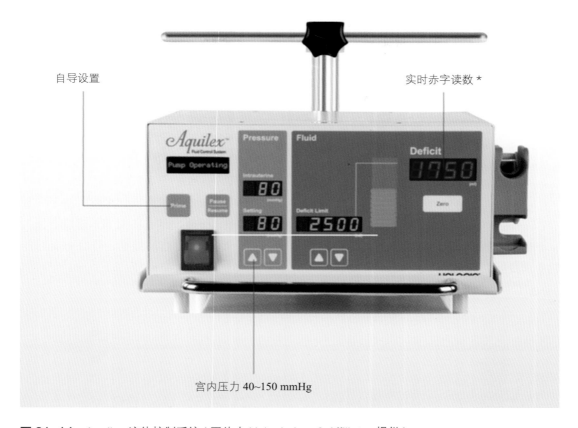

自导设置

实时赤字读数 *

宫内压力 40~150 mmHg

图 31-14　Aquilex 流体控制系统（图片由 Hologic Inc. & Affiliates 提供）

使用 MyoSure 进行宫腔镜粉碎术的主要优势是对程序工作流程的干扰最小。与 Aquilex 等系统的实时流体监测相结合，可显著降低流体吸收的风险[10, 11]。

由于 MyoSure 组织移除设备可以同时切割和移除宫内组织，Aquilex 流体控制系统（图 31-14）通过主动抽吸来平衡液体流入，以优化子宫膨胀，并提供一个清晰的视野——没有组织碎片。

大型前瞻性研究和多中心系统综述已经证实了 MyoSure 粉碎术的安全和有效性[12, 13]。尽管如此，黏膜下肌瘤的类型仍然是最大的挑战：0 型和 1 型，相对于 2 型更容易治疗，反映了所谓的"经典"宫腔镜子宫肌瘤切除术[13]。

31.2.3　TruClear™ 宫腔镜组织清除系统

该系统（图 31-15）于 2016 年推出，可进行系列诊断性和手术性宫腔镜，如肌瘤、息肉、宫内粘连、宫腔残留以及联合 C 臂的输卵管插管进行近端输卵管闭塞的诊断和治疗。

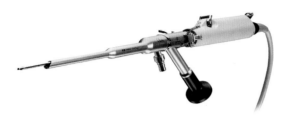

图 31-15 TruClear™ 宫腔镜组织（图片由 Medtronic UK 提供）

100% 持续流动和抽吸有助于保持清晰的手术视野。

31.2.4 DRILLCUT-X® II 妇科刨削系统，UNIDRIVE® S III SCB

局部治疗可减少子宫内膜损伤，对未来受孕很重要。

最近一项纳入 1184 例患者的综述表明，TruClear 5.0 系统在安全性、有效性、手术并发症、估计学习曲线和手术时间等方面均优于常规切除镜和常规门诊手术宫腔镜[4]。

一项比较粉碎术和电切术的大型多中心随机对照试验得出结论：粉碎术速度更快，疼痛更少，患者更容易接受，并且更有可能完全切除子宫内膜息肉[15]。

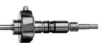

两种类型的切割尖端（图 31-16），4 mm，矩形和椭圆形的切割边缘。

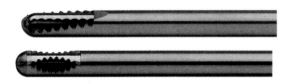

图 31-16 两种类型的切割尖端（图片由德国 KARL STORZ SE & Co. KG, 提供）

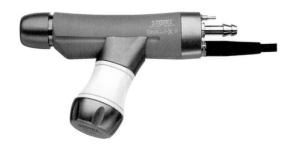

图 31-17 带有调节功能的手柄

31.2.5 UNIDRIVE® S III SCB- 刨削刀控制系统

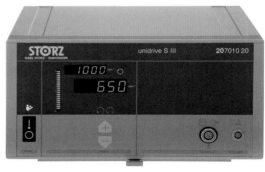

图 31-18 KARL STORZ 妇科刨削系统（图片由德国 © KARL STORZ SE & Co. KG 提供）

德国的 KARL STORZ 最近推出了这款用于妇科的产品（图 31-8），最初是为关节镜刨削手术而设计的。其具有符合人体工程学的可调节手柄，操作简单；尖端具有强大的摆动旋转功能，可快速切除黏膜下肌瘤；具有一个集成的抽吸通道，可在直视下立即将组织碎片从宫腔中吸出，有两种不同的刀头供个人选择。

31.2.6 BIGATTI 宫内刨削（IBS® 系统）

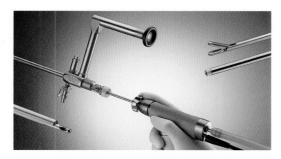

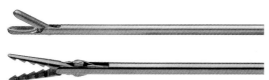

图 31-19 Mazzon 钳 (3 mm)（图片由德国 © KARL STORZ SE & Co. KG 提供）

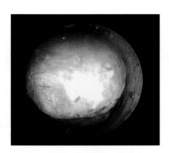

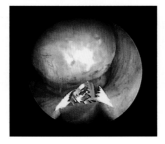

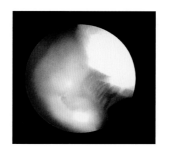

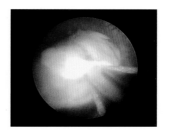

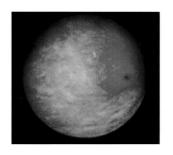

图 31-20 Bigatti 系统黏膜下肌瘤切除术示意图（图片由 Laura Kappusheva Russia 和 KARL STORZ 提供）

HYSTEROMAT E.A.S.I.®（稍后讨论）与 Drillcut 刨削刀头一起形成 Bigatti 刨削系统，Hopkins 6° 镜头可视化更好。

该系统可使用最新改进的器械（Mazzon 钳）进行隔膜切除和粘连松解，也可用于取出剩余的肌瘤组织。

研究已经证实了 IBS 刨削系统的有效性和安全性，平均手术时间也显著缩短[16, 17]。也可用于宫内残留妊娠物的安全取出[18]。

31.3 新型子宫内膜消融设备

31.3.1 诺舒 NovaSure™ 升级版（图 31-21）

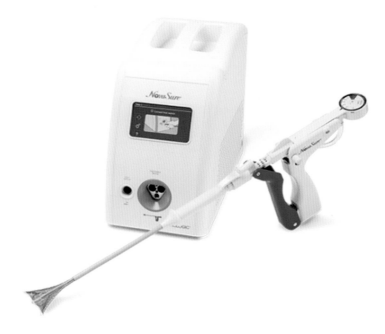

图 31-21 诺舒升级版（图片由 Hologic Inc. & Affiliates 提供）

采用诺舒对一位 46 岁、无法接受非手术治疗的宫腔内弥漫出血的异常子宫出血患者进行子宫内膜消融术（图 31-22 和图 31-23）。

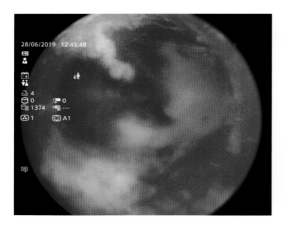

图 31-22 术前宫腔（图片由英国坦布里奇韦尔斯医院提供）

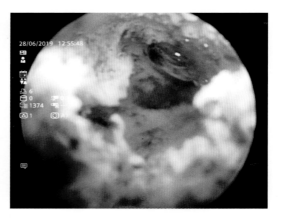

图 31-23 术后宫腔（图片由英国坦布里奇韦尔斯医院提供）

诺舒（NovaSure™）升级版是其前身的最新改进（2017 年），其前身自 2001 年以来一直在临床使用，可能是具有大宗患者安全和有效性数据的少数设备之一。之前的射频消融设备直径为 8 mm，现在缩小为 6 mm，圆形尖端使其置入更容易，并改善了宫颈密闭性，降低了失败率，使其更适用于局部麻醉下的门诊手术，门诊子宫内膜消融术的患者满意度更高[19]。

重要的是要在患者咨询时确认患者家庭已经完成生育，该手术术后的妊娠都很复杂，所以术后需要有效的避孕。

下表展示了与其他消融设备的临床比较（表 31-1）。

表 31-1 与其他消融设备的临床比较

	诺舒子宫内膜消融术	ThermaChoice III [20]	HTA [21]	Her Option [22]
平均治疗时间	90 秒	8 分钟	10 分钟	10~34 分钟
平均操作时间	4.2 分钟	27.4 分钟	26.4 分钟	N/A
是否需要预处理	否	是	是—醋酸亮丙瑞林混悬剂®	是—醋酸亮丙瑞林混悬剂®
循环依赖	否	是	是	是
作用机制	阻抗控制的射频消融	热球消融	循环加热生理盐水	冷冻疗法（冻结）
程序性膨宫	否	是 (160~180 mmHg 压力)	是 (50~55 mmHg 压力)	否
穿孔检测	宫腔完整性（操作前）	关闭压力（操作中）	体液警报（操作中）	超声监测（操作中）

31.3.2 LiNA-Librata 子宫内膜消融系统（丹麦）

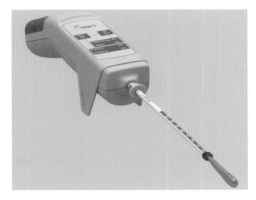

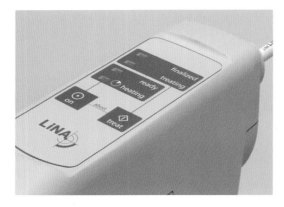

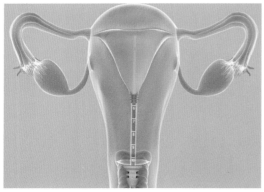

图 31-24　子宫内膜消融系统（图片由 LiNA-Librata 提供）

2016 年推出的 LiNA-Librata 热球消融装置是一种依靠电池供电的一次性手持无线设备（图 31-24）。导管直径为 5 mm，具有绝缘加热系统，将甘油加热到 150℃，最多需要 6 分钟。然后将导管置入子宫，气球由系统充气并能自动维持大约 175 mmHg，然后加热的甘油在球囊内循环 2 分钟，使大部分子宫内膜区域得到治疗，其内置安全检查系统来监测流体的穿孔 / 泄漏。

最近的研究表明，其是一种耐受性良好、可有效治疗异常子宫出血的门诊装置[23, 24]。

31.4　新型冷冻技术

31.4.1　Metrum Cryoflex 发生器和冷冻探头

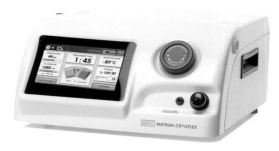

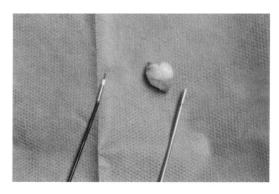

图 31-25　Metrum Cryoflex 发生器和冷冻探头（图片由 Metrum Cryoflex 提供）

用于冷冻疗法的冷冻探针和通用发生器由 Metrum Cryoflex 制造（图 31-25）。根据焦耳 - 汤姆逊原理，手术中，将温度降到 -70℃使冷冻探针的尖端产生黏附力，病理组织黏附于电极尖端，因此，冷冻活检可从子宫腔中提取较大的组织碎片，包括硬组织和软组织。由于冷冻技术的止血特性，出血风险较低，可以反复操作直至息肉或肌瘤完全取出[25]。

31.4.2 Cerene™ 冷冻消融装置（Channel MedSystems, 美国）

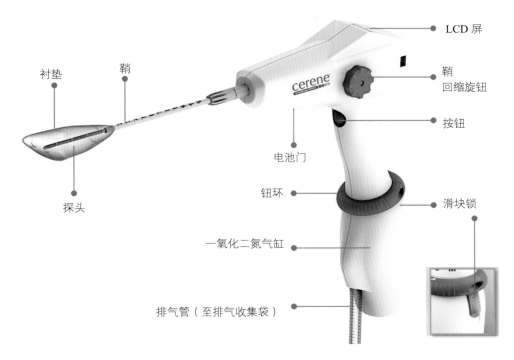

图 31-26 Cerene 冷冻消融装置（图片由 Channel Medsystems 提供）

FDA 最近（2019 年）批准了 Cerene 冷冻消融设备用于子宫内膜消融（图 31-26），其具有一个一氧化二氮气缸，探头直径 5.8 mm，适合门诊手术。置入宫腔后，探头充满气体以确保覆盖大部分子宫内膜表面。

然后，一氧化二氮气体被释放到球囊中，产生持续 150 秒以上的低温效果，系统可以检测并维持准确的宫内压力，并在出现子宫穿孔等不利事件发生时触发。

著名的 CLARITY 研究已经证明了这种新型设备的安全性和有效性[26]。

31.5 腔内膨胀设备

KARL STORZ Hysteromat EASI®

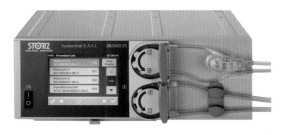

图 31-27 KARL STORZ Hysteromat EASI（© KARL STORZ SE & Co. KG, 德国）

E.A.S.I. Hysteromat®（一种用于腔内扩张的最新电子系统（内镜自动冲洗系统）（图 31-27）。

E.A.S.I. 系统通过自动微处理器控制膨胀介质的连续流动确保维持预选的腔内压力，压力和流量设定值可存储在系统中。

Hysteromat® E.A.S.I. 可与其他电子系统连接以实时监测液体，该系统包括压力控制输液泵、集成抽吸源、液体收集系统和监测组件，以确保在宫腔镜操作期间准确监测液体不足，当超过预定义的流体平衡临界值时就会发出警告。

31.6 宫腔镜训练 - 虚拟现实模拟（VR）的最新进展

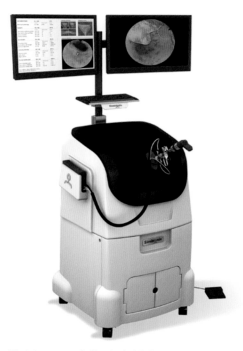

图 31-28 虚拟现实模拟器（Simbionix Hyst Mentor）［图片由 3D SYSTEMS（SIMBIONIX）提供］

HystSim 是一种新的虚拟现实模拟器（图 31-28），已通过宫腔镜干预训练的测试。VirtaMed GynoS™ 提供逼真的妇科培训，对患者无风险。它是用于子宫探查、宫内节育器（IUD）置入、胚胎移植和宫腔镜检查最逼真的虚拟现实模拟器。学员学习使用原始医疗器械，使他们的技能能直接转移到临床环境。Ghost 工具演示正确的操作，独特的患者舒适模式确保医生获得尽可能真实的体验。

虚拟现实模拟器已经被认为与现实高度接近，所有外科医生在测试前和测试后都取得了显著的进步，且独立于他们之前的经验水平，新手比专家进步更多。

现有证据支持虚拟模拟器在提高妇科医生诊断和手术技能方面的有效性，且独立于他们的专业知识水平[27]。

要点

- 创新应针对患者安全、满意度和临床疗效。
- 在专注于先进技术更新的同时，应该平衡给患者提供的治疗成本效益，并且应该对患者和医疗系统进行充分个性化。
- 无论如何创新，基本的手术原则仍然是整体临床成功的关键，即适当的病例选择、术前咨询、知情同意、手术的充分准备和设计、良好的解剖学知识和手术技能，例如尊重组织、精确而简洁的手术操作、无菌技术、术后指导和随访。
- 在常规实践中使用新的创新设备尤其是子宫内膜消融设备时，高质量和更大规模的研究至关重要。
- 反思性学习和创作仍然是医学创新的重要组成部分，应该将教学和培训相结合。

来源：本文基于对现有已发表文献（国际指南、医学出版物、制造商手稿）的查阅以及专家在各种国际会议和会议上的建议。任何设备的价格和营销信息不在本文讨论范

围之内。

参考文献

［1］ Mairos J, Di Martino P. Gynecol Surg. 2016;13:111–4. Published online:2016.

［2］ Office Hysteroscopy. An operative gold standard technique and an important contribution to Patient Safety British Society for Gynaecological Endoscopy statement, 2018.

［3］ Royal college of obstetricians and gynaecologists/ Hysteroscopy, Best Practice in Outpatient (Green-top Guideline No. 59) 2011, reviewed, 2014.

［4］ American Association of Gynecologic Laparoscopists. Special article: AAGL practice report: practice guidelines for the diagnosis and management of endometrial polyps. J Minim Invasive Gynecol. 2012;19:3–10.

［5］ KARL STORZ hysteroscopes brochure, publication 96122039 GYN 47 6.0 03/2018.

［6］ Harris MS. Experience with EndoSee HSC+EMB. Portable digital diagnostic hysteroscopy and biopsy with a single insertion. J Minimally Invasive Gynecology, 2014.

［7］ Munro MG. Pilot evaluation of the EndoSee™ hand-held hysteroscopic system for diagnostic hysteroscopy. J Minimally Invasive Gynecology. 2013;20(6):S68.

［8］ Connor M. Best practice & research clinical obstetrics and gynaecology 2015: 29 951–965.

［9］ Hologic Inc Omni hysteroscope Instruction for Use: October 2018.

［10］ Myosure Physician Brochure, 2015. http:// www.myosure.com/hcp/about-myosure/about_ myosure.cfm.

［11］ NICE. Hysteroscopic morcellation of uterine leiomyomas (fibroids): Interventional procedures guidance [IPG522] Published date: 2015.

［12］ Scheiber MD, Chen SH. A prospective multicenter registry of patients undergoing hysteroscopic morcellation of uterine polyps and myomas. J Gynecol Surg. 2016;32(6):318–323.

［13］ Vitale SG, Sapia F, et al. Hysteroscopic morcellation of submucous myomas: a systematic review. Biomed Res Int. 2017;. Epub 2017 Aug 29.

［14］ Noventa M, et al. The icon of hysteroscopic future or merely a marketing image? A systematic review regarding safety, efficacy, advantages and contraindications. Reprod Sci, Published Online: 2015.

［15］ Smith PP, Middleton LJ, Connor ME, et al. Hysteroscopic morcellation compared with electrical resection of endometrial polyps. Obstet Gynecol. 2014;123(4):745e51.

［16］ Bigatti G, et al. Intrauterine Bigatti Shaver (IBS®): a clinical and technical update. Facts Views Vis Obgyn. 2018;10(3):161–4. Published online 20/05/2019.

［17］ Ansari SH, Bigatti G. Operative hysteroscopy with the Bigatti shaver (IBS®) for the removal of placental remnants. Facts Views Vis Obgyn. 2018;10(3):153–159.

［18］ Sutherland NS, et al. The intrauterine bigatti shaver system: an alternative option for focal retained products of conception. Case Rep Obstet Gynecol. 2018;21:1536801.

［19］ Kumar V, et al. Endometrial ablation for heavy menstrual bleeding. Women's Health (Lond). 2016;12(1):45–52.

［20］ Thermachoice III. Instructions for use. Somerville: Ethicon, Inc.; 2008.

［21］ HydroThermAblator System. Instructions for use. Massachusetts: Boston Scientific Corporation; 2005.

［22］ Her Option. Instructions for use. Minnetonka: American Medical Systems, Inc.; 2006.

［23］ Guyer C. Evaluation of the LiNA librata endome-trial ablation device in an outpatient setting. J Minim Invasive Gynecol. 2018;25(7):S154.

［24］ Fortin C. Performance and effectiveness of the LiNA librata endometrial ablation system. J Minim Invasive Gynecol. 2018;25(7, Supplement):S63.

［25］ Lentz RJ, et al. Transbronchial cryobiopsy for diffuse parenchymal lung disease: a state-of-the-art review of procedural techniques, current evidence, and future challenges. J Thorac Dis. 2017;9(7):2186–2203.

［26］ https://clinicaltrials. gov/ ct2 / show/ results/ NCT02842736. A clinical study to evaluate the safety and effectiveness of the cerene device to treat heavy menstrual bleeding (CLARITY), 2019.

［27］ Vitale SG, Caruso S; The value of virtual reality simulators in hysteroscopy and training capacity: a systematic review. Minim Invasive Ther Allied Technol 2019:1–9.

译者：李　娜
校译：李　圃